Sensory System

感官系统

殷善开 主编

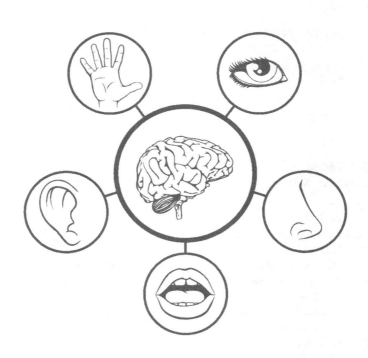

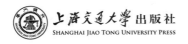
上海交通大学出版社
SHANGHAI JIAO TONG UNIVERSITY PRESS

内容提要

  高等医药院校器官系统医学教材是为适应"人体器官系统为基础"的医学教育新模式体系而编写的医学整合教材。

  本书共9章,内容编排根据总论、视觉、听觉、平衡觉、味觉、嗅觉、触觉与温度觉、内脏感觉、痛觉的顺序排列。每个章节又按照每个"觉"的解剖生理、与其他"觉"的相关性、功能评估、临床意义、常见功能障碍疾病的顺序进行阐述。本书以器官系统为主线,淡化学科,融形态与功能、基础与临床、医学与人文为一体。本书不仅适用于临床医学专业的本科生、研究生学习使用,也可作为临床住院医生的学习读本。

图书在版编目(CIP)数据

  感官系统/殷善开主编. —上海:上海交通大学
出版社,2021.10
  ISBN 978-7-313-25067-4

  Ⅰ.①感⋯　Ⅱ.①殷⋯　Ⅲ.①感觉器官　Ⅳ.
①R322.9

  中国版本图书馆 CIP 数据核字(2021)第 118336 号

感 官 系 统
GANGUAN XITONG

主　　编:殷善开
出版发行:上海交通大学出版社　　　　　　地　　址:上海市番禺路 951 号
邮政编码:200030　　　　　　　　　　　　电　　话:021-64071208
印　　制:上海景条印刷有限公司　　　　　经　　销:全国新华书店
开　　本:787mm×1092mm　1/16　　　　　印　　张:18
字　　数:435 千字
版　　次:2021 年 10 月第 1 版　　　　　　印　　次:2021 年 10 月第 1 次印刷
书　　号:ISBN 978-7-313-25067-4
定　　价:68.00 元

编　委　会

近年来,党中央、国务院高度重视医学教育改革和医学人才培养工作。为了贯彻国家和上海市"中长期教育改革发展规划纲要"和"人才发展规划纲要",教育部等六部门《关于医教协同深化临床医学人才培养改革的意见》以及《教育部关于全面提高高等教育质量的若干意见》和《关于上海高校骨干教师教学激励计划的实施意见》等纲要和文件的精神,上海交通大学医学院先试先行,根据教育部"卓越医生教育培养计划"以及上海市教育委员会《关于开展市属本科高校骨干教师教学激励计划试点工作的通知》要求,在 2017 年 3 月出台了上海交通大学医学院《临床骨干教师教学激励计划实施方案》。作为上海交通大学医学院的教学医院,上海市第六人民医院积极响应号召,于同年制订了医院的临床骨干教师教学激励计划。本着"依托医院重点学科、特色专业的优势,整合综合性医院临床资源"的理念,我院在 2017 年底成立了"感官系统"教学团队。该团队整合了耳鼻咽喉头颈外科学、眼科学、麻醉科学、普外科学、皮肤科学等相关专业,在近三年的建设中从理念创新、课程设计、教学大纲制订、教材编写、课程实施及教学督导、反馈整改与提升等方面做了一系列有计划、有层次、有创新的推进工作。

本教材作为"感官系统"选修课程的参考材料,内容设计初衷是围绕人体整体概念,将既往按照专业分类但与感觉相关的学科进行横向整合;同时兼顾基本概论、知识架构、功能体系、研究进展的纵向整合,重视医学本科生科学研究能力的启发及基础训练。本教材共 9 章,内容编排根据总论、视觉、听觉、平衡觉、味觉、嗅觉、触觉与温度觉、内脏感觉、痛觉的顺序排列。每章又按照每个"觉"的解剖生理、与其他"觉"的相关性、功能评估、临床意义、常见功能障碍疾病的顺序进行阐述。本教材以器官系统为主线,淡化学科,融形态与功能、基础与临床、医学与人文为一体,全体编者均为临床和教学一线的医生。

在本教材编写过程中,得到了全体编者及其所在科室的大力支持,也得到了上海交通大学出版社及为本教材绘制插图(素描)的上海韵豪商务咨询有限公司的专业指导与帮助,在此谨表诚挚谢意！特别感谢上海交通大学医学院在临床教师激励方面所做的规划设计与项目支持！

鉴于整合教材的编写尚处于探索之中,本教材中的内容和编排难免有不妥之处,殷切希望使用本教材的师生和同道们给予批评指正,以便再次修订时纠正与改进。

Contents
目 录

Chapter 1

第一章 总 论

人怎样认识世界，这是一个古老而富有挑战性的科学问题。我们能够从优美的声音中瞬间感受到愉悦，我们能在倾听演说时感到激情澎湃；我们能够通过打量和触摸物体就能判断它的形状和质量；我们还可以去欣赏和感知美丽的大自然，因为我们的眼睛能够察觉到缤纷多彩；我们的鼻子可以闻到各种不同的气味，因为它能够区分多达一万种不同的气味。对任何一个普通人来说，这些听起来不过是太平常的事情，但是，我们到底是如何感知这个世界的呢？

我们的身体中有各种各样的感受器或感觉器官，它们接受各种信息并传达到大脑，产生感觉和知觉。在此基础上，感觉与知觉的不断整合形成了我们对世界的认识。感受器是人探索世界、认识世界最初步的器官，感觉是一切认知过程的开始，人类的高级思维活动也是以此为基础。

感受器接受的各种信息只有传到大脑才能产生感觉。人的感觉除了视觉、听觉、触觉、嗅觉和味觉外，还有痛觉、压觉、温度觉、平衡觉、本体觉、内脏感觉等。随着对人体的探索和研究，科学家们已开始触及视觉、听觉、嗅觉的实质，并为丧失这些感觉能力的患者发明了恢复视觉、听觉、嗅觉的仪器。但要完全揭开人类感知的内在奥秘，还有待于人们长期的探索和研究。

第一节 认 知 过 程

认知过程（cognitive process）是指人脑通过感觉、知觉、记忆、思维、想象等形式反映客观对象的性质及对象间关系的过程；也有学派认为，它是个体接受、编码、储存、提取和使用信息的过程，它通常由感知系统（接受信息）、记忆系统（信息编码、储存和提取）、控制系统（监督执行决定）、反应系统（控制信息输出）4 种成分构成。

有学说认为，人类认知有 3 种基本过程。①问题解决：采用启发式、手段-目的分析和计划过程法；②模式识别能力：认识各元素之间的关系，如等同关系、连续关系等，再根据元素之间的关系，建立事物的模式；③学习：学习就是获取信息并将其储存起来，便于以后使用。

学习有不同的形式,如辨别学习、阅读、理解、范例学习等。

　　人对客观世界的认识和观察,包括感觉、知觉、注意、记忆、思维、语言等生理和心理活动。人们感知事物时需要以注意为前提,并从众多信息中将有用的信息筛检过滤,储存到记忆系统,继而形成表象和概念。人在认识事物时会联系和抽象这些事物的内外部规律。这种认识要靠思维过程来进行,所以人类的思维具有高度的概括性和间接性。此外,人类在漫长的进化过程中发展出独特的语言功能,通过它来进行思想交流,思维亦借助语言来进行。

　　人类认识世界是从感觉和知觉开始的。感觉(sensation)是人脑对直接作用于感觉器官的当前客观事物的个别属性的反映。知觉(perception)是人脑对直接作用于感觉器官的当前客观事物的整体属性的反映。我们通过感觉并不能完全了解事物的意义,甚至不知道反映的事物是什么。而知觉则不同,往往是多种感官参与活动,还结合以往经验,将事物多种属性综合为有意义的整体。感觉反映事物的属性,知觉反映事物的整体;感觉是知觉的基础,知觉是感觉的深入。因此,感觉是最基本、最简单的心理现象,没有感觉不仅不可能产生知觉,而且也不可能产生其他一切心理现象。当感觉到的个别属性越丰富,对事物的知觉就越完整。然而,知觉不是许多感觉的简单堆积,而是各种感觉的有机整合。知觉对客观现实的反映比感觉更真实、更完整。以驾车至路口遇到红灯为例,其间包括了眼睛看到红灯、大脑判断意义及脚踩刹车这三个过程。其中,眼睛看到红灯与脚踩刹车是行为,而神经信号的传入/传出以及大脑的认知判断,就是感觉和知觉过程,或称为心理历程。

一、感觉

　　感觉是指客观事物的个别属性在人脑中的直接反映。客观事物直接作用于人的感官,引起神经冲动,由感觉神经传导至脑的相应部位,便产生感觉。它分为两大类:①外部感觉,指接受外部刺激、反映外界事物属性的感觉,包括视觉、听觉、嗅觉、味觉、肤觉;②内部感觉,指接受机体内部刺激,反映身体的位置、运动和内脏器官不同状态的感觉,包括运动觉、平衡觉、机体觉等。感觉不仅是人的心理活动的开端和来源,而且也是人从事各种实践活动的必要条件。

　　从本质上说,感觉是通过某一感觉器官获取某一事物单个属性信息的过程,如事物的形状、大小、颜色、气味、声音等。比如说,医科学生尚未学会影像读片时,只能"感觉"到图像上的黑白轮廓;学会读片之后,才能"知觉"到判别某种病变。

二、知觉

　　知觉是指脑对直接作用于感觉器官的客观事物的各种特性或各个部分的综合反映。感觉提供客观事物的个别属性、个别方面、个别部分的信息,而知觉则把这些分散、片段的信息结合起来,形成事物的完整映象。一般说来,感觉的材料愈丰富和精确,知觉映象也愈完整和正确。知觉不是感觉材料简单的堆砌,而是按照一定关系将这些材料有机地统一起来。只要这些特性或部分的关系不变,知觉映象也不变;关系改变,知觉映象也改变。

　　知觉是多种感觉器官协同活动的结果。如对物体形状的知觉是视觉、触觉、动觉等协同活动的结果。知觉过程受到主体以往的知识经验和当前需要、情绪等多种因素的影响,有明显的主观性和个别差异。

　　知觉具有4种基本特性,即整体性、选择性、理解性和恒常性。知觉有不同的分类,按哪种感觉器官在知觉中起主导作用,可分为视知觉、听知觉、触知觉、嗅知觉和味知觉等;按知觉对象的不同性质,分为空间知觉、时间知觉和运动知觉;按知觉过程与主观意识联系程度的不同,又可分为无意知觉和有意知觉,后者也被称为观察。

三、记忆

记忆是指人脑对过去经验的反映,不仅在人的心理活动中具有基石的作用,而且在人的各种实践活动中具有积累和借鉴经验的作用。记忆包括识记、保持、回忆或再认3个基本过程。从信息加工的观点来看,记忆是人脑对外界输入的信息进行编码、储存和提取的过程。对信息的编码相当于识记过程,对信息的提取相当于回忆或再认过程。存在于人脑中的信息在应用时不能提取或提取发生错误则为遗忘现象。

四、思维

思维是人类所具有的高级认识活动。思维以感知为基础又超越感知的界限。通常意义上的思维,涉及所有的认知或智力活动,它探索与发现事物的内部本质联系和规律性,是认识过程的高级阶段。随着研究的深入,人们发现除了逻辑思维之外,还有形象思维、顿悟思维等思维形式的存在。逻辑思维也叫抽象思维,形象思维也叫具象思维,顿悟思维也叫灵感思维。

按照信息论的观点,思维是对新输入信息与脑内储存知识经验进行一系列复杂的心智操作过程。思维指人脑对客观事物的间接和概括的反映,是借助于语言揭示事物本质特征以及内部规律的理性认识过程。思维对事物的间接反映,是指它通过其他媒介作用认识客观事物,及借助于已有的知识和经验、已知的条件推测未知的事物。思维的概括性表现在它对一类事物非本质属性的摒弃和对其共同本质特征的反映。

不同的心理学派对思维提出了不同的主张,其中符茨堡学派强调无意象思维,构造主义者强调表象的作用,机能主义者强调适应目的,早期行为主义者强调肌肉活动的作用,皮亚杰强调运算和概念。根据不同标准,可以将思维分为许多类别,包括经验思维与理论思维、直觉思维与分析思维(逻辑思维)、常规(习惯)性思维与创造性思维、发散思维与辐合思维、动作思维与形象思维等。

五、想象

想象是指在外界现实刺激物影响下,在头脑中对过去形成的若干表象进行加工改造而建立形成的心理过程。普通心理学认为,想象是人在头脑里对已储存的表象进行加工改造形成新形象的心理过程,是一种特殊的思维形式。想象与思维有着密切的联系,都属于高级的认知过程,它们都产生于问题的情景,由个体的需要所推动,并能预见未来。想象是人们将过去经验中已形成的一些暂时联系进行新的结合,是人类特有的对客观世界的一种反映形式。它能突破时间和空间的束缚,达到"无处不可神游"的境域。

一般认为,想象是在知觉材料的基础上,经过新的配合而创造出新形象的心理过程,也可理解为对于不在眼前的事物想出它的具体形象。依据有意或无意,普通心理学将想象分为无意想象与有意想象两大类。无意想象是指事先没有预定目的的想象。无意想象是在外界刺激的作用下不由自主地产生的,例如做梦。有意想象是指事先有预定目的的想象。有意想象中，根据观察内容的新颖性、独立性和创造程度，又可分为再造想象、创造想象和幻想。

第二节　感受器的基本结构及分类

一、感受器的基本结构

感受器（receptor）是指分布在体表或组织内部的一些专门感受机体内外环境改变的结构或装置。感受器的组成形式是多种多样的。有些感受器就是外周感觉神经末梢本身，如痛觉感受器即是体表或组织内部与痛觉有关的游离神经末梢。有的感受器是在裸露的神经末梢周围再包绕一些特殊的、由结缔组织构成的被膜样结构。体内存在着一些结构和功能上都高度分化了的感受细胞（sensory cell），它们同感觉神经末梢相联系，如视网膜中的视杆细胞和视锥细胞是光感受细胞，耳蜗中的毛细胞是声波感受细胞等，这些感受细胞连同它们的辅助装置共同构成特殊感觉器（sense organs），如眼（视器）、耳（前庭蜗器）、味器等（图1-1）。

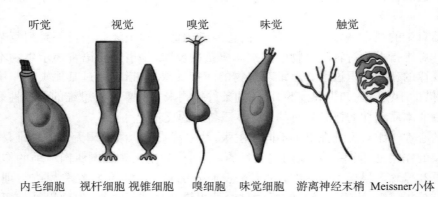

图1-1　各种高度分化的感受细胞

我们身体中各个感觉器官或感受器接受机体内、外环境的各种刺激，将刺激转变为神经冲动信息，这些信息借感觉神经传入中枢（脊髓和脑），经过大脑复杂的信息处理，产生感觉，然后由高级中枢发出神经冲动，经运动神经传至效应器，对刺激作出应答反应，这个过程就是所谓的"反射（reflex）"。

膝跳反射（knee-jerk reflex）的完成过程仅包含两个神经元：感觉神经元和运动神经元，是一种最为简单的反射类型。膝跳反射从接受刺激直到发生反应的全部神经传导途径叫作反射弧，包括感受器、传入神经、神经中枢、传出神经、效应器。其中，感受器是能感受机械牵拉刺激的肌梭。肌梭为一般的肌纤维并行排列，形如梭，两端附着在肌腱或梭外肌纤维上，外有结缔组织囊，囊内含2~12根特化的肌纤维，其中部充满细胞核，无横纹，能感受牵拉刺激。当叩击膝关节下肌腱时，由于快速牵拉肌肉，梭内肌纤维收缩，使肌梭感受到刺激而发放神经冲动，继而由位于股神经内的传入神经纤维传向脊髓。膝跳反射的神经中枢是低级神经中枢，位于脊髓的灰质内（图1-2）。

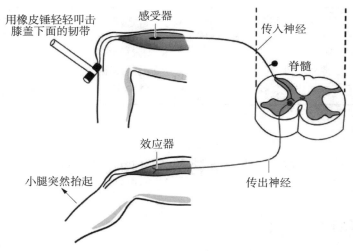

图 1-2　膝跳反射弧的构成和效应

　　膝跳反射的特性包括,它属于牵张反射、脊椎反射和单突触反射。但这只是基于反射弧模式的表述,并不是说膝跳反射只有两个神经元通过一个突触完成。因为传入神经和传出神经核团中都有很多的神经元,在脊椎动物中,任何反射都不可能是通过两个或几个神经元完成的。另一方面,人体大多数反射要比膝跳反射复杂得多,在脊髓中包括有一个或多个中间神经元,将感觉神经元和运动神经元连接起来。

二、感受器的分类

　　根据感受器所在的部位、接受刺激的来源等可将感受器分为 3 类:
　　(1) 外感受器:感受外界环境的物理刺激和化学刺激,可又分为两种,感受触、压、痛、温觉的,称为一般外感受器;接受声、光、体位改变的,称为特殊外感受器。
　　(2) 内感受器:接受内脏、血管的各种(机械、化学、渗透等)刺激,也分为两种,一种是接受内脏、血管一般感觉的一般内脏感受器;另一种是接受嗅觉和味觉的特殊内脏感受器。
　　(3) 本体感受器:接受肌、腱、关节、韧带、筋膜的刺激,产生体位和运动感觉。外感受器和本体感受器的感觉都来自躯体,有时统称为躯体感觉。

表 1-1　人体的主要感觉类型和相应的感受器

感觉类型	感受器名称	感觉类型	感受器名称
视觉	视杆和视锥细胞	关节位置和运动觉	神经末梢
听觉	螺旋器内毛细胞	肌肉长度	肌梭内神经末梢
嗅觉	嗅神经元	肌肉张力	腱梭内神经末梢
味觉	味感受细胞	动脉血压	神经末梢
旋转加速度	壶腹嵴毛细胞	肺扩张	神经末梢
直线加速度	椭圆囊和球囊毛细胞	头部血液温度	下丘脑某些神经元
触-压觉	神经末梢	动脉氧分压	神经末梢

（续表）

感觉类型	感受器名称	感觉类型	感受器名称
热觉	神经末梢	脑脊液 pH	延髓腹外侧面感受器
冷觉	神经末梢	血浆葡萄糖	下丘脑某些细胞
痛觉	游离神经末梢	血浆渗透压	下丘脑前部某些细胞

第三节 感受器的功能原理

一、感受器的适宜刺激

一种刺激能引起某一感觉器官最敏锐的感觉，这种刺激就是这种感觉器官的适宜刺激，其他的刺激对这种感觉器官来说就是非适宜刺激。有的感觉器官可以反映几种刺激，如视觉器官可以看到光线，用手按压眼球的触压刺激也可以引起光感。但是，按压只能引起模糊的光感却不能清楚看见物体。

各种感受器都有自己最敏感、最容易接受的刺激形式。感受器所敏感的刺激形式，就称为该感受器的适宜刺激。人体视觉的适宜刺激是波长在 $380\sim780$ nm 的电磁波，这一段的电磁波也就是光波。听觉的适宜刺激是 $16\sim20\,000$ Hz 的空气振动，这个范围内的空气振动叫声波。嗅觉的适宜刺激是能挥发、有气味的物质。味觉的适宜刺激是能溶解、有味道的物质。

二、感受器的换能作用

换能作用是指将各种形式的刺激转为传入神经纤维上的动作电位。各种感受器能把作用于它们的各种适宜刺激，转变成为相应的冲动传入神经末梢，称为发生器电位（generator potential）；或者转变为感受细胞的电反应，称为感受器电位（receptor potential）。因此，可以把感受器看成是具有传导作用的换能器（transducer），它能通过跨膜信号转换，把物理、化学等能量形式的刺激转变为跨膜电变化。发生器电位和感受器电位不是动作电位，而是去极化或超极化局部电位，它们均是一种过渡性慢电位，其幅度与外界刺激强度成比例；它们不能作远距离传播而可以在局部实现时间性总和和空间性总和。如此，感受器电位和发生器电位的幅度、持续时间和波动方向，就反映了外界刺激的某些特征。

三、感受器的编码作用

编码是指一种信号系统（如莫尔斯电码）如何把一定的信息内容（如电文内容）包含在少量特定信号的排列组合之中。从生物学和神经科学角度而言，编码作用（encoding effect）指一种信号系统如何把一定的信息内容包含在少量特定信号的排列组合之中。感受器在把外界刺激转换成神经动作电位时，不仅仅是发生了能量形式的转换；更重要的是把刺激所包含的环境变化的信息，也转移到了新的电信号系统即动作电位的序列之中。信息每通过一次神经元间的传递都要进行一次再编码。脑就是根据这些电信号序列才获得对外在世界的认识的。

编码作用包括质的编码和强度的编码。在同一感受系统或感觉类型的范围内,外界刺激的量或强度是怎样编码的呢?既然动作电位是"全或无"式的,因而刺激的强度不可能通过动作电位的幅度大小或波形改变来编码。根据在多数感受器实验中得到的实验资料,刺激的强度是通过单一神经纤维上冲动的频率高低和参加这一信息传输的神经纤维数目的多少来编码的(图1-3)。刺激的强度既可通过每一条传入纤维上冲动频率的高低来反映,还可通过参与电信号传输的神经纤维数目的多少来反映。当然,感觉过程的编码过程并不只是在感受器部位进行一次,事实上,信息每通过一次神经元间的突触传递,都要进行一次重新编码,这使它有可能接受来自其他信息源的影响,使信息得到不断的处理,这属于中枢神经元网络的功能。

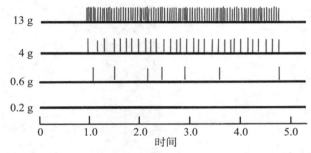

图1-3　在单一神经纤维上,冲动的频率高低可随刺激强度改变而改变

第四节　感觉的特性

一、感觉适应

当一种强度不变的刺激持续作用于感觉器时,传入神经纤维的冲动频率逐渐下降,引起的感觉逐渐减弱或消失,这一现象称为感受器的适应现象(adaptation)。适应是所有感受器的一个功能特点,如视觉适应(分为暗适应和明适应)、听觉适应(分为选择性适应、寂静适应和噪声适应)、皮肤觉适应、嗅觉适应和味觉适应等,唯痛觉很难适应。感觉适应的产生机制较为复杂,不仅仅是与感受器的适应有关,也与传导途径中的突触传递和感觉中枢的某些功能改变有关。

据研究,除痛觉之外的各种感觉都有适应现象,形成了随环境和条件变化而感觉变化的特点。例如,刚进浴池感到水热,泡一段时间就不再感觉那样热了,这是皮肤感觉的适应。刚入暗室,什么也看不见,等一会就看清了,这是暗适应;自暗室突然走出来,光亮刺眼,什么也看不见,过一会又看清了,这是光适应;入芝兰之室,久而不闻其香,入鲍鱼之肆,久而不闻其臭,则是嗅觉适应。上述类型中除暗适应是感受性提高外,其余各种适应都是感受性降低甚至消失。不同感受器也有很大的差别,嗅觉感受器最容易适应。此外,各种感觉适应的速度不同,如完全的暗适应需45 min,明适应只需数分钟,听觉适应约需15 min。

二、感觉对比

感觉对比(sensory contrast)是指同一感受器因受到不同刺激背景而引起感觉变化的现象,可分为同时对比现象和继时对比现象。

顾名思义,几个刺激物同时作用于同一感受器产生的对比现象称为同时对比(simultaneous contrast),这在视觉中表现得很明显。视觉对比又可分为彩色对比和无彩色对比,后者对比的结果是引起明度感觉的变化。如同样的白色在黑色背景上比在灰色背景上显得更白(图1-4)。彩色对比的结果是引起颜色感觉的变化,而且是向着背景色的补色方向变化(图1-5、图1-6)。其他感觉也可以产生同时对比现象,例如左手泡在热水里,右手泡在凉水里,然后同时放进温水里,结果左手感觉凉,右手感觉热。

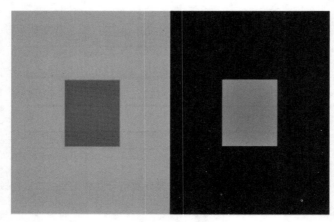

图1-4 同时对比
同样的小方块,在黑色背景上比在灰色背景上显得更白

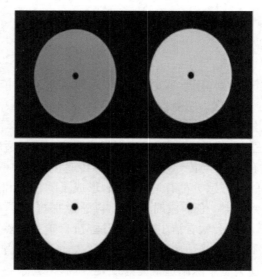

图1-5 继时对比
凝视上排两个圆数秒钟,然后立刻转看下排两圆,虽然它们为同
一颜色,但一开始看起来好像是不同颜色的两个圆

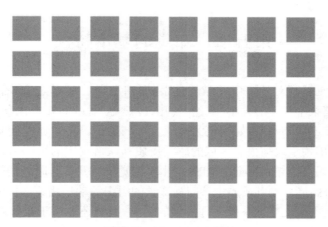

图 1 - 6 Hermann 方格

白色方格交点似乎呈灰色,但如集中注视一点时,灰色随即消失

不同的刺激先后作用于某一感受器而产生的对比现象称为继时对比(successive contrast),也称为先后对比或相继对比。这样的感觉对比现象,在日常生活中是常见的。例如,吃过螃蟹再吃虾,就感觉不到虾的鲜味;吃了糖之后会觉得山楂只酸不甜;喝了苦药后接着喝白开水,会觉得白开水有点儿甜味;凝视红色物体之后再看白色,会觉得后者有点青绿色。

影响感受性变化的还有联觉。例如,同一个黄瓤西瓜的榨汁,一杯加入红色素,一杯不加,不知者品尝起来,大都感到加入色素的榨汁更甜,这叫视-味联觉。视界也可以与高层认知感受联动,如红、橙、黄色往往引起温暖感、接近感、沉重感;而绿、蓝、紫色,则往往是引起凉爽感、深远感和轻快感。同样大小的房间,如果墙壁、地板、家具等颜色不同,则会产生宽敞、冷暖乃至愉悦、压抑等不同感觉。

三、感受性的补偿与发展

一个正常人,从一出生就具备各种感觉器官和初步感觉能力,进而为各种感觉能力的发展奠定了基础。但随着长期的生活和实践过程,人们不同方面的感受性在不同的条件下会得到不同程度的发展。由于不同个体的实践活动不同,某些感觉能力的发展水平也显示出差异。经过训练的品酒师,可以品尝出度数相差 2 度的白酒。有经验的管钳工人,只要用手一握螺纹钢管,就可判断钢管品质的细微差别。一般人对黑布只能分出深黑、浅黑等几个等级,而有经验的染布工人则可以把黑布按深浅程度区分为 43 个等级。

此外,当人的某种感觉能力丧失之后,为了适应生活的需要,其他方面的感觉能力可能获得显著的发展。有资料显示,残疾人的感受性补偿是惊人的,盲人丧失了视觉,但听觉、触摸觉、振动觉都格外灵敏,可以触摸识字、靠盲人杖探路等。电影《听风者》的主人公是一位盲人,但拥有超凡的听觉,并以此成为一位优秀的敌台侦听人员。主人公的眼睛曾经被治好过,但为了恢复灵敏听觉,替妻子报仇,在一个雨夜又弄瞎了自己的双眼,听力再一次变得灵敏,为组织找到了敌人的电台。所以说,人的感受性通过实践训练是可以发展的。

第五节　知觉的基本特性

感觉只是凭感觉器官对环境中刺激的觉察;而知觉则是对感觉获得信息做进一步处理。通过感觉,我们知道某个物体的大小、颜色、气味、冷热等属性,而知觉让我们对某个事物有一个完整的映像,并作出认知判断,如判定为杯子、苹果、桌子等。知觉过程非常复杂,神经生理学研究表明该过程依赖于大脑很多区域的感觉皮质和联络皮质的协同活动。比如,视知觉过程是由刺激引起的兴奋传导到视觉中枢时,产生于视觉皮质及其与附近的听觉皮质、躯体感觉皮质交界处的联合区,同时额叶皮质也参与视知觉的组织活动。相关部位的受损,都会造成知觉障碍。此外,知觉不仅受感觉系统生理因素的影响,而且还取决于个体既往的经验和知识,并受个体的兴趣、动机、需求、情绪等心理特点的影响,例如"审美疲劳""指鹿为马"等。

一、知觉的相对性

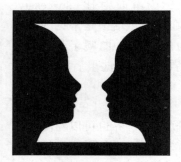

图1-7　形象与背景

图中黑白相对两部分均有可能被视为形象或背景,如将白色部分视为形象,黑色为背景,该形象可解释为烛台或花瓶;相反,则可解释为两个人脸侧面的投影像

知觉总是个体以其已有经验为基础,对感觉所获得信息而做出的主观判定,因此,知觉也常称之为知觉经验。知觉经验是相对的,比如"仁者见仁,智者见智"。看见一个物体存在时,在一般情形下,我们不能以该物体孤立地作为引起知觉的刺激,而必须同时也看到物体周围所存在的其他刺激(图1-7、图1-8)。这样,物体周围其他刺激的性质与两者之间的关系,必然影响我们对该物体所获得的知觉经验。形象与背景是知觉相对性的最关键阐述。形象是指视觉所见的具体刺激物,背景是指与具体刺激物相关联的其他刺激物。在通常情况下,形象与背景是主副的关系,形象是主题,背景是衬托。另一个特征是知觉对比,是指两种具相对性质的刺激同时出现或相继出现时,由于两者的彼此影响,致使两刺激所引起的知觉上差异

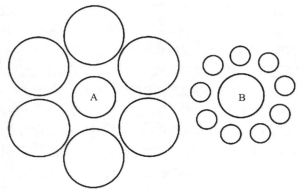

图1-8　知觉对比

图中 A、B 两圆半径完全相等,但由于周围环境中其他刺激物的不同,因而产生对比作用,致使观察者在心理上形成 A 圆小于 B 圆的知觉经验

特别明显的现象。如高个子和矮个子相伴出现,会使人产生高者愈高矮者愈矮的知觉。

二、知觉的选择性

客观事物是多种多样的,另一方面,在现实生活中客观事物通常都不会孤立存在。在特定时间内,当客观世界的多种事物同时作用于人的感觉通道时,人只能感受少量或少数刺激,而对其他事物只作为模糊的存在。这种对外界信息进行选择并进一步加工的特性被称为知觉的选择性。被选为知觉内容的事物称为对象,其他衬托对象的事物称为背景。

知觉的对象和背景相互依存,不可分离,但对象和背景的地位可以相互转化。当注意指向某个事物时,该事物便成为知觉的对象,而其他事物便成为知觉的背景。当注意从一个对象转向另一个对象时,新的对象就会"突出"而成为前景,原来的知觉图形就退化成为背景。某事物一旦被我们主观选为知觉对象,就好像立即从背景中突现出来,被认识得更鲜明、更清晰。一般情况下,面积小的比面积大的、被包围的比包围的、垂直或水平的比倾斜的、暖色的比冷色的,以及同周围明晰度差别大的东西都较容易被选为知觉对象。即使是对同一知觉刺激,如观察者采取的角度或选取的焦点不同,亦可产生截然不同的知觉经验。

影响知觉选择性的因素有主观的,也有客观的。主观因素包括个体的经验、情绪、动机、兴趣、需要等影响。客观因素包括刺激的变化、对比、位置、运动、大小程度、强度、反复等。此外,对象和背景的差别性,对象的活动性及刺激物的新颖性也可以影响知觉选择性。由知觉选择现象看,除了少数具有肯定特征的知觉刺激之外,我们可以想象,同样的刺激情境可能得到众人不同的知觉反应。

可逆图形是一种特殊知觉刺激,是可在两个或两个以上的知觉组织之间"自发"切换的刺激模式。事实上,图形本身并未改变,只是由于观察者着眼点的不同而产生了不同的知觉经验。在观察某个可逆图形时,个体会看到两个图形在不断地交替转换。两个图形间的边界非常清晰,知觉到的不同对象也非常稳定,意义非常明确。因此,可逆图形也可称为两可图或双关图。在一般情况下交替转换的速度与图形的特殊性质有关。注视可逆图形的时间越长,交替变换的速度越快。在一定程度上,可逆图形的转换可以由知觉者有意识地控制,受到我们已有的知识经验、生活经历等的影响。

图1-9为一立方体,当你仔细打量时就会发现,这个立方体与你最接近的一面随时都在改变。图形本身并未改变,只是由于观察者着眼点的不同而产生了不同的知觉经验。此种可以引起截然不同知觉经验的图形,称为可逆图形。

图1-10为木雕艺术家艾契尔(M. C. Escher)在1938年的一幅著名木刻画。假如先从图面的左侧看起,你会觉得那是一群黑鸟离巢的黎明景象;假如从图面的右侧看起,就会觉得那是一群白鸟归林的黄昏景象;假如从图面中间看起,就会获得既是黑鸟又是白鸟,也可能获得忽而黑鸟忽而白鸟的知觉经验。

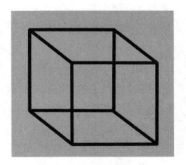

图1-9 可逆图形

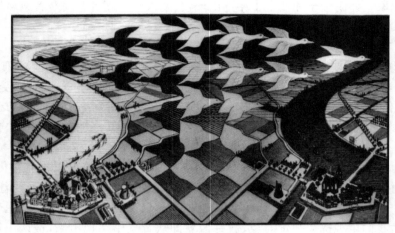

图 1－10 《黎明与黄昏》

三、知觉的整体性

知觉的对象都是由不同属性的多种组分汇集而成,人们在知觉它时均能依据以往经验组成一个整体。知觉的这一特性就是知觉的整体性,也称为完整性。人的知觉经验是完整的格式塔,不能主观地把各种属性区分为孤立的元素。例如,观察房屋及其周围的树木和天空,看到的不是各种光亮和色彩的元素,而是房屋、树木和天空;虽然它们确实由若干元素组成,也是知觉将这些元素自然组合而形成的整体,而不是人为抽象得出的感觉元素的叠加。这类知觉经验是有组织的、全体相关的整合:整体先于部分,并非部分之和,而且部分也可能不含有整体的特性。例如,一株绿树上开有红花,绿叶是部分刺激,红花也是部分刺激。我们将红花、绿叶合起来,在心理上所得的美感知觉,超过了红与绿两种物理属性之和。

知觉并非感觉信息的机械相加,而是源于感觉又高于感觉的一种认识活动,人们不是孤立地反映刺激物的个别特性和属性,而是多个个别属性的有机综合,反映事物的整体和关系。当人感知一个熟悉的对象时,只要感觉了它的个别属性或主要特征,就可以根据经验而知道它的其他属性或特征,从而整体地知觉它。如果感觉的对象是不熟悉的,知觉会更多地依赖于感觉,并以感知对象的特点为转移,而把它知觉为具有一定结构的整体。如点子图,尽管这些点子没有用线连起来,但仍能看到一个三角形和一个长方形。如果点子数量不同,其空间分布不同,我们知觉到的几何形状也不同。

知觉的整体性纯粹是一种心理现象。有时即使引起知觉的刺激是零散的,但所得的知觉经验仍然是整体的。知觉整体性的形成不是任意的,而是遵循着一定的规则,曾经有人总结出了它的几条定律:①接近律:在空间、时间上彼此接近的部分容易被人知觉为一个整体。②相似律:物理属性(强度、颜色、大小、形状)相似的个体易被知觉为一个整体。③连续律:具有连续性或共同运动方向等特点的客体,易被知觉为同一整体。

图 1－11 中三个图形,均可用来作为此种心理现象的说明。从客观的物理现象看,这三个图形没有一个是完整的,都是由一些不规则的线和面所构成。但是,受过基本训练的人都会看出,各图均明确显示其整体意义。图 A 由两个三角形重叠,而后又覆盖在三个黑色方块上所形成;图 B 是由白方块与黑十字重叠,再覆盖于四个黑色圆上所形成;图 C 是由白色圆

形与黑十字重叠,再覆盖于一个双边方形上所构成。由主观轮廓的心理现象看,人类的知觉是极为奇妙的。我们都会进一步发现,居于各图中间第一层的三角形(图1-11A)、方形(图1-11B)和圆形(图1-11C),虽然在实际上都没有边缘,没有轮廓,但在知觉经验上却都是边缘最清晰、轮廓最分明的图形。此种刺激本身无轮廓,而在知觉经验上却显示"无中生有"的轮廓,称为主观轮廓(subjective contour)。可见离开了整体情境,离开了各部分的相互关系,部分就失去了它确定的意义。这种现象早为艺术家应用在绘画与美工设计上,使不完整的知觉刺激形成完整的美感。

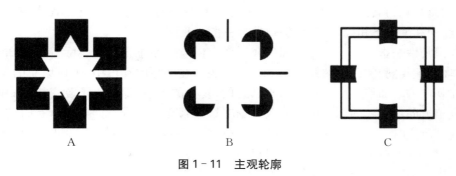

图 1-11 主观轮廓

四、知觉的恒常性

知觉恒常性是指当客观条件在一定范围内改变时,我们的知觉映象在相当程度上却保持着它的稳定性,即知觉恒常性。它是人们知觉客观事物的一个重要特性。例如,在不同的角度、不同的距离、不同明暗度的情境之下,观察某一熟知物体时,虽然该物体的物理特征(大小、形状、亮度、颜色等)因受环境影响而有所改变,但我们对物体特征所获得的知觉经验,却倾向于保持其原样不变的心理作用。

周围的世界在不停地变化,向我们的知觉系统输送的刺激信息也在不停地改变。我们看到的事物有时离我们近,有时离我们远;有时在我们正前方,有时在我们两侧;有时在阳光下,有时又处于阴影中。在这种不断变化的情况下,知觉恒常性可以帮助我们不随知觉的客观条件改变而保持其知觉映象,保持对事物的正确知觉。知觉恒常性可分为大小恒常性、形状恒常性、颜色恒常性、方向恒常性等。

大小恒常性是指在一定范围内,个体对物体大小的知觉不完全随距离变化而变化,也不随视网膜上视像大小的变化而变化,其知觉映象仍按实际大小知觉的特征。比如,当一个成人从近处走向远处,我们视网膜上的像虽然相应缩小,但不会把他知觉为儿童。人在知觉物体的大小时,尽管观察距离不同,但形成的知觉大小都与物体实际大小相近,这主要是过去经验的作用以及对观察者距离等刺激条件的主观加工造成的,也是学习和实践的结果。在知觉物体大小时,个体学会了把物体与观察者的距离因素考虑在内,当自己处于不同距离位置知觉同一物体大小时,知觉的结果经常是一致的。当刺激条件越趋复杂,则越表现出恒常性,而刺激条件减少则恒常性也减少。距离很远时,大小恒常性便消失。在缺乏周围环境中距离信息的参考作用时,知觉的大小恒常性就趋于消失,因此实际的大小恒常性是在完全恒常性与无恒常性之间存在。

形状恒常性是指个体在观察熟悉物体时,当其观察角度发生变化而导致在视网膜的影像发生改变时,其原本的形状知觉保持相对不变的知觉特征。如在观察一本书时,不管你从正上方看还是从斜上方看,感知起来都是长方形的。如一台挂在墙上的圆钟,在 0.5～10 m 的距离内,不论我们从正面、侧面或上面看,尽管在视网膜上的像是不同的,但我们总把它感知为圆形。

颜色恒常性是指当物体的颜色因光照条件改变而改变时,个体对熟悉物体的颜色知觉仍趋于一致的知觉特性。从物理特性和生理角度看,当色光照射到物体表面时,由于色光混合原理的作用,其色调会发生变化,但人对物体颜色的知觉并不受照射到物体表面色光的影响,仍把物体知觉为其固有的颜色。比如一张红纸,一半有阳光照射,一半没有阳光照射,颜色的明度、饱和度大不相同,但我们仍知觉为一张红纸。

方向恒常性是指个体不随身体部位或视像方向改变而感知物体实际方位的知觉特征,它与个体的先前经验和已有的知识多寡密切相关。在熟悉的环境中,个体原有的经验会提供某物体朝向的附加信息。遇到自己不熟悉的、复杂的环境,像进入了茂密树林中时,就不容易识别出方向。身体的部位可随时改变,有时倾斜,有时弯腰,有时俯卧,有时甚至倒立。当身体部位改变时,与身体部位相对的外在环境中上下左右的关系也随时改变,但我们对环境中特定对象的方位的知觉仍保持相对稳定,并不会因为身体部位的改变而变化。此种特性与内耳中的前庭与半规管的功能有关。

知觉的恒常性还包括明度恒常性、速度恒常性等,它们受各种因素的影响,其中视觉线索有重要的作用。知觉恒常性对于人的正常生活和工作有重要意义。如果人的知觉随着客观条件的变化而时刻变化,那么要想获得任何确定的知识都是不可能的。

五、知觉的组织性

知觉的对象有不同的属性,由不同的部分组成,但我们并不会把它感知为个别孤立的部分,而总是把它知觉为一个有组织的整体。即便局部被遮盖或抹去时,我们也能够将零散的部分组织成完整的对象。知觉的这种特性被称为知觉的组织性(perceptual organization)或整体性。知觉的组织性与人的知觉经验有直接的联系。知觉系统可以通过训练而日趋精细,从而完成通常情况下非常困难的物体识别和知觉组织任务。

格式塔心理学家曾对知觉的整体性进行了研究,提出知觉是按照一定的规律形成和组织起来的,在知觉任何给定的刺激模式时,我们易于以稳定且连贯的形式把不同的元素简单加以组织,而不是把这些元素当成不可理解的、孤立的一堆混乱感觉。在感觉资料转化为心理性的知觉经验过程中,显然是要对这些资料经过一番主观的选择处理,这种主观的选择处理过程是有组织性的、系统的、合于逻辑的,而不是孤立的、局部的、紊乱的。因此在心理学中,将此种由感觉转化到知觉的选择处理历程称为知觉组织。格式塔理论(Gestalt theory)及后来的研究者提出,知觉组织的主要原则如下:

(1)邻近法则(law of proximity):在空间上彼此接近的刺激物更容易被知觉为一个整体。有时候,知觉场地中刺激物的特征并不十分清楚,甚至在各刺激物之间也找不出足以辨别的特征。在此种情境之下,我们常根据以往经验,主观地寻找刺激物之间的关系,借以增加其特征,从而获得有意义的或合于逻辑的知觉经验。

图 1－12A 与图 1－12B 同样是由 30 个圆点组成的方阵,如单就各个圆点去看,它们之间不容易找出可供分类组织的特征。但如仔细观察,两图中点与点之间的间隔距离不尽相

等；A 图中两点之间的上下距离较其左右间隔为接近，故而看起来是 30 个点自动组成五个纵列。B 图中两点之间的左右间隔较其上下距离为接近，故而看起来是 30 个点自动组成五行。此种按刺激物间距离关系而组成知觉经验的心理倾向称为邻近法则。

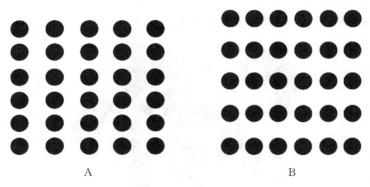

A　　　　　　　　　　　　　　　B

图 1-12　临近法则

（2）相似法则（law of similarity）：在大小、形状、颜色或形式上相似的刺激物更容易被知觉为一个整体。在知觉场景中有多种刺激物同时存在时，各刺激物之间在某方面的特征（如颜色、大小、形状等）如有相似之处，在知觉上即倾向于将之归属于一类。

在图 1-13 的方阵中，由于圆点与斜叉各自相似，很明显地被看成是由斜叉组成的大方阵当中另有一个由圆点组成的小方阵。此种按刺激物相似特征组成知觉经验的心理倾向称为相似法则。

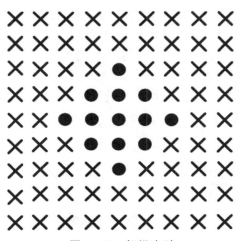

图 1-13　相似法则

（3）闭合法则（law of closure）：如果知觉场地的刺激物表面看来虽各有其可供辨别的特征，但仅此并不能确定刺激物之间的关系；此时，观察者常运用自己的经验，主动地为之补充（或减少）刺激物之间的关系，从而增加它们的特征，以便获得有意义的或合于逻辑的知觉经验。乍看之下，我们会感觉图 1-14 中，只是有些不规则的黑色碎片和一些只有部分连接的白色线条。但如仔细察看，就会觉得，那是一个白色立方体和一些黑色圆盘；也可能觉得，那是白色立方体的每一拐角上有一个黑色圆盘。此时,知觉刺激物本身的条件并不闭合,也不连接,是我们把不闭合的三块黑色无规则的图片看成一个完整的黑色的圆盘;同时把很多不闭合、不连接的白色线条在心理上连起来,闭合而成一个白色立方体。事实上,八个黑色圆盘也好,一个白色立方体也好,在实际的结构中是根本不存在的,只是在观察者的知觉经验中存在,而此种存在是根据闭合法则建立起来的。

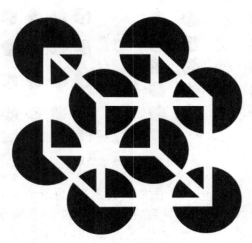

图 1 - 14　闭合法则

（4）连续法则（law of continuity）：知觉的另一个原则是简单和连续性,我们一般会把图形看成是一个圆圈和一个矩形重叠在一起,而不是看成更复杂的两个图形的拼接。知觉倾向于将刺激组织成我们最熟悉的某种模式。如图 1 - 15,我们易于将它看成是一条直线与一条曲线多次相交会而成,很少有人将其看成是多个不连接的弧形与一横线构成。知觉上的连续法则所指的"连续",并非指现实上的连续,而是指心理上的连续。以实物形象上的不连续使观察者产生心理上的连续知觉,从而形成更多的线条或色彩的变化,从而增加美的认知。知觉上的连续法则在建筑、美术以及时装设计上早已被广泛应用。听知觉也会有连续心理组织倾向。当多人一起合唱或多种乐器合奏时,对于有音乐修养的人,不会把不同声音混而为一,而是分辨出每一种元素的前后连续。

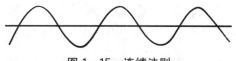

图 1 - 15　连续法则

（5）同域原则（law of common region）：知觉的组织过程远不是上述规则的简单相加,处于同一地带或同一区域的刺激物更容易被视为一个整体。图 1 - 16 中,如果根据经典的相似性原则和邻近原则,星形和圆形应各被视为一组,但是背景着色后划分出三个区域,看起来更像是三组物体,中间一组由一个星和一个圆点组成。

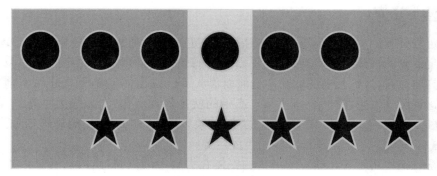

图 1-16 同域原则

六、知觉的理解性

知觉的理解性即人们以已有的知识经验为基础去理解和解释事物,并用词语加标志的特性,以使它具有一定的意义。人在感知某一事物时,总是通过系统化的处理,进而对外界客观因素产生的信息状态进行分析和处理,最后实现信息的获取,也即依据既往经验力图解释对象究竟是什么。影响解释能力的因素包括知识经验与言语提示。

人的知觉是一个积极主动的过程,知觉的理解性正是这种积极主动的表现。人们的既往知识经验水平不同,特点场景时的需要、期望不同,造成了对同一知觉对象理解的不同。一份产品质量报告,或者血液生化检验报告,普通人除了知觉为一系列的符号和数字之外,却不知道具体的含义;而质检人员、医生看到它,不仅理解这些符号和数字的意义,而且可以做出准确的判断。因此,知觉与记忆和经验有深刻的联系。此外,对事物的理解是通过知觉过程中的思维活动达成的,而思维与语言有密切关系,因此语言的指导能使人对知觉对象的理解更迅速、更完整。

图 1-17 中,我们看到的是一些黑色斑点,一时不明白是什么,当被提醒它可能是一只小动物时,马上这些斑点便显示成一条"狗"的轮廓。

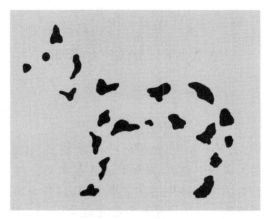

图 1-17 轮廓图

七、知觉定势

知觉定势（perceptual set）是指个体对某一特定知觉活动表现出的准备性心理倾向，是主体对一定活动的特殊准备状态，是一种由先前的知觉活动形成并决定此后同类知觉活动的趋势。具体而言，人们当前的活动常受前面曾从事过的活动影响，倾向于带有前面活动的特点。当这种影响发生在知觉过程中时，产生的就是知觉定势，它一般由早先的经验造成。例如，重复10余次感知两个"大小不等"的球后，人对两个"大小相等"的球却知觉为不相等。这就是过去的知觉对当前对象的知觉给予的定势错觉的影响。

知觉是直接作用于感觉器官的事物的整体在大脑中的反映，是人对感觉信息的组织和解释的过程。当然，知觉者的需要、情绪、态度和价值观念等，也会产生定势作用。当你在情绪非常积极、愉快时，对周围事物也可产生美好知觉的倾向，例如"情人眼里出西施"。定势具有双向性，积极作用是使知觉过程变得迅速有效；消极作用则使定势显得刻板，妨碍知觉或引起知觉误导。

图1-18，当人们从左向右看时，容易把图中间的符号看成是字母"B"；但如果是从上往下看时，则会把图中间的符号看成是数字"13"。

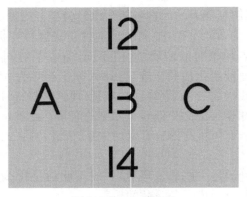

图1-18　知觉定势

第六节　知觉的类别

一、空间知觉

对物体的距离、形状、大小、方位等空间特性获得的知觉，称为空间知觉（space perception），它是在人的后天实践中形成、发展和完善起来的。对个体生活而言，空间知觉显然是一种必不可少的能力，因为个体生活在三维空间内，在一切活动中，必须随时随地对空间作出适当的判断，否则就难免发生困难甚至遭遇危险。在一定的时间和空间里，知觉者总占据着空间的一个位置，其感觉信息往往是以个人为参考系而被接收的。在知觉事物的时候，人们总是要使用一个标准才能进行判断，这个标准称为知觉的参考系。空间知觉的参考系可分为两类：以知觉者自己为中心的参考系和以知觉者以外的事物所建立的参考系。

空间知觉包括距离知觉、形状知觉、大小知觉、深度知觉（立体知觉）、方位知觉等，也是多种感觉器协同活动得到的结果，包括视觉、听觉、触觉、运动觉等的活动及相互联系。其中，视觉系统起主导作用。两个视网膜上略有差异的映象，使人能在二维的视网膜刺激基础上，形成三维的空间映象，这是观察物体空间关系的重要线索。对物体不同部位远近的感知，被称为立体视觉或深度知觉。深度知觉除了利用双眼的视差的线索外，还要利用其他的主客观线索。大小知觉是在深度知觉的基础上，进一步对不同远近的物体做出的大小判断。视空间知觉的线索包括单眼线索和双眼线索。

单凭一只眼睛即可利用的视觉线索被称为单眼线索（monocular cue），主要强调视觉刺激本身的特点，包括：①对象的相对大小（relative size）：是距离知觉的线索之一，小圆点好像离我们远些，大圆点好像离我们近些。②遮挡（occlusion）：当两种（或多种）物体在同一平面上，如其中一个物体的一部分被另一物体所遮盖时，即形成重叠现象。由重叠所构成的画面就会使人产生深度知觉；部分被遮盖的物体看起来距离较远，全部显露出来的物体看起来距离较近。③质地梯度（texture gradient）：视野中物体在视网膜上的投影大小及投影密度上的递增和递减，称为质地梯度。当我们站在一条砖块道路上向远处观察时，就会看到越远的砖块显得越小，但远处单位面积砖块的数量在网膜上的像较多，从而产生向远方延伸的距离知觉。④明亮和阴影（light and shadow）：真实环境总是光和阴影的纷杂组合，它帮助我们感知体积、强度、质感和形状。在平面图上，单是调配颜色的亮度，使之明暗对比，即可构成深度知觉的线索。黑暗、阴影显得后缩和远些，明亮、高光显得突出和近些（图1-19）。⑤直线透视（linear perspective）：指平面上刺激物本身在面积的大小、线条的长短以及线条之间距离远近等特征上，所显示出的能引起深度知觉的线索。如图1-19，虽然铁轨实际是平行的，但从视网膜上反映出来的影像中看起来在无限远处，两直线铁轨似乎交于一点。可利用这种直线透视原理，在绘制平面图形时，表示立体感。⑥其他：如空气透视（atmosphere perspective）、运动视差（motion parallax）和眼睛的调节，后者是指为了看清远近而进行的晶体调节，只在近距离时有效，但分辨率较差。

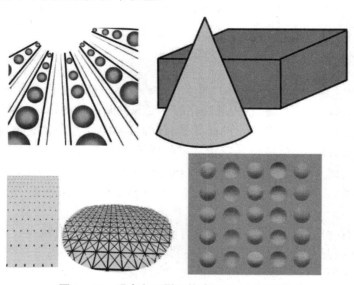

图1-19 明亮和阴影可构成深度知觉的线索

双眼线索（binocular cue）则强调双眼的协调活动所产生的反馈信息的作用，是深度和距离知觉的主要途径，其效果要比利用其他线索精细、准确得多。双眼线索主要包括视轴辐合和双眼视差：①视轴辐合或双眼会聚（binocular convergence）：看远物时，两眼外展运动、维持视线近似于平行；看近物时，双眼内收运动、维持视线会向正中聚合以对准物体。眼睛肌肉在控制视线辐合时所产生的动觉，会给大脑提供物体远近的线索。然而，辐合作用所提供的距离线索大约只在百米以内起作用。②双眼视差（binocular disparity）：当我们看立体物的时候，两眼从不同的角度看这一物体，视线便有点儿差别。观察物体时两眼视网膜上的物像差异就是双眼视差。双眼视差在深度知觉中起着至关重要而又不为人所觉察的作用。由双眼视差来判断深度的过程即立体视觉。利用该原理，人们借助计算机制图或特制的实体镜实现了三维实体观察。

听觉空间知觉，则是在距离方面主要以声音强度为线索，耳朵能提供声音的方向和声源远近的线索。听觉线索也有单耳和双耳的区别，而要判定声源的方位则必须依据双耳听觉线索，也称为听觉空间定位。单耳线索虽不能有效地判断声源的方位，却能有效地判断声源的距离。平时我们往往以声音的强弱来判断声源的近远：强觉得近，弱觉得远。特别是熟悉的声音（如汽车、说话等声音），按其强弱来判断声源远近较为准确。对声源远近和方向的准确定位，则靠双耳的协同合作才行。空间知觉的双耳线索主要有以下 3 种：①双耳间时间差（time difference of binaural）：从一侧来的声音，在两耳感受声音刺激有时间上的差异，声音到达两耳的时差的最大值约为 0.5 ms。这种时间差是声源方向定位的主要线索，声源被定位于先接受到刺激的耳朵一侧。②双耳间强度差（intensity difference of binaural）：声音的强度随传播远近而改变，即愈远愈弱。与声源同侧的耳朵获得的声音较强，对侧耳朵由于头影效应而获得较弱的声音，从而声源就被定位于较强的一侧。③位相差（phase difference）：低频声音因波长较长，在两耳听到的强度差也较小，不利于依赖强度差而区分。这时，判定方位主要靠两耳感受声音的位相差，即同一低频声波的波形的不同部位作用于两耳，因而内耳鼓膜所受声波的压力也就有了差别。虽然这种差别很小，但它是低频声源定位的主要线索。在听觉方向定位时，人经常转动身体和头部的位置，使两耳的距离差不断变化，以便精确地捕捉声音差别。有时，即使是一只耳朵，借助头部和身体转动的线索也能够确定声音的方位。

二、时间知觉

时间知觉（time perception），也称时间感（time sense），是指个体对客观现象延续性和顺序性的感知，诸如对时间的长短、快慢等变化的感受与判断。时间知觉的特殊之处是它并非由固定刺激所引起，也没有提供线索的感觉器官。时间知觉的信息，既来自外部，也来自内部。外部信息包括计时工具，也包括宇宙环境的周期性变化，如斗转星移、太阳升落等。内部标尺是机体内部的一些有节奏的生理过程和心理活动。用计时工具测量出的时间与估计的时间不完全一致。人的节律性活动和生理过程基本上以 24 小时为一个周期，因此，可以把人的身体看成一个生活节奏钟。

时间知觉具有一些特性，科学家们还没有能够完全阐述清楚其奥秘。比如，关于客观世界自体本身，究竟它是一个过去、现在和未来共存的共时统一体，还是一个不断变化而以片在形式存在的前后历时体。世界又似乎是一个"共时体"，它有过去，也有未来，并且我们可以把握。但是我们却从来没有任何证据能表明,宇宙的某个角落存在着关于宇宙曾经的经历,抑或我们可以不破坏宇宙的变化任意回到过去。

但就具体的时间知觉而言,其本质是对变化的一种主观衡量。有学说认为,时间知觉是对表象经验形成的记忆联合序列的一种分析衡量,而要形成分析衡量,则此一事物必须处于连绵接续的变化之中。事物自身状态的不断改变刺激大脑,从而形成关于此一事物连续的表象序列:①感知对象自身的变化。该变化形成一连续的表象序列,根据此一表象序列,大脑的时间知觉模式就可以对其进行时间性的衡量和比较。②感知对象不变,但感知对象所处的环境发生变化。同样,我们也可以相对地估量出感知对象处于静止状态的时间持续长度。③感知对象及其所处的环境均不变,但感知主体根据自己的生理周期,根据自己的内时间体验仍然可以约莫估量出时间流逝的久暂。

时间知觉是在人类社会实践中逐步发展起来的。"时间感"是人的适应活动非常重要的部分,为此,人类也发明了许多计时工具和计时方法。某些自然界客观现象也存在时间印记,如树木年轮、动物牙齿、化石等。时间估计在日常生活中经常发生。儿童年龄越小,对时间估计的准确性越差。另外,职业不同以及不同的情绪状态也影响对时间的估计。在心情愉快时,感觉时间过得快,在心情烦闷时,感觉时间过很慢。人与人之间可能在时间知觉方面存在着明显的差异,有的人是"急性子",觉得时间稍纵即逝,有的人是"慢性子",总感觉时间还早。训练会使人形成精确的"时间感",有经验的运动员能准确地把握时间节奏,有经验的教师能准确把握进度、匹配讲课时间。

三、运动知觉

运动知觉(motion perception)是人对空间物体运动特性的知觉,它依赖于对象运行的速度、距离以及观察者本身所处的状态。运动知觉包括对物体真正运动的知觉和似动。"真正运动",即物体按特定速度或加速度从一处向另一处做连续的位移,由此引起的知觉就是对"真正运动的知觉"。"似动"是指在一定的时间和空间条件下,人们把静止的物体看成运动的。例如,当物体由远而近或由近而远运动时,物体在视网膜上成像大小的变化,向人脑提供了物体"逼近"或"远去"的信息。

我们周围的世界是不断运动变化着的,例如,地球在自转,云在飘,等等。物体距离与运动速度直接影响着运动知觉。物体运动速度太快或太慢都不能使人形成运动知觉。人们很难用肉眼观察到钟表上时针的移动或光的运动,因为前者的速度太慢而后者太快。以同样速度运动着的物体,远的感知运动慢,近的感知运动快。可见,运动是人知觉运动的根本原因,但造成运动知觉的直接原因却是角速度,是单位时间内所造成的视角的改变量。

实际上,世界万物都在运动,我们要观察某物体的运动速度,就要与另一物体相比较。这个被比较的物体就是运动知觉的参考系统。选择的参考系统不同,运动知觉也不同。比如,骑自行车者以步行者为参考系统,感知则为快,与汽车行驶相比,感知则为慢。在参考系统少的情况下,两个物体的运动可知觉为其中一个在运动。一般规律是,人们倾向把较大的对象当作静止背景,较小的对象在其中运动。如云彩与天空,可视为云彩在动。

似动现象(apparent motion)是指引起运动知觉经验的刺激物其本身并未移动,但观察者在主观意识上则清楚地觉知它是在移动中。严格地说,似动现象的产生既非由于物体的真实移动,也非由于个人与物体之间的相对移动,而是一种假的移动,由此也被视为错觉现象。似动现象的主要形式包括：①动景运动：当两个刺激物按一定的空间距离和时间间隔有序呈现时，人就会感觉到一个刺激物在向另一个刺激物做连续运动。比如，动画片就是一帧一帧的静态画面以很快的速度出现，但我们会感到每帧上面的物体在动。②诱发运动：由于一个物体的运动使相邻的一个静止的物体产生运动的印象，例如坐在火车上，你会觉得路边的树在动。③自主运动：如果你在黑暗的房间紧盯一个燃烧的烟头，过一段时间后，便会感觉它似乎在不停地游走，这是由于缺乏参照物所致。④运动后效：在注视向一个方向运动的物体之后，如果将注视点转向静止的物体，那么会看到静止的物体似乎向相反的方向运动。如在注视飞速开过的火车之后，会觉得附近的树木向相反的方向运动。再如在暗室内注视静止的光点，过一会儿就会感到光点在游动，这也称为自主运动，是由于视野中缺乏参考系统而造成的。

图 1-20 为似动现象的经典图形，眼睛盯住图 1-20 中心的黑点，然后头部逐渐靠近或离开纸面，就会发觉两个轮子在向互为相反的方向转动。

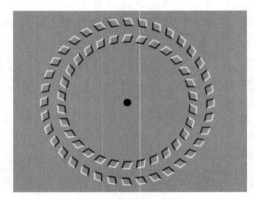

图 1-20 相对移动

相对移动(relative motion)是指我们所看到的物体，其本身并未移动，只因我们自己身体在移动，反而觉得物体在移动。如在火车行进中看窗外景色，即可体验到相对移动的现象。此时窗外的景物看起来都在与火车做反方向移动，而且近处景物移动较快，远处景物移动较慢。在这种相对的移动情形下，移动知觉的线索来自视网膜上影像的移动。

四、错觉

知觉经验虽系因环境中的刺激物所引起，但本质是个体对客观性刺激物所做的主观性解释。单以知觉对比的知觉现象为例，凭知觉经验所做的解释显然是失真的，甚至可以说是错误的。对此种完全不符合刺激本身特征的失真的或扭曲事实的知觉经验，称为错觉(illusion)。错觉是在特定条件下产生的对客观事物的歪曲知觉，也叫错误知觉，是指不符合客观实际的知觉。错觉是比较普遍的，由视觉、听觉、味觉、嗅觉等所构成的知觉经验，都会有错觉。错觉是人们观察物体时，由于生理、心理原因而误认，以及因物体受到形、光、色的干扰所致与实际不符的视觉判断误差。错觉是知觉的一种特殊形式，它是人在特定的条件下对客观事物的扭曲的知觉，也就是把实际存在的事物扭曲地感知为与实际事物完全不相符的事物。常见错觉包括几何图形错觉、时间错觉、运动错觉、空间错觉以及光渗错觉、整体影响部分的错觉、声音方位错觉、形重错觉、触觉错觉等。错觉本质上是对客观事物的一种不正确的、歪曲的知觉，可以发生在视觉方面，也可以发生在其他知觉方面。如当你掂量1千克海绵和1千克铁块时，你会感到铁块重，这是形重错觉。在火车未开动之前，常因邻近车厢的移动，觉得自己车厢已经开动，这种现象称为移动错觉。当注视电扇转动时，会觉得忽而正转，忽而倒转，甚至有时会有暂时停止不转的感觉。

　　与错觉容易混淆起来的是幻觉。幻觉是在没有现实刺激作用于感觉器官的情况下所出现的知觉体验。人为什么会产生错觉？一般认为：①错觉不是观念问题，而是知觉问题，因为即使知道是错觉也不会改变；②错觉不是发生在视网膜上；③视错觉不是视觉器官的活动所引起的。心理学家之所以热衷于研究视错觉，就是因为视觉系统的部分功能缺陷恰恰能为揭示该系统的组织方式提供某些有用的线索。俗话说"眼见为实"，按照通常的理解，它的意思是指你看到某件东西，就该相信它确实存在。然而著名的神经科学家弗朗西斯·克里克对此给出了完全不同的解释：你看见的东西并不一定存在，而是你的大脑认为它存在。在很多情况下，它确实与视觉世界的特性相符合，但在某些情况下，盲目相信"眼见"可能导致错误。"看"是一个主动的构建过程，大脑可根据先前的经验和视觉提供的有限而又模糊的信息做出个体化的解释。

　　然而，错觉并非一无是处，而是被广泛地利用于社会生活，具体事例很多（图1-21、图1-22）。①利用几何图形错觉等，掩盖不足，获得更好效果：南美洲人身材不算高大，阿根廷足球队采用竖条斑马线队服，显得队员十分潇洒，身材更令人羡慕不已。横向的线条，把人的目光引向左右，使人的身材显得更丰满；竖向的线条，使人的身材显得更苗条——这就是高估错觉的效果。因此，在为消费者提供服务时，为矮胖的人推荐竖条服装，为瘦人推荐横条服装，以使其显得丰满，更容易满足客户需要。②利用运动错觉，不断刺激，调整销售手段：老板卖米时，故意少舀一点儿，过秤后见分量不足，舀一点添上，再称还是分量不足，又舀上一点添上，最终使秤杆尾巴翘得高高的。这些操作，让顾客亲眼见到这不折不扣的添加过

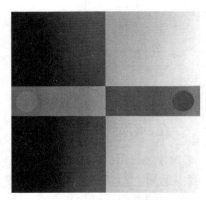

图1-21　颜色对比错觉
由于所处环境不同,同色的两个小圆显得不同

程，就会产生强烈的满足感和信任。如果反之，先是超过分量，再往外舀米，三番五次直到所要的分量时，顾客显然会有揪心的不愉快感。③利用对比错觉，摸准心态，科学制定商品价格：把定价为20元的同一商品放在20元以上的商品中陈列，它就是"低价"商品；放在20元以下的商品中陈列，它就是"高价"商品。利用商品比价进行商品陈列，促进商品销售，是营销人员需要好好研究的重要课题。④利用形重错觉，促进商品销售。拿起1千克海绵和1千克铁哪一个重？我们通常感觉是铁重——这就是形重错觉。有些商家故意把大小（包括尺寸、体积、重量等）不一但价格相等的商品放到一起销售，人们就会觉得买大的比买小的划算，这样，商家的"错误"促使消费者产生"捡了便宜"的感觉，从而也就促进了商品的销售。⑤利用颜色对比错觉，提升体验度。有店家做了一个有趣的实验：邀请了30多人，每人各喝四杯浓度相同的咖啡，但四个咖啡杯分别是红色、咖啡色、黄色和青色。最后得出结论，几乎所有的人都认为使用红色杯子的咖啡调得太浓了，而使用青色杯子的都觉得太淡了。从

此以后,该店一律改用红色杯子盛咖啡,既节约了成本,又使顾客对咖啡的品相感到满意。⑥陈列,丰富商品陈列,降低经营成本。如果一家面积不大的小灯具店,将店内墙壁周围全镶上了镜子,从房顶延伸下来,由于镜面的折射和增加景深的作用,使得屋顶上悬挂的灯具也徒然增加了一半,显得丰盛繁多,给人以目不暇接之感。这就是空间错觉在商业中的妙用。

图1-22A的横竖错觉(horizontal-vertical illusion)属视错觉现象之一;横竖两等长直线,竖者垂直立于横者中点时,看起来竖者较长。图1-22B的缪勒-莱尔错觉(Müller-Lyer illusion)属视错觉现象之一,图中两条横线等长,唯以两端所附箭头方向不同,看起来下边的横线较长。图1-22C的奥尔比逊错觉(Orbison illusion)属视错觉现象之一,图中圆形看来并非正圆,方形看来并非正方,其实圆者为正圆,方者为正方。

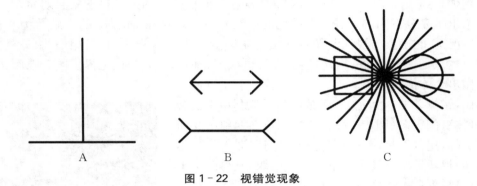

图1-22 视错觉现象

五、幻觉

幻觉(hallucination)与错觉不同,它是在没有相应的外界客观事物直接作用下发生的不真实感知。幻觉具有两个主要特点:①幻觉是一种感受,由于缺乏相应的现实刺激,所以客观检验结果证明这种感受是虚幻的,但就患者自身体验而言,却并不感到虚幻。②虽然幻觉源于主观体验,没有客观现实根源,但某些患者坚信其感受来自客观现实。

视觉、听觉、触觉等方面,都可以没有外在刺激而出现虚假的感觉。幻觉具有与真实知觉类似的特点,但它是一种虚幻的表象,本来并不存在或发生。在受到突然强烈的刺激下也可出现幻觉。如一个母亲突然失去儿子,悲痛万分,有时会幻听到儿子在同她讲话等。正常人在殷切盼望、强烈期待、高度紧张情绪影响下,也可出现某种片段而瞬逝的幻觉。比如在焦虑地等待某人到来时,忽然听到敲门声,实际却没有人来敲门。这种幻听的出现与期待的心理有密切关系。这种幻觉往往持续时间不会太长,随着心情的调整恢复便会消失。但幻觉大多是病理性的。如果一个人多次出现幻觉,应当及时进行检查,以便对其心理障碍进行诊治,防止幻觉影响下发生意外。

幻觉可分为真性幻觉、假性幻觉和残留性幻觉三类。真性幻觉时,大脑皮质感受区的自发性兴奋使以往映象活跃化而重现出来,此即表象。真性幻觉又称完全性幻觉、知觉性幻觉,是指患者体验为经由感官所感知到的实际不存在的、来源于客观空间、具有"真实"鲜明生动的幻觉。此种感受易于让患者坚信不移,随即产生相应的思维、情感和意志行为反应。假性幻觉(pseudohallucination)产生的幻觉形象不够鲜明生动,产生于患者的主观空间如脑内、体内。幻觉不是通过感觉器官而获得，如听到肚子里有说话的声音，可以不用自己的眼睛就能看到头脑里有一个人像。虽然幻觉的形象与一般知觉不同、难以被既往知觉经验所否定，因而患者却往往非常肯定地认为是确实存在的，因而对此坚信不疑。

幻觉产生的原因较为复杂，包括中枢神经病变、情绪影响、暗示、弱视和重听、感觉剥夺等。一切增加感觉分析器负担或使感觉分析器活动增强的因素都能促使幻觉产生。万里长空的飞行员，因缺乏感觉刺激可产生幻觉。弱视与耳聋者，由于感觉分析器分辨困难，可有错觉与幻觉。幻觉可以出现在高热、癫痫等疾病的状态下，也可以出现在一些异常心理的状态下。在异常心理状态下，患者以自我的心理状态为反映的对象，把它们当成了外部刺激的特征。当大脑失去最低程度的外来环境刺激时，或这种条件被一些心理障碍因素破坏时，可能会促使大脑根据过去的经验、人格因素等重新构建现实与环境的意义，导致了幻觉的产生。这种理论认为，人人都有产生幻觉的能力，只不过在一般的情况下，它常与一些通过感官的真实刺激相互的作用被大脑不断地检验，从而抑制了这种能力。还有一些药物可以导致幻觉产生，不过这并不是真正的幻觉，与自我产生的幻觉是不同的，而只不过是这些药物对大脑作用的结果。

幻觉的本质尚未完全清晰。由于失明和耳聋仍可有幻觉，所以幻觉不是起源于感受器障碍。有学者认为，幻觉是与外来印象无直接关系的感觉中枢的兴奋。也有人认为幻觉是由于抑制过程引起，可能由于在中枢过度抑制条件下，大脑皮质某种程度和范围的兴奋所造成。但有人认为，幻觉是梦的不正常延伸，是在非睡眠状态下出现的梦。在某些状态下，例如做梦时，幻想与自我分离，人不会察觉是自己在幻想。

按幻觉产生的结构性质，还可将其进行分类：①要素性幻觉：或称原始性幻觉，指幻觉简单、写实，如火光、哨音等。②完全性幻觉：幻觉鲜明、生动、逼真、投射于外部空间，引起相应的情绪和行为反应。③不完全幻觉（pseudohallucination）：也称为伪幻觉，是指一种存在于主观空间，缺乏客观实体感的幻觉。这实际是一种病理表象，在某种程度上与形象生动的梦可以比拟。它具有知觉的轮廓清晰、色彩鲜明、形象生动的特点，但它缺乏知觉的实体性，并且不需要通过外部感官也能感受到，即直接由脑"看到"或"听到"。④思维化声（audible thoughts）：指患者体验到一种幻听，把他的思想大声地讲出来。幻听与思维内容完全一致，均以精神分裂症多见。⑤精神性幻觉（psychic hallucination）：指患者感到脑内有无形文字、无声言语，但内容不能由主观意志改变。⑥功能性幻觉（functional hallucination）：指感受真实刺激的同时，出现同一感官的幻觉。如在流水声中听到了人们窃窃私语。与错听不同，对现实刺激并无歪曲，而是和幻觉同时感受。⑦反射性幻觉（reflex hallucination）：指一个感官接受客观刺激时，在另一个感官出现了幻觉。如听到广播声时，看到面前出现人像。⑧自窥症（autoscopy），又称镜像幻影。上述这些幻觉可见于精神分裂症与某些器质性脑病。

几乎每种感官都可产生幻觉，按其产生器官的不同及特点可分为以下6种：①幻听（auditory hallucination）：患者听到各种声音，常为言语声，此种最为常见。幻听的来源、清晰程度和内容可有差异，可为评论、争论或命令的内容。患者可以产生相应的情绪和行为反应，如与幻听对骂，或侧耳谛听，或将耳中塞以棉花，如为命令性幻听，可直接支配患者的行动。②幻视（visual hallucination）：多见鲜明生动的形象，也可为并不存在的人形，或令人恐惧的怪物猛兽。多见于感染、中毒所致的精神障碍，例如误食毒蘑菇可出现丰富幻觉。③幻嗅(olfactory hallucination):可闻到各种特殊的气味,如恶臭、异香、焦糊味等,见于颞叶癫痫与精神分裂症,临床较少见。④幻味(gustatory hallucination):常与幻嗅或其他幻觉同时存在,感到进食或饮水时尝到特殊味道,常引起拒食。⑤幻触(tactile hallucination):感到其皮肤黏膜有烧灼、虫爬、过电、手抓等异常感觉,可见于中毒性精神病与精神分裂症。有性器官接触感者,称为性幻觉,尤多见于精神分裂症。⑥本体幻觉(body-sensory hallucination):较少见,包括内脏幻觉、运动幻觉和前庭幻觉。更年期发生的抑郁症常有内脏幻觉。运动幻觉指患者处于静止状态时自觉身体某部位有运动感,以精神分裂症多见。前庭幻觉指患者自感失去平衡,从而引起奇特姿势和行为,可见于精神分裂症和脑干器质性病变者。

[参考文献]

[1] 中国数字科技馆[DB/OL]. http://amuseum. cdstm. cn/AMuseum/perceptive/index. htm.

[2] 塞尔玛·洛贝尔. 感官心理学[M]. 北京:中信出版社,2018.

Chapter 2

第二章　视　觉

外界信息的 80% 从视觉通道输入，外界环境中物体大小、形状、颜色、距离的感知都与视觉有关，视觉敏锐与否对劳动、学习及生活能力影响很大，所以视觉器官是人体最重要的感觉器官。视觉器官包括眼球及其附属器、视神经及视路。由于视觉器官解剖特点及其功能的复杂性，决定其检查、处理和研究方法与其他临床学科有很大的差别。同时，眼科学与其他感觉器官有着密切的关系，而眼科学领域的发展又丰富了感觉器官的内容，并且两者能相互渗透。

视觉是一种感觉，视觉感觉与其他感觉经过相关的神经网络相互联系，相互整合，产生对外界事物的整体认识，就形成了知觉。视觉知觉是在视觉感觉的基础上产生的，没有视觉感觉就没有视觉知觉。但是，视觉知觉不是视觉感觉的简单相加，在视觉知觉产生中，还有记忆、想象、思维等因素在起作用，人们借助已有的经验去解释所获得的视觉感觉信息，从而对事物产生主观认知和判断，"眼见不一定为真"就是这个道理。

第一节　视觉产生的过程及机制

视觉的形成过程如下：外界物体发出的可见光经过眼的屈光系统聚焦于视网膜上并成像，视网膜上的光感受器接受影像刺激（适宜刺激是 380~760 nm 波长的电磁波），通过光化学反应将光能转换变成分级电位，该分级电位经过视网膜上神经元的级联放大和相关神经回路的逐级处理和调节，在视神经纤维形成动作电位，经由外侧膝状体传导到初级视皮质，经由更高级的大脑皮质对信息进行编码、加工和分析后产生视觉。视觉的产生机制包括视网膜机制及中枢机制：视网膜对视觉信号的加工和传递及视觉中枢对视觉信号的调控和视觉知觉的形成。

一、视觉产生的过程

（一）视觉器官——眼球

眼球结构从功能学的角度分为：眼球的屈光系统，包括角膜、房水、晶状体、玻璃体；眼球的感光系统,包括视网膜。眼球结构从解剖学的角度分为:眼球壁,眼球壁外层角膜、巩膜,中层葡萄膜,内层视网膜;眼球内容物,包括房水、晶状体、玻璃体,见图2-1。本部分重点从功能学的角度介绍眼球结构。

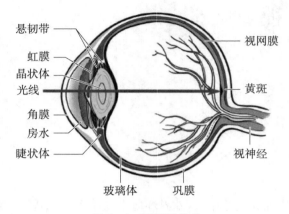

图2-1 眼球的结构

（1）角膜（cornea）：位于眼球前极中央,为透明的横椭圆形组织,横径为11.5～12 mm,垂直径为10.5～11 mm,角膜的中央部厚度为0.5～0.55 mm,周边部厚度约1 mm。角膜分为5层:无角化的上皮细胞层,无细胞成分的前弹力层,由近200层排列规则的胶原纤维束薄板组成的基质层,坚韧的均质透明膜构成的后弹力层,一层六角形扁平细胞构成的内皮细胞层。

（2）房水（aqeous humor）：前房及后房内充满房水。房水由睫状突产生,进入后房,经瞳孔流入前房,然后由前房角经小梁网及Schlemm管排出眼外。小部分房水经虹膜表面的隐窝被虹膜吸收。也有部分房水经悬韧带间隙到晶状体后间隙,通过玻璃体管进入视神经周围的淋巴。此外,尚有小部分房水经脉络膜上腔而吸收。房水的产生率与排出率保持平衡。房水是透明的液体,房水含量为0.25～0.3 ml（前房约0.18 ml,后房约0.06 ml）。主要成分为水,约占总量的98.75%。因房水来源于血浆,所以房水的化学成分与血浆相似,但蛋白质含量较血浆明显减少,而房水中维生素C、钠离子、氯离子等比血浆中的含量高。房水的比重为1.006,屈光指数为1.333 6。房水的生理功能为角膜及晶状体提供营养并维持正常的眼内压。

（3）晶状体（lens）：晶状体为双凸透镜,位于瞳孔与虹膜后面、玻璃体前面,由晶状体悬韧带与睫状体的冠部固定连接。晶状体直径约9 mm,厚度随年龄增长而缓慢增加,一般约为4 mm。晶状体由晶状体囊和晶状体纤维组成。囊为一层具有弹性的均质基底膜,前囊比后囊厚约一倍,后极部最薄约4 μm,赤道部最厚约23 μm。前囊和赤道部囊下有一层立方上皮,后囊下缺如。晶状体纤维为赤道部上皮细胞向前后极伸展形成,人一生中晶状体纤维不断生成并将旧的纤维挤向中心,逐渐硬化形成晶状体核,晶状体核外较新的纤维被称为晶状体皮质。晶状体富有弹性,随年龄增长晶状体核逐渐增大变硬,弹性减弱。

（4）玻璃体（vitreous）：玻璃体为透明的胶质体,充满于玻璃体腔内,占眼球内容积的4/5,约4.5 ml。玻璃体前面有一凹面称玻璃体凹,以容纳晶状体,其他部分与视网膜及睫状体相贴,其中以视盘边缘、黄斑中心凹周围以及玻璃体基底部(即锯齿缘前 2 mm 和后 4 mm 区域)的粘连最紧密。玻璃体中部有一光学密度较低的中央管,称 Cloquet 管,从晶状体后极至视盘前,为原始玻璃体的遗留,在胚胎时曾有玻璃体血管存在。

(5)视网膜(retina):视网膜是一层对光敏感的、精细的膜样结构,由视网膜色素上皮层(RPE)和视网膜神经感觉层组成,是形成各种视功能的基础。神经感觉层具有 3 类细胞:神经元、神经胶质和血管系统。视网膜具有内屏障和外屏障,分别由视网膜毛细血管和 RPE 构成。RPE、脉络膜最内层的玻璃膜(Bruch 膜)以及脉络膜毛细血管,三者组成一个统一的功能整体,称为色素上皮-玻璃膜-脉络膜毛细血管复合体,对维持光感受器微环境有重要作用。

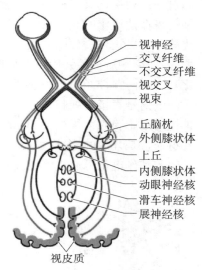

图 2－2　视觉通路

视神经
交叉纤维
不交叉纤维
视交叉
视束
丘脑枕
外侧膝状体
上丘
内侧膝状体
动眼神经核
滑车神经核
展神经核
视皮质

(二)视觉通路

视觉通路(visual pathway)是视觉信息从视网膜光感受器开始到大脑枕叶皮质视中枢的传导路径。在临床上通常指从视神经开始,经视交叉、视束、外侧膝状体、视放射到枕叶视中枢的神经传导通路。视觉通路在视束进入外侧膝状体前又发出部分神经纤维到丘脑顶盖前区,产生瞳孔对光反射及调节反射。瞳孔光反射及调节反射通路:外界物体发出可见光经过眼的折光系统聚焦于视网膜并成像,感光细胞将光能转换变成视神经纤维上的动作电位,至丘脑顶盖前区,然后到动眼神经核,经睫状神经节,到达瞳孔括约肌、睫状肌,引起瞳孔缩小、悬韧带放松晶状体变凸(图 2－2)。

二、视觉产生的视网膜机制

视网膜属于感觉神经系统外周感受器的一部分,在视觉信号的产生、信息加工、编码中起重要的作用。本节将介绍视网膜光感受器中的视觉换能,视网膜神经元的电活动及信号传递机制。

(一)概述

神经系统的主要组成单元是神经元,一个典型的神经元具有 3 种主要组分:细胞体(cell body)、树突(dendrite)和轴突(axon)(图 2－3)。细胞体包含细胞核和其他细胞器。树突是由细胞体伸出的一些树枝状的细小分支,通常接收来自其他神经元的信号。树突表面长出的一些小的突起被称为树突棘,数目不等,它们的大小、形态、数量与神经元发育及功能状态有关。轴突是自细胞体伸出的细长突起,神经元信号经此传递给其他神经元。许多神经元的轴突包有髓磷脂组成的鞘膜即髓鞘,但视网膜中的神经元轴突通常并无髓鞘。并非所有神经元均具有树突和轴突结构,例如,在视网膜中,光感受器无明显的树突,无长突细胞则无轴突。

神经元轴突的终末部位在另一个神经元的树突和胞体上形成突触。突触有化学突触和电突触。化学突触由化学物质(递质)介导神经元间的信号传递,是神经系统中最常见的突触类型。上游神经元的轴突终末形成突触前成分,它释放递质(transmitter),这些递质以扩散的方式通过突触间隙,与另一神经元的树突或胞体上的突触后膜上的受体相互作用,引起突触后膜神经元内部发生一系列变化，从而实现信号在神经元间的传递（图2－3）。受体可分成两大类：离子型受体（ionotropic receptor）和代谢型受体（metabotropic receptor）。递质与离子型受体结合后可直接改变突触后神经元膜的通透性，而与代谢型受体结合则需要通过一系列生化反应来调节突触后神经元活动。递质可分为兴奋性递质和抑制性递质，典型的兴奋性递质（如乙酰胆碱、谷氨酸等）使突触后神经元中正电荷增加，细胞的膜电位变得比静息时更正（去极化），更接近动作电位的阈值；典型的抑制性递质（如γ－氨基丁酸、甘氨酸等）使突触后神经元中负电荷增加，细胞的膜电位变得更负，更偏离动作电位的阈值（超极化）。此外，在神经系统中还存在直接由电介导的突触（缝隙连接）。在这些突触部位，神经元的电信号直接在细胞间扩布，而无须化学递质的参与。在缝隙连接部位，相互耦联的两个神经元细胞膜靠得很近（＜3 nm）。两侧细胞膜上都规律排列着连接体，这些连接体的亲水孔道通常是开放的，允许水溶性分子和离子通过，形成细胞间的一个低电阻区。一个神经元产生的动作电位可通过流经缝隙连接的局部电流直接扩散传播到另一个神经元。

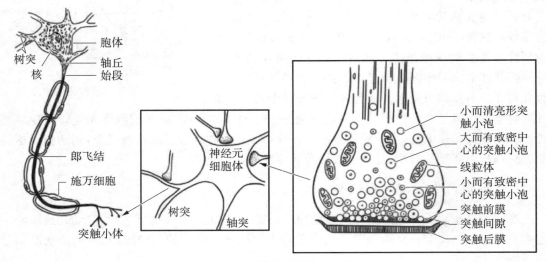

图2－3　神经元及其突触连接

按其性质，神经元的电信分为两类：分级电位和动作电位。分级电位的特点是时程较慢，其幅度随刺激强度的增强而增大，即以调幅的方式编码信息。分级电位随传播距离的增加而逐渐衰减，因此其主要功能是在短距离内传输信号，分级电位是视网膜内传输信号的主要形式。而视神经则主要通过动作电位传输信号，动作电位即通常所谓的神经冲动，神经细胞膜去极化达到一个临界水平，即阈值，则产生瞬变动作电位并沿其轴突传导。动作电位的重要特征是以"全"或"无"的方式产生，即膜电位的去极化幅度未达至阈值时不能产生动作电位；一旦达到阈值，则产生动作电位；随着刺激强度的增加，动作电位幅度不变，只是频率增加，即产生动作电位的神经元以调频的方式进行信息传递。由于动作电位在传导的过程中并不衰减，这种方式适合长距离传播信号，在神经系统中，传递距离超过1 mm的所有信号均以动作电位方式进行传播。

在神经系统中还有为数众多的神经胶质细胞，这些细胞无轴突和树突，也不直接与神经细胞相连接成突触关系。视网膜神经胶质细胞主要起对神经元起支持和营养的作用，并使不同的神经轴突彼此隔离。研究表明,神经胶质细胞膜本身可以表达多种神经递质的受体和转运体,通过摄取神经递质,参与神经信息的加工和处理。

在视觉系统的信号逐级传递过程中,"感受野"概念有着特殊的意义。对视觉系统而言,视网膜某一特定区域受到光刺激时,引起视觉系统较高水平上单一神经纤维或单一神经细胞的电反应,那么,这个区域便是该神经纤维或该神经细胞的感受野。例如,光感受器的感受野特点是在光照射视网膜某一点时才有反应,其后面的神经元则接受视网膜上一个区域的信号,它们感受的视网膜的光照范围明显增大。而有的水平细胞甚至对光照视网膜的任何部位都有反应,这表明水平细胞接受不同空间部位光感受器信号的汇聚。双极细胞的感受野呈现一定的空间构型:有些细胞在光照感受野中心时发生去极化反应,而在光照外周区时则发生超极化反应,另一些细胞的反应形式正好相反,水平细胞在这种中心-外周拮抗型的感受野的形式中起到了重要作用。神经节细胞和外侧膝状体细胞都是同心圆式的感受野,初级视皮质是由简单、复杂、超复杂神经细胞组成,每种细胞具有独特的感受野。高级神经元的感受野比低级神经元的感受野变得更加复杂化,反映了在视觉信息处理过程中,越是高层次的神经细胞具有越高的信息抽提能力。

(二)视网膜神经元及其突触的结构与功能

1. 视网膜基本结构

人视网膜细胞结构的特点是:视网膜各种细胞排列有序,分层明晰(图2-4)。视网膜中光感受器处于靠近脉络膜的一侧,而信号输出的神经元至神经节细胞则靠近玻璃体一侧。光在经过眼球的屈光介质(角膜、晶状体、玻璃体)后要通过其他各层神经细胞才最后到达光感受器。这是因为视网膜在从神经外胚层发育而来的过程中,神经外胚层内陷,内侧面分化为神经节细胞等,外侧面分化为光感受器等。但是,由于视网膜神经细胞透明度很高,外界物体在光感受器上成像的清晰度并没有受到明显影响。

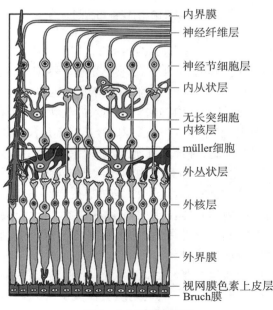

图2-4　视网膜结构

光感受器按其细胞外段呈杆形或锥形,分为视杆细胞和视锥细胞。视杆细胞和视锥细胞均分化为外段和内段,外段包含视色素,内段包含各种细胞器,并延续至其突触终末。视杆细胞和视锥细胞除了外形不同外,所含感光色素也不同(图 2-5)。这两种感光细胞都通过终末端和其他神经细胞发生突触联系。视杆细胞及视锥细胞在视网膜不同区域的分布各不相同。视网膜的中心凹区域富有视锥细胞,形状呈圆形,空间分辨力最高,视锥细胞富集的区域直径约 1 mm,因有叶黄素的沉着,呈黄色,故称黄斑区。在黄斑中心部位视网膜呈凹陷状,称为中心凹(fovea),中心凹只含有视锥细胞。在这一区域,视锥细胞细长,密度最高,与双极细胞及神经节细胞单线联系,其余各层神经细胞移向旁侧,这种结构特点有助于改善视网膜成像的清晰度和提高空间分辨能力,所以中心凹是视网膜上视敏度最高的部位。

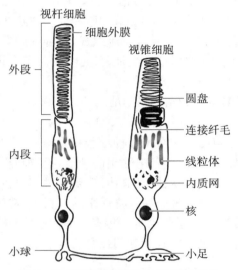

图 2-5　视杆细胞、视锥细胞超微结构

2. 视网膜的主要神经元类型及基本的突触结构

视网膜主要有 6 种细胞类型(图 2-4):①外层光感受器细胞;②双极细胞,是连接光感受器细胞和神经节细胞的纵向联络神经元,胞体位于内核层中部,外侧的树突伸入外丛状层,与光感受器的终末形成突触联系;内侧的轴突伸入内丛状层,与无长突细胞、神经节细胞形成突触联系;③无长突细胞,胞体靠近内核层内端,其特点是没有轴突,有众多的树突在内丛状层横向广泛分布,与双极细胞、神经节细胞形成广泛突触联系;④神经节细胞,经突触接收双极细胞和无长突细胞的输入,其轴突即为视神经纤维,终止于丘脑的外侧膝状体;⑤水平细胞,胞体位于内核层外端,在外丛状层伸展,与光感受器终末形成突触联系;⑥一种神经元类型——丛间细胞,这种细胞的胞体位于内核层的内缘,与无长突细胞的胞体相交混,其特点是在内、外丛状层均有突起广泛伸展,它的细胞体位于双极细胞层和节细胞层之间,但突起伸到光感受器细胞层和双极细胞层。

在视网膜中,神经元间的通信主要经由化学突触实现。在外丛状层,光感受器与双极细胞、水平细胞形成特有的带型突触,其特征是光感受器突触终末内陷,在其突触前膜有一条电子致密的小杆,其周围排列着突触小泡。在终末内陷区,与突触触前相对的并置着 3 个突起,即三联体,居中的常是双极细胞的树突,而 2 个水平细胞突起则在突触带的两侧。这种排列有利于这 3 种细胞间的相互作用。此外,水平细胞和双极细胞可形成与神经系统其他部分的化学突触相似的突触(图 2 - 6)。

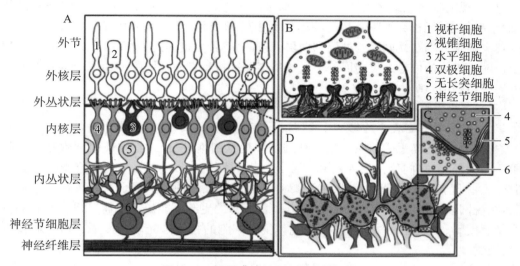

图 2 - 6　视网膜神经元之间突触连接
(图片改自 Dedek K. Eur J Neurosci, 2009.)

右侧标注:
1 视杆细胞
2 视锥细胞
3 水平细胞
4 双极细胞
5 无长突细胞
6 神经节细胞

左侧标注:
外节
外核层
外丛状层
内核层
内丛状层
神经节细胞层
神经纤维层

　　内丛状层比外丛状层更厚,单位面积的突触数更多,种类更加繁多。在双极细胞与无长突细胞、神经节细胞间也为带型突触,与外丛状层有所不同的是,其突触后通常是两个突起,即二联体。这两个突触后成分有几种可能的组合形式:一个神经节树突和一个无长突细胞突起;两个无长突细胞突起;在少数情况下也可以是两个神经节细胞突起。无长突细胞所形成的突触则有两种形式,即串联性突触和交互性突触。在无长突细胞之间的突触是串联性的,即几个细胞之间连续地形成长型突触。在无长突细胞与双极细胞之间则形成交互性突触,即两者之间互为突触前和突触后,这种突触形式可以实施信号的反馈,有助于完成局部信号的整合作用(图 2 - 7)。

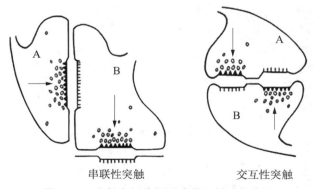

串联性突触　　　　　交互性突触

图 2 - 7　无长突细胞所形成的突触连接方式

　　丛间细胞的突触结构颇具特点:在外丛状层,其突起在水平细胞、双极细胞上形成突触,均是突触前成分;内丛状层,丛间细胞主要是作为突触后成分接收无长突细胞的信号。也就是说,所有对丛间细胞的输入均在内丛状层,其输出则主要在外丛状层,因此,它为视网膜的信息传递提供了一条逆向的离心性调节通路。

总之,视网膜突触结构表明,信号传递的直接通路是光感受器→双极细胞→神经节细胞,而水平细胞、无长突细胞及丛间细胞均为中间神经元,参与局部环路的组成:水平细胞及无长突细胞分别在视网膜的外层和内层,实现对信号直接通路的横向调节,丛间细胞则把传至视网膜内层的信号又反馈回外层。这些突触结构特点使视网膜成为一个具有普遍意义的外周神经网络系统。

(三)光感受器和光电转换

1. 光感受器细胞及其光化学反应(视觉二元学说)

人视网膜上的光感受器主要是视杆细胞和视锥细胞,视杆细胞和视锥细胞是视网膜上的第一级神经元,它们分化为外段和内段,光感受器的光化学物质视色素位于外段膜盘中(图 2-5)。膜盘由双层脂质组成,由光感受器的原生质膜内褶形成。这些膜盘一生中不断更新,在视网膜色素变性等视网膜病变时,外段膜盘的更新可能出现障碍。视杆细胞的特点是光敏感度高、无色觉、视敏度差、暗视觉。视锥细胞的特点是光敏感度低、有色觉、视敏度高、明视觉。

人眼视杆细胞的光化学物质为视紫红质(rhodopsin),其光谱吸收峰在 500 nm 左右,视锥细胞的光化学物质有 3 种,光谱吸收峰分别为 564 nm(红敏)、534 nm(绿敏)及 420 nm(蓝敏)。目前对视杆细胞的视色素视紫红质的研究最为深入,视紫红质由两部分组成:视蛋白和生色基团-维生素 A 醛(视黄醛)。在暗视下,视黄醛和视蛋白紧密地镶嵌在一起。由于其分子侧链上存在交替的单键和双键,视黄醛会有各种顺、反构型,在视觉过程中有特别意义的异构体有 2 种,一种是 11-顺型,另一种是全反型。视蛋白为具有 7 个跨膜 α-螺旋结构的跨膜蛋白,其 N 端在膜盘内,C 端在膜盘胞质一侧。视黄醛分子连接在第 7 个螺旋区第 296 号残基的赖氨酸分子上,位于膜的近中心处,其长轴与膜平面平行(图 2-8)。

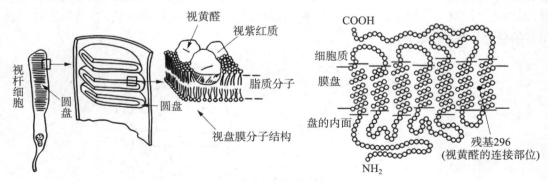

图 2-8 视紫红质在视杆细胞外段膜盘上的分布

在暗视下,视黄醛以 11-顺型的形式存在,自发地与视蛋白合成为视紫红质。光照射时,11-顺视黄醛异构化变成全反型,期间视紫红质发生一系列构型改变,历经多种中间产物,中间产物之一是间视紫红质Ⅱ,间视紫红质Ⅱ在光感受器的光电转换过程中起关键作用,最终导致视黄醛与视蛋白分离,视紫红质失去颜色而漂白,视网膜色素上皮可供应这一过程转换所必需的酶(图 2 - 9)。

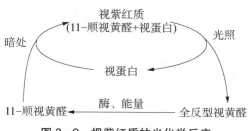

图 2 - 9　视紫红质的光化学反应

2. 光感受器的光电转换机制

一般感受器对刺激的反应是膜的去极化,一旦去极化达到阈电位时,则产生动作电位。无脊椎动物的光感受器也以此方式对光反应,但绝大多数脊椎动物光感受器对光的反应是膜的超极化,随着刺激光强度的增加,光感受器的反应幅度增加,最后渐趋饱和,并不产生动作电位。

光引起视紫红质的代谢触发光感受器兴奋,通过光电能转换,引起神经冲动。研究表明,环化鸟苷酸(cGMP)在视紫红质分子异构化后所引起的光感受器膜电位的变化(即光电换能)中起重要作用。光感受器膜转导蛋白(transdusion T,又称 G 蛋白耦联)由 α、β、γ 三条亚基组成,其主要功能是与间视紫红质 Ⅱ 耦联,激活磷酸二酯酶(phosphodiesterase,PDE),引起 cGMP 水解,降低细胞内 cGMP 的浓度:在黑暗条件下,几乎所有转导蛋白都与GDP(二磷酸鸟苷)结合,对 cGMP 磷酸二酯酶活性无影响,外段内 cGMP 保持高浓度,从而使外段膜上由 cGMP 门控的阳离子通道开放,钠离子(以及部分钙离子)经该通道内流,引起光感受器去极化,钾也同时从内段膜外流,完成电流环路。而光照时,视紫红质构型变化产生间视紫红质 Ⅱ,并与转导蛋白结合,转导蛋白上的 α 亚基与 GDP 解离,而与 GTP 结合。与 GTP 结合的 α 亚基与 β、γ 亚基分离,转而激活膜上的 PDE,PDE 使 cGMP 水解,从而使外段内 cGMP 浓度下降,钠通道开放数减少,视杆细胞超极化。光照后发生的 cGMP 级联反应中的有两次大的增益:首先,激活的单个间视紫红质 Ⅱ 催化许多转导蛋白分子的 GDP与 GTP 的交换,从而释放数百个 G 蛋白的 α 亚基。其次,每个 α 亚基激活膜盘的一个 PDE分子,后者能使胞质内大量的 cGMP 分子水解,最终导致大量钠通道关闭,总的增益达到$10^5 \sim 10^6$。这就是视杆细胞具有极高光敏感度的原因:一个光量子就能使一个视杆细胞产生反应(图 2 - 10)。

(四)视网膜各层神经元细胞的电活动

视网膜光感受器接收光刺激,激活视紫红质等视色素后启动 G 蛋白耦联受体,进一步激活下游酶链反应,将输入光信号转换为输出电信号并传导至神经节细胞,由神经节细胞将来自双极细胞和无长突细胞的信号整合编译成大约 20 种不同的信号传递至视皮质。

1. 双极细胞的电反应

双极细胞分为视锥双极细胞和视杆双极细胞。双极细胞作为次级神经元之一,是光感受细胞活动向神经节细胞传递的最直接通路。双极细胞对光的反应不是动作电位,而是持续性的分级电位,其电位极性取决于光刺激的方式,双极细胞的感受野是同心圆式构型,由互为拮抗的中心和周边区组成。双极细胞按其反应的模式可分为两类,第一类是"去极化型"

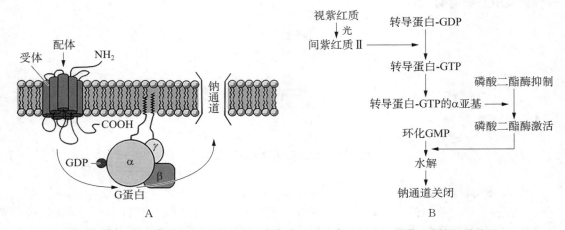

图 2-10　光照后视紫红质发生光化学反应被激活,经 G 蛋白耦联导致钠通道关闭

A. 结构示意图；B. 功能示意图

或"给光-中心型"(on center),若以小光点照射感受野中心,则显示去极化反应,以光环刺激其周边,则显示超极化反应；第二类即为"超极化型"或"撤光-中心型"(off center),其反应的模式与第一类相反,当光点照射感受野的中心部时产生超极化电位,而光环照射感受野的周边部时产生去极化电位(图 2-11),这两类细胞感受野中心区大小大致与单个双极细胞的树突野一致,因此,可以认为中心区接受光感受细胞的直接输入,而感受野周边部比双极细胞的树突野覆盖区大,反应的潜伏期要比中心部的长,可能是接受经水平细胞而来的输入信号的缘故。双极细胞感受野中心的反应,来自光感受器信号所产生的与双极细胞的相互作用,N-甲基-D-天冬氨酸(NMDA)受体参与了这一过程。NMDA 也参与了水平细胞介导的双极细胞感受野周围的反应。当在水平细胞中注入电流时,其邻近的双极细胞可以诱发电压变化,其极性与光环照射该双极细胞周围区所引起的反应极性相同；当使用某些药物解除水平细胞间的电耦合后,双极细胞的周围区反应几乎完全消失。

对于双极细胞来说,覆盖整个感受野中心区和周围区的弥散性光照所引起的电反应幅度通常远低于仅光照感受野中心区的电反应幅度。这种由中心区和周围区组成的拮抗性同心圆式构型,显然有利于对亮度对比(contrast)的察觉。在视通路中,双极细胞是具有这种形式感受野的第一级神经元。

用颜色光刺激视网膜,观察双极细胞的反应,大致可分为两种类型：一种是非拮抗型的双极细胞,即感受野的中心部和周边部对不同颜色光的刺激均产生同极性的反应,其中对红光有最大反应。一般认为它的感受野的中心部和周边部都只是从红视锥细胞接受输入。另一种是色拮抗型的双极细胞,它的感受野有两种,即 R^+ 中心/R^- G^- 周边型和 R^- 中心/R^+ G^+ 周边型(R 表示红光,G 表示绿光,+ 表示去极化反应,- 表示超极化反应)。色拮抗型的双极细胞,它的感受野中心部是由红视锥细胞输入形成的,而周边部是由单相反应的 L 型水平细胞产生 R^- 反应和双相反应的 C 型水平细胞产生 $R+G^-$ 反应两者输入后形成的,这一现象从一个侧面验证了色觉的拮抗色学说。

2. 神经节细胞的电反应

视网膜神经节细胞(retinal ganglion cell,RGC)是位于视网膜最终段的神经细胞,神经

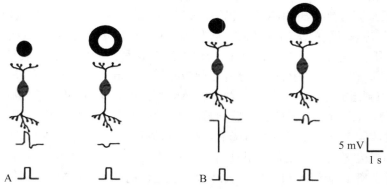

图 2 - 11 两种双极细胞产生的分级电位
A 给光-中心型；B 撤光-中心型

节细胞的电反应与视网膜内其他细胞的电反应不同,它产生的是"全"或"无"的脉冲电位。神经节细胞作为视网膜唯一的传出神经元,其轴突将视觉信息以动作电位的形式传至视觉皮质的特定区域。在暗处,神经节细胞产生低频的脉冲电位,称之为自发性放电,在给予光刺激时,按其感受野的特点,可使神经节细胞的脉冲电位发放频率增加或减少。

双极细胞与神经节细胞之间的突触连接,是由双极细胞的轴突与神经节细胞的树突或细胞体相连接,传递信息是单向的,此外,无足细胞与神经节细胞的突触联系,也传入一部分信息至神经节细胞,视网膜内的神经节细胞约有 100 万个,比光感受细胞少得多(不到 1%),因此,可以认为一个神经节细胞要综合很多光感受细胞来的信息(图 2 - 12)。

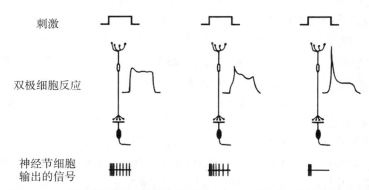

图 2 - 12 刺激引起的双极细胞及神经节细胞反应:双极细胞电反应为分级电位,神经节细胞反应为动作电位
(图片引自 Masland RH. Neuron. 2012.)

神经节细胞的感受野较复杂,对白光刺激有 3 种类型的神经节细胞起反应。

(1) 当给光或刺激光强突然增加时,可引起神经节细胞脉冲发放频率的增加,称此为给光反应或开反应(on 反应),在感受野内能够引起给光反应的区域,称之为 on 区。

(2) 当给光时神经节细胞无反应或脉冲发放频率受到抑制,光或刺激光强突然减弱时,却能引起神经节细胞脉冲发放频率的增加,称之为撤反应或关反应(off 反应),在感受野内引起撤反应的区域为撤光反应区域或 off 反应区域。

(3) 给光和撤光时都能够引起神经节细胞脉冲发放频率增加，称之为给-撤反应或开-关反应(on-off 反应)，在感受野内能够引起给-撤光反应的区域，称之为给-撤反应区域或 on-off 反应区域。若 on 区在感受野中心部，就称为 on 中心感受野，这种感受野的周边部一般是 off 区，若 off 区在感受野中心部，就称 off 中心型，这种感受野周边一般是 on 区，另外不分中心和周边部，在感受野内任何部分进行刺激时，都呈 on-off 反应的感受野。如果改变刺激光的面积，当刺激光的面积正好完全覆盖在感受野的中心部时，神经节细胞的脉冲发放频率最高，当刺激光面积增大，既覆盖了感受野的中心部，又覆盖了感受野的周边部时，神经节细胞的脉冲发放频率反而比以前有所降低，因而，可以认为 on 中心和 off 中心型的感受野在它的中心部和周边部之间存在着抑制机制。实现这种光电转换和电信号传递的主要机制包括神经细胞膜上离子通道介导的离子跨膜运动、膜电位的变化、配体门控通道的调节以及广泛的突触联系等，主要包括电压门控 K^+ 通道、Na^+ 通道、Ca^{2+} 通道及离子型谷氨酸受体(iGluRs)、代谢型谷氨酸受体(mGluRs)门控通道等(图 2－13)。

20 世纪 50 年代对猫的神经节细胞的研究进一步表明，这些细胞的感受野，实际上由一个圆形的中心区和同心的环形月围区所组成，即呈中心-周围拮抗的构型，保持了双极细胞的感受野构型的基本特点。它们同样可以分成 on 中心和 off 中心两大类，当光照同时覆盖这些细胞感受野的中心和周围区时，两者的反应倾向于彼此抵消。在相当长时间内，对神经节细胞反应的研究主要应用细胞外记录技术。每一根纤维均对视网膜的一定区域的光照有反应，该区域即这根纤维的感受野。这是在视觉研究中第一次引进感受野的概念，这一项开创性的工作在视觉研究中具有里程碑式的意义。

神经节细胞的感受野的大小差异很大，相邻感受野之间彼此有互相重叠现象。一个神经节细胞感受野的大小取决于它在视网膜的位置，在视网膜中心凹附近的感受野较小，这种神经节细胞一般接受视锥细胞传来的信息，而视网膜周边部的感受野较大，这种神经节细胞一般接受视杆细胞传来的信息。位于视网膜中央区的感受野中央要比处于视网膜周边部分的小得多，在明适应条件下，猴视网膜中心凹区的神经节细胞的感受野中心所对应的视角只有几分弧度，这显然与中心凹区高的空间分辨力密切相关。另外，感受野的大小与适应状态有关，如 on 中心型神经节细胞的感受野，在暗适应时感受野的周边部变小或消失，此时感受野全部呈 on 中心型反应。

人视网膜有两种神经节细胞：一种是大节细胞(M 节细胞)，能增强来自不同种视锥细胞的输入并与移动和立体视觉有关；另一种是小节细胞(P 节细胞)，可减弱由一种类型的一一相传而来的输入并与颜色、质地、形状和微细结构等视觉有关。M 节细胞投射到外侧膝状体的大细胞部分，而 P 节细胞则投射到外侧膝状体的小细胞部分。

其他脊椎动物如猫的视网膜内神经节细胞的感受野研究，发现猫的神经节细胞可分为 3 种类型：X 型、Y 型和 W 型。X 型神经节细胞轴突的直径比 Y 型的要细，X 型神经节细胞的电脉冲在轴突上的传导速度(平均 26 m/s)比 Y 型细胞(平均为 40 m/s)要慢，X 型和 Y 型的神经节细胞的轴突经过外侧膝状体中继后传入大脑，但 Y 型的轴突有一小部分分支传至中脑上丘。W 型的神经节细胞的轴突比前两者均细，其电脉冲在轴突上的传导速度最慢，它的轴突主要传至中脑上丘。这 3 种类型的神经节细胞的感受野的特性也不相同，X 型的感受野较小，Y 型和 W 型的均较大，X 型的感受野主要分布在视网膜的中部，Y 型的分布在视网膜中部和周边部，W 型的主要在周边部；从感受野的功能来说，X 型细胞对空间信息做检测并传递,Y 型细胞对时间信息进行检测和传递,W 型细胞对运动信息进行检测和传递。

　　除了对白光反应的神经节细胞感受野外,用有色光研究猴视网膜神经节细胞的反应,大体上可以看到 3 种感受野:第一类神经节细胞具有拮抗色、同心圆状的感受野,感受野的中心部只从一种视锥细胞接受输入,有的甚至只从一个视锥细胞接受输入,因此,它的感受野的中心部很小,感受野主要分布在视网膜的中心凹附近,对恒定的色光刺激呈现连续性反应。第二类神经节细胞具有拮抗色、非同心圆状的感受野,主要也分布在视网膜的中心凹附近,第二类神经节细胞的数目较第一类细胞稍微少些,它们对恒定色光刺激也是呈连续性反应。第三类神经节细胞具有同心圆状的感受野,也具有某种程度的色拮抗性质,感受野的中心部对波长的选择性不敏锐,而周边部具有强的拮抗作用。对刺激光的时间变化产生瞬间反应,感受野主要分布在视网膜的周边部。另外还发现几类较少的感受野,一类为神经节细胞具有同心圆形状的感受野,但没有色拮抗的性质,即对波长的选择性在感受野中心部和周边部都是相同的,对刺激光的时间变化也产生瞬时反应,它还可以接受视杆细胞的输入,其极性与从视锥或视杆细胞接受输入的极性相同。另一类神经节细胞具有非同心圆状的感受野,它几乎没有自发性放电,对每次光刺激只能产生 1～2 个脉冲,这类神经节细胞已几乎不具有色拮抗性质,而对运动方向具有选择性,但其程度很弱;再有一类神经节细胞具有非同心圆状的感受野,它对静止的闪光刺激几乎没有反应,只对运动的刺激有反应,而对运动的方向没有选择性,它对运动的刺激可能有两种反应,即抑制性的(自发性放电减少)和兴奋性的(脉冲发放增多)。

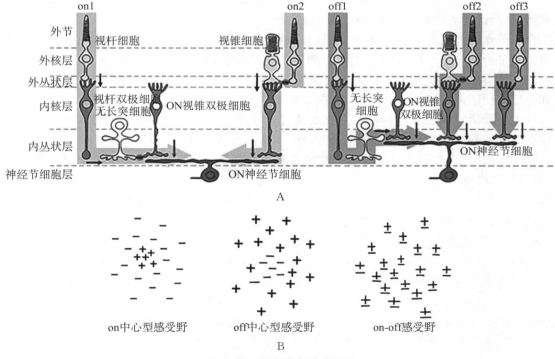

图 2-13　神经节细胞感受野

A. 结构示意图　B. 感受野示意图

(图片改自 Wässle H. Nat Rev Neurosci. 2004.)

3. 水平细胞的电反应

水平细胞有两种类型：L型和C型。L型水平细胞对可见光范围内的任何波长的刺激均产生超极化的单相反应,它包括在暗适应状态下及明适应状态下不同的L型水平细胞。C型水平细胞对不同波长的刺激产生拮抗式的反应,如对短波长段的光刺激产生超极化膜电位,而对长波长段刺激产生去极化膜电位的双相反应;或对长短波段刺激均产生超极化膜电位,而对中间波段刺激产生去极化膜电位的三相反应,C型水平细胞的这种反应特性为色觉的拮抗理论提供了又一个生理学依据,这种拮抗形式的信息编码方式是整个视路传递信息的重要特点(图2-14)。

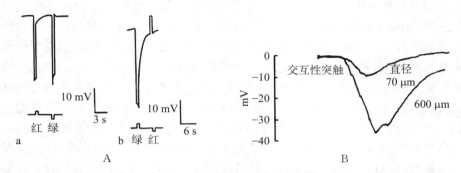

图2-14 龟水平细胞电位特点及对不同光照面积的电反应

水平细胞对光反应呈现与光感受器反应类似的特征,即反应为分级电位,幅度随光强而递增,且不产生动作电位。其膜电位的特性有:①对光刺激产生持续性的超极化膜电位;②在同等光强度刺激条件下,超极化膜电位的振幅比光感受细胞膜电位的振幅大得多;③膜电位通常为$-20\sim-30$ mV,膜电位振幅随着光刺激强度的增加而增大,最大可达$-60\sim-70$ mV;④当刺激光的强度一定而光照视网膜的面积变化时,膜电位的振幅也发生变化,即光照面积增大,膜电位振幅也增大(图2-14)。

各类动物的水平细胞种类极不一致,通过微电极及电生理的研究,了解到水平细胞的作用有:①水平细胞的感受野变化大,可以从300 μm起大至整个视网膜,这样可起到高度的空间综合作用;②水平细胞对光感受细胞具有负反馈作用,即当水平细胞发生超极化反应时,这种超极化反应又反馈到光感受细胞,使其去极化,负反馈是构成侧抑制的一个重要方面,它可以对光反应进行高度空间及时间综合,提高光感受细胞的对比度和分辨力;③对颜色光进行初级的处理,如金鱼视网膜内的水平细胞可分为4种,一种水平细胞只从视杆细胞接受输入,即在暗适应状态下得到L型反应,另外三种水平细胞都是从视锥细胞接受输入,根据它们的形状及与视锥细胞突触连接方式不同,又可分成H1、H2和H3三种水平细胞,在明适应状态下,可记录到H1型水平细胞的单相反应、H2水平细胞的双相反应和H3水平细胞的三相反应,由此推测H1型水平细胞是从红视锥细胞以同极性接受输入,H2型水平细胞是接受绿视锥细胞或蓝视锥细胞的反应,同时以逆极性接受H1型水平细胞的反应,结果产生重叠的双相反应,H3型的水平细胞,是以同极性接受视锥细胞的反应,同时逆极性接受H2型水平细胞反应,两者相互作用的结果产生三相性反应,颜色刺激在水平细胞进行了初级的加工。

水平细胞比光感受器有大得多的感受野,远大于其树突覆盖的范围。以金鱼视网膜水平细胞为例,其典型的树突覆盖区直径在 30～150 μm,而其感受野直径为 2～5 mm,甚至更大。之所以会有如此大的感受野,是因为水平细胞的胞体与树突之间广泛存在着低电阻的缝隙连接,这样相邻的细胞就能够在电学上耦合在一起,相邻水平细胞的光反应因耦合而互相影响。水平细胞间的这种电耦合受许多因素作用,它的改变也将影响双极细胞的活动。研究提示,水平细胞在视网膜的外丛状层主要与光感受器细胞及双极细胞形成突触连接,接受来自光感受器细胞的兴奋性神经递质谷氨酸,并通过释放抑制性的神经递质同时调节光感受器细胞和双极细胞,对双极细胞及神经节细胞"中心-周围拮抗型"感受野结构中周边成分的形成具有重要作用。同时,水平细胞的胞内钙离子刺激诱导的膜电位反应在 GABA 递质释放、转运等过程中发挥着重要作用。

4. 无长突细胞的电反应

无长突细胞也产生持续性的电反应,但呈现瞬变型,并伴有峰电位。光照开始时,细胞迅速去极化(on 反应);但在光照持续时,则迅速回落到原先的膜电位水平;在光照停止时,出现相似的瞬变的去极化反应(off 反应)。无长突细胞的感受野较大,感受野的类型有"on-center"和"off-center"两种类型。对于"on-center"型的无长突细胞,在感受野中心给予光刺激的瞬间,产生瞬时去极化电位,而在感受野周边部给予光刺激,当刺激光消失的瞬间,也能够产生瞬时去极化电位。对于"off-center"型的无长突细胞,在光点离开感受野中心部的瞬间,产生极大的去极化电位,而在感受野周边部给光瞬间产生瞬间去极化电位。无长突细胞也具有较大的均匀感受野(即非中心-周围拮抗的结构),这是因为它们的突起在内丛状层广泛分布,在不同细胞间形成串联性突触联系(图 2-15)。

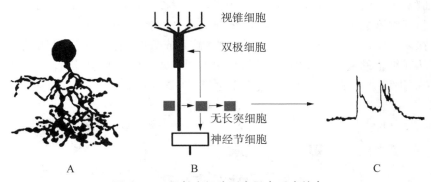

图 2-15　无长突细胞形态及电反应特点

无长突细胞能够检测光强度的时间变化过程,具有运动检测器的功能。在蛙和鸟类的视网膜中,无长突细胞特别发达,而且数量很多,这些动物仅对运动的目标有反应,而对静止的物体无反应,表明无长突细胞参与运动目标的信息加工。这些瞬变电位幅度随刺激光强显示分级电位的变化趋势,即电位幅度随刺激光强度变化而变化。on、off 光反应之上常叠加有数个峰电位,这些峰电位与光照无关,并且在连续记录时迅速消失。显然,对于无长突细胞的信号传送,分级电位方式仍然是主要的方式。

在金鱼视网膜中,除了发现瞬间反应的无长突细胞外,还有持续反应的无长突细胞。持续反应的无长突细胞主要对颜色发生反应,其中有对红光产生超极化反应,对绿光产生去极化反应的无长突细胞($R^+ G^-$)还有 $R^- G^+$、$R^+ G^+ B^-$ 及 $R^- G^- B^+$ 等类型无长突细胞,水平细胞、无长突细胞等对颜色的电反应可能也是构成视觉对比的视觉生理基础。

无长突细胞是视网膜中第一种能够产生动作电位的神经元,在与神经节细胞的突触传递中,将持续型分级电位转变为瞬变型动作电位,从而达到对视觉信号的高度抽提及对视觉信号进行时间上的整合。无长突细胞是脊椎动物视网膜的中间神经元,在无长突细胞间存在广泛的串联性突触,在内丛状层的横向信息加工中发挥着非常重要作用,举例如下:

光感受器视锥细胞的信号直接传递给 on 型或 off 型双极细胞,再传递给 on 型或 off 型神经节细胞。而视杆细胞的信号传递给双极细胞后,并没有突触连接可将信号直接传递给神经节细胞:视杆-双极细胞通路中,有一种含有代谢型谷氨酸受体(mGluRs)的 on 型视杆双极细胞,通过缝隙连接或化学突触将信号分别传递给甘氨酸能 AⅡ无长突细胞和 GABA能 A17 无长突细胞。其中,AⅡ无长突细胞通过缝隙连接再把信号传递给 on 型视锥双极细胞,进而传递给 on 型神经节细胞。另一方面,AⅡ无长突细胞通过直接的化学抑制型突触,将视杆细胞的信息传递给 off 型视锥双极细胞,进而传递给 off 型神经节细胞。由此看来,AⅡ无长突细胞是在视杆细胞为主的哺乳动物中发育出来的,作为原始的视锥细胞→双极细胞→神节细胞直接通路的补充。视杆细胞的信号传递给 on 型视杆双极细胞后,还传递给能A17 无长突细胞。A17 无长突细胞收集信号的范围远远大于 AⅡ无长突细胞,可以收集视杆双极细胞上千个轴突的信息,并将其放大,然后反馈到 AⅡ无长突细胞,在通过前述的 AⅡ无长突细胞→视锥双极细胞→神经节细胞通路向视中枢传递。视网膜中这种具有瞬时信号会聚,然后发散功能的视杆通路,显然有利于视网膜在夜间或暗光下放大光信号。

5. 丛间细胞

丛间细胞(interplexiform cell)是 20 世纪 70 年代被发现的。丛间细胞的电反应目前尚在探索中,丛间细胞的突触在外丛状层,其突起在水平细胞、双极细胞上形成突触,均是突触前成分;而在内丛状层,丛间细胞主要是作为突触后成分接受无长突细胞的信号。也就是说,所有对丛间细胞的输入均在内丛状层,其输出则主要在外丛状层,因此,它应该是为视网膜的信息传递提供了一条逆向的离心性调节通路(图 2 - 16)。

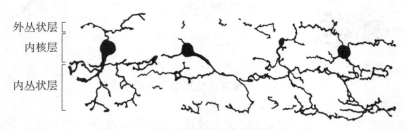

外丛状层
内核层

内丛状层

图 2 - 16　丛间细胞的位置及形态示意图
(图片引自: Dedek K. Eur J Neurosci, 2009.)

(五)视网膜信号之间的传递和调控

归纳上述视觉信息在视网膜各层细胞的传递特性:在暗处,视网膜的 Na^+ 通道打开,光感受器处于去极化状态,不断地释放递质,增强超极化型的双极细胞对 Na^+ 的通透性,而减弱去极化型的双极细胞对 Na^+ 的通透性。当光照时,视网膜各层的信息传递见图 2 - 17,图中突触旁标有" + "号的表示兴奋性的细胞,标有" - "号的为抑制性的,左侧表示对中心光点的反应,右侧表示对光点拮抗区的反应,光对视网膜的作用,在远端的视网膜细胞层(包括光感受细胞、水平细胞及双极细胞)的反应都是分级的持续电位,没有神经冲动,这是因为这些细胞的突起比较短,不需要长距离地传递信息,慢电位的电紧张性的扩布可能足以使信息达到这些细胞的最远端;从无长突细胞起出现瞬变性反应和脉冲活动,而神经节细胞则完全以脉冲形式反应。视网膜的各层细胞呈现不同形式的感受野,光感受细胞一般只对照射其上的光点有反应,水平细胞和无长突细胞有较大的均匀感受野,双极细胞对中心光点和光环的刺激显示明显不同的反应,图示中细胞中心光点为超极化,对光拮抗区为去极化,也存在反应形式相反的双极细胞。同样,神经节细胞的情况也相似,图中的 Gl 细胞对中心光点的刺激显示抑制,对光环显示兴奋,或呈现相反形式,如果用一覆盖感受野周边和中心的弥散光照射,则反应减小或消失,这种中心-周边相拮抗的感受野形式,虽然是视网膜的突触回路中水平细胞和无长突细胞对视信息横向调节的结果,但是在神经节细胞中还有一种 G2 的神经节细胞,对光刺激呈现瞬态的给光和撤光反应,因此,特别适宜于传递运动的刺激信号,这种反应特性是通过无长突细胞复杂的相互作用产生的。

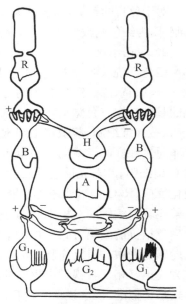

R—光感受器;H—水平细胞;B—双极细胞;A—无长突细胞;G1、G2—神经节细胞

图 2-17 脊椎动物视网膜神经元的电反应

(六)色觉的视网膜机制

大千世界是绚丽多彩的世界,人的生活离不开色觉。从事交通运输、美术、医学、化学等行业的工作者,必须具备正常的色觉。色觉检查为临床眼病提供色觉异常的诊断依据,同时也是就业、入学、服兵役等体检的必检项目之一。

颜色并不是物体的本来属性,色觉的感受发生在特定的光谱辐射被视觉感光色素吸收,并进入眼睛和大脑复杂的神经回路之中时形成。

射入眼内各种波长的光是怎样在眼内及中枢引起生理变化过程?这种生理变化过程是怎样形成颜色视觉的?色觉异常又是怎样形成的?解释这些色觉现象的理论统称为颜色视觉理论。到目前为止,有许多学说尝试解释这些色觉现象,每种学说均有其优点,但尚没有一个学说能完美地解释生活中的各种色觉现象。其中较为人们重视的学说有三色理论(Young-Helmholtz 学说)、四色学说(拮抗色理论、Hering 学说)和近代的"阶段学说"。

1. 三色学说

三色学说最初由英国物理学家 Young 提出,后经 Helmholtz 完善。这种理论认为,在视网膜中可能存在 3 种分别对红、绿、蓝光敏感的机制,在不同波长光刺激下发出信号,传至大脑,产生色觉。在光感受器水平上,色觉是人眼红锥、绿锥、蓝锥这 3 种视锥细胞的功能表现,这 3 种视锥细胞作为光感受器接收颜色信息,把光的电磁能转化为电能并传导下去。视觉信号传递从光感受器经由双极细胞传递到神经节细胞,其间又有水平细胞及无长突细胞介导相互作用,研究已经发现至少 2 种水平细胞和至少 20 种无长突细胞参与色觉信息传递。

对于色盲的解析,该学说认为,红色盲缺乏感红色的锥体细胞,绿色盲缺乏感绿色的锥体细胞,因为红色刺激感红锥体细胞的同时也刺激感绿锥体细胞,所以色盲者红绿都分不清楚。

2. 四色学说

四色学说又名拮抗色理论或 Hering 学说。Hering 的拮抗色理论认为,存在 4 种原色——红、黄、绿、蓝,耦合为两对拮抗过程,即红-绿、黄-蓝过程,这些拮抗的过程形成了色觉的基础。在三色觉动物中,有 3 种包含不同光谱敏感性视色素的视锥细胞(红敏视锥细胞、绿敏视锥细胞、蓝敏视锥细胞),色觉信号是以红、绿、蓝 3 种信号进行编码,这 3 种信号并非通过独立的专线向视中枢传送,而是以拮抗成对的方式进行重新编码。在水平细胞中的 C 型细胞,其对光反应的极性因波长而异,在红光照射时呈去极化反应,绿光照射时呈超极化反应(R/G 型),或绿光照射时呈去极化反应,而在蓝光照射时呈超极化反应(G/B 型)。在某些颜色编码的双极细胞,其感受野中心-周围的反应极性均可能因刺激的波长而异。这种颜色拮抗的编码方式在神经节细胞水平细胞表现得特别明显。对双色拮抗细胞,用红光照射感受野中心时反应脉冲频率增加,而用绿光照射时脉冲频率减少,而其感受野周围的反应方式正好相反。视觉中枢的神经元虽然有不同类型的感受野,但其编码色觉信息的基本方式是类似的,该学说认为色盲是缺乏一对视素(二色觉)或两对视素(全色觉)的结果。

3. 近代的"阶段学说"

近年来,大量的实验结果表明,在视网膜内的确有 3 种感色锥体细胞,分别对红、绿、蓝 3 种色光敏感;另外,关于视路传导特性的研究结果,使 Hering 学说(四色学说)也获得了不少的支持。因此,有学者主张把色觉的产生过程分为两个阶段:第一阶段为视网膜视锥细胞层阶段,在这一水平,视网膜的 3 种锥体细胞选择吸收光线中不同波长的光辐射,分别产生相应的神经反应,同时每种感色锥体细胞又单独产生黑反应和白反应;第二阶段是信息传送阶段,即在颜色信息向大脑传递过程中,不同颜色信息再重新组合、加工,形成"四色应答密码",最后产生色觉。颜色视觉的这一学说,也称为"阶段学说",它把两个古老的完全对立的色觉学说巧妙地统一在一起。这一新学说显然更接近实际的色觉机制。

三、视觉产生的中枢机制

眼睛具备成像和非成像功能,眼睛的成像视觉功能使人能看到不同位置、大小、形状、颜色及运动的物体。成像功能中的光感受器为视锥、视杆细胞,它们能将光信号转换为电信号,经双极细胞传递到非感光的神经节细胞,神经节细胞轴突投射到外侧膝状体,交换神经元后再投射到视皮质。眼睛的非成像功能主要参与昼夜节律的调节,使机体内在的生物钟与所处的环境的昼夜变化同步,从而能更好地适应环境变化。非成像视觉的感受器为感光神经节细胞,感光神经节细胞仅占神经节细胞总数的 $1\% \sim 2\%$,其感光色素为黑视素(melanopsin)。感光神经节细胞的轴突组成视网膜下丘脑束,投射到视交叉上核。

(一)视觉中枢的结构

1. 视路的中枢部分

视路(visual pathway)是指从视网膜接受光信号到大脑皮质形成整个视觉信息传递的视觉传导通路,包括视网膜、视神经、视交叉、视束、外侧膝状体、视放射和视皮质。

视神经、视交叉及视束都是由视网膜神经节细胞的轴突组成的。人视交叉形略方稍扁,横断面呈椭圆形,前后径约 8 mm(4~13 mm),横径约 13 mm(10~20 mm),上下径 3~

5 mm。视交叉位于蝶鞍及脑垂体之上,蝶骨视神经沟的后上方。在人的视交叉部位,每侧约有100万条神经纤维,来自视网膜黄斑鼻侧部分的神经纤维交叉至对侧,来自黄斑颞侧部分的神经纤维则不交叉。经过视交叉后位置重新排列的一段神经束称为视束(optic tract),长4～5 cm。一侧的视束是由来自同侧眼黄斑颞侧部分和对侧眼黄斑鼻侧部分的神经纤维组成,开始时视束呈圆柱状,以后逐渐成为扁圆柱状。每一视束的外根终止于外侧膝状体之前约有20%视觉纤维离开视束,取道四叠体上丘臂,终止于中脑顶盖前核,这些纤维是瞳孔对光反射的传入纤维。

人外侧膝状体属于间脑的一部分,外观如马鞍状,视路的周围神经元,即神经节细胞轴突在此终止,而视路的中枢神经元则从此开始。每一个外侧膝状体大约有100万个视神经细胞,与视神经和视束内的神经纤维数目大致相同。从外侧膝状体至枕叶皮质间的一段,因神经纤维呈扇形散开,故称为视放射,是由外侧膝状体交换神经元后的神经纤维组成。初级视皮质位于两侧大脑半球枕叶皮质后部内侧,每侧与双眼同侧一半的视网膜相关联:右侧的初级视皮质与右眼颞侧与左眼鼻侧视网膜相关,左侧的级视皮质与左眼颞侧右眼鼻侧视网膜相关。初级视皮质(Brodmann area 17 区)进而与次级(Brodmann area 18 区)、高级视觉中枢(Brodmann area 19 区)及更高级的联合区(associatin region)相互联系,左右侧的视觉中枢经胼胝体也可相互联系。

视路的中枢部分主要由外侧膝状体和视皮质神经元构成,成像视觉功能的中枢机制主要由外侧膝状体神经元和视皮质神经元完成。

2. 外侧膝状体的组织结构

两栖类、爬行类和鸟类的外侧膝状体较小,且无纤维传至大脑皮质。哺乳类动物外侧膝状体核(lateral geniculate nucleus,LGN)由背侧部(LGNd)和腹侧部(LGNv)两部分组成,腹侧部外侧膝状体核 LGNv 是一个小而复杂的结构,从视网膜、上丘、初级皮质等结构接受输入,其输出不投射至视皮质,而投射至若干也接收视觉输入的皮质下结构,如上丘、顶盖前核等。因此,视觉的形成主要与背侧部(LGNd)相关,而与腹侧部(LGNv)关系不大,因此本节所说的外侧膝状体指的是外侧膝状体背侧部。

外侧膝状体(背侧部)在灵长类动物中可分为6层,1～2层位于深层,细胞体积大,被称为大细胞(Magnocellular,MC)层,3～6层细胞体积小,被称为小细胞(Parvocellular,PC)层,在每一大细胞层和小细胞层中间都存在一个由更微小的细胞组成的区域,称为微细胞层或 K 细胞(koniocelluar,KC)层(图 2 - 18A)。

灵长类动物外侧膝状体每一层只接受一只眼输入,猴的 2、3、5 层只接受同侧眼的传入神经纤维,1、4、6 层只接受对侧眼的出入神经纤维,视网膜纤维投射到外侧膝状体各层并有规律地按照一定部位安排,保持双眼视网膜信号分离,因此外侧膝状体水平不会形成双眼单视,只有到视皮质才能产生双眼单视。另外,外侧膝状体仅有10%～20%的输入来自视网膜,其余大多数的输入来自视皮质和其他脑区,说明它与皮质之间存在着反馈通路。

如前所述,神经节细胞的 M 节细胞投射到外侧膝状体的大细胞部分,而 P 节细胞则投射到外侧膝状体的小细胞部分。外侧膝状体的大、小细胞分别通过各自的通路,即 M 通路(M pathway)和 P 通路(P pathway)投射到视皮质。外侧膝状体层间区的细胞,可能通过其穿透到小细胞层的树突,也接受来自 P 节细胞的输入,它们的投射纤维加入 P 通路而到达视皮质的 Blob 细胞(图 2 - 18B)

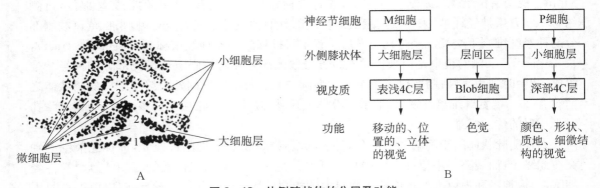

图 2-18　外侧膝状体的分层及功能

A. 结构示意图；B. 外侧膝状体连接的上下神经细胞及功能示意图

3. 视皮质的分区和组织结构

传统意义上的视皮质（visual cortex）是指大脑枕叶的一些皮质区，近年来，视皮质的范围已扩大到顶叶、颞叶和部分额叶在内的许多新皮质区，现已知灵长类动物与视觉有关的大脑皮质区多达 35 个，有 4 个相对独立的系统，即两个形觉系统，一个色觉系统，一个运动与深度系统，所有视区加在一起占大脑新皮质的 55%。由此可见视觉信息处理在整个脑功能中所占的分量。

现在习惯用序号来命名灵长类动物皮质内的视觉区（图 2-19）。V1 区（第一视区）位于大脑枕叶后部，接收外侧膝状体的直接输入，因此也被称为初级视皮质，又因其横切面上可看

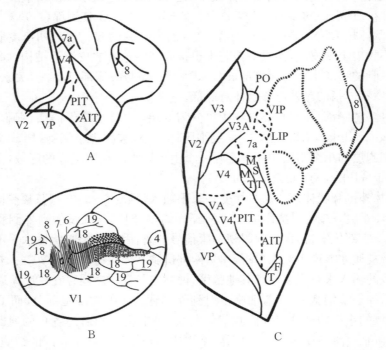

图 2-19　视觉皮质分区结构

A. 视皮质结构外观图；B. V1 区展开图；C. 围绕在 V1 区的其他视皮质区域

到清晰的条纹,又被称为纹状体皮质(striate cortex)。V2 区(第二视区)和 V3 区(第三视区)围绕着 V1 区,接受 V1 区发出的联络纤维。V1 区和 V2 区是面积最大的视区。V3A 区(第三视区附区)位于 V3 区的前面,V4 区(第四视区)位于后颞下回皮质的后面。V5 又称为中颞区(middle temporal,MT),已进入颞叶范围。颞叶内其他与视觉有关的皮质区还有内上颞区(medial superior temporal,MST),下颞区(inferotemporal,IT),颞 F 区(TF),颞 H 区(TH)。顶叶内有顶枕区(parietooccipital,PO),腹内顶区(ventral intraparieta1,VIP),腹后区(ventral posterior,VP)和 7a 区等。

每一侧半球的纹状区接受同侧眼颞侧及对侧眼鼻侧纤维的投射。黄斑以外视网膜纤维投射至纹状区前段,两眼同侧上象限纤维投射在距状裂的上唇,同侧下象限纤维投射在距状裂的下唇。黄斑部纤维投射至纹状区后段的上、下唇,有时可在枕叶后极的后表面上横向扩展 1~2 cm。单眼周边鼻侧的纤维投射在最前部。黄斑在视网膜的总面积中所占比例很小,但在枕叶视皮质黄斑纤维与周边纤维投射至纹状区的面积大小相近。视放射纤维绝大部分终止于 17 区,少数终止于 18 区、19 区。视皮质结构分为 6 层,其中第 4 层又分为 4a、4b、4c 三个亚层,视觉纤维主要终止在 4c 层,极少数止于第 1 层。在 4c 层中,每个神经元只接受一只眼的传入纤维,相邻另一神经元则接受另一只眼的传入纤维,4c 层以外其他层则接受双眼的传入纤维,视觉信息由 4c 层输出到 4b 层及第 2、第 3 层,第 2、第 3 层主要是联络各部分的神经元,来自两眼的信息在第 4 层上下各层发生会聚。第 5、第 6 层是传出神经元所在之处,视觉冲动由此下达到中脑(图 2-20)。每一根视觉纤维经多次分支后最终与该层中的星形细胞相连接,也就是说每一根纤维与很多星形细胞形成突触,这样视觉信息随之有所扩大。

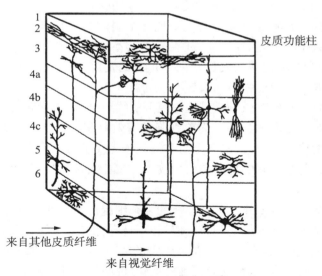

图 2-20 视皮质分层结构
(改自李凤鸣《中华眼科学》(第 2 版))

(二)视觉中枢各部分的功能特点

1. 外侧膝状体的功能特点

大约 80% 视网膜的信息会被投射到外侧膝状体,外侧膝状体最主要的投射通路为将编码后的视觉信息投射到初级视皮质 V1 区,这也是初级视皮质接受神经投射的主要来源。另外,外侧膝状体与丘脑、脑干和视皮质之间存在广泛的神经联系。

外侧膝状体神经细胞的感受野特性与视网膜神经节细胞相似,大都具有同心圆式的中心-周围拮抗感受野,也分为 on 中心(on-center)及 off 中心(off-center)神经元。这些细胞仅对来此一侧眼的刺激有反应。外侧膝状体神经细胞的反应和神经节细胞的反应也存在一些差异,其感受野的周围对中心的拮抗更加有效,当用弥散光照射时,外侧膝状体神经细胞的反应减弱更明显。

在颜色形成机制方面,外侧膝状体内有相当一部分细胞显示颜色选择性反应,其感受野多为中心-周围拮抗构型,与神经节细胞的感受野特性没有显著差别。如 R^+G^- 型(红色中心兴奋,绿色周围抑制)这种细胞对落在中性或蓝色背景上的小红点有最佳反应。此外,还有不同颜色组合的拮抗类型,如 B^+Y^- 型(蓝色中心兴奋,黄色周围抑制)、Y^+B^- 型(黄色中心兴奋,蓝色周围抑制)等。

2. 初级视皮质的功能特点

视觉皮质处理的第一级被称为初级视皮质或 V1 区,它位于枕叶的正后部,是最大的一个视觉区域。它接收来自外侧膝状体核的大部分上行投射,负责进行初级的视觉处理。

1)初级视皮质神经元的感受野

在初级视皮质第 4 层中,有一部分神经元的感受野与外侧膝状体神经元相似,呈中心-周围相拮抗的同心圆式。但是大多数神经元的感受野具有完全不同的构型,它们不再具有同心圆式的感受野,其感受野呈长条形,这就是说,光带才是有效刺激。按感受野的构型不同,可以把视皮质神经元分为简单细胞、复杂细胞和超复杂细胞三种类型。

(1)简单细胞(simple cell):大脑皮质简单细胞的感受野分为并列的兴奋区(给光区)和抑制区(撤光区)。如果在感受野的兴奋区呈现一个固定的亮光点,与这个感受野有关的大脑皮质细胞便开始兴奋,发出脉冲反应,如果光点落在这个感受野的抑制区,这个细胞便被抑制而停止发放脉冲,或者使它的发放率低于正常的发放率。简单细胞感受野兴奋区和抑制区的不同分布使其成为感受线条和边界的察觉器。

简单皮质细胞感受野的有效刺激是视网膜上的线条刺激,包括暗背景上的亮线条、亮背景上的黑线条和明暗之间的边界。简单细胞的有效刺激必须包括直线成分,而且每个细胞只对一定方向上的线条反应最好,一个简单细胞感受线条的最适宜方向叫感受野定向,用角度来表示。简单细胞感受野的特点是面积较小,兴奋区和抑制区分离,有较明显的空间总和,没有或很少自发放电。

(2)复杂细胞(complex cell):大脑皮质的复杂细胞比简单细胞有更大的感受野。复杂细胞的最优刺激与简单细胞的最优刺激相似,必须具有特定方向的线条和边界,对只要落到复杂细胞感受野的最优刺激,不管其落在感受野的哪一部位,都以同样的程度进行反应,而且只要线条运动的方向不变,这种反应就维持不变,说明复杂细胞的反应并不依赖于刺激在感受野的绝对位置。而简单细胞的反应依赖于刺激作用在感受野上的准确程度。复杂细胞感受野不能区分兴奋区和抑制区,自发放电较强,空间总和不明显。

(3)超复杂细胞:大脑皮质超复杂细胞比复杂细胞的感受野更为复杂。超复杂细胞感受野和复杂细胞感受野的相似之处是它们不分给光区和撤光区。但超复杂细胞具有更大的选择性及明显的终端抑制,即其感受野长轴的一端或两端存在着抑制区,因此,当刺激光带在其长轴方向超过一定长度后,细胞的反应减弱。对于此类细胞,最佳刺激是有一定长度的光带,也即具有拐角的图形。超复杂细胞又可分为"低层超复杂细胞"和"高层超复杂细胞"。低层超复杂细胞的感受野除了对刺激的方向、宽度、对比度有选择外,还对刺激的强度有选择性。当一方向适宜的边界或条状刺激通过兴奋区时可引起兴奋反应,通过抑制区时则产生抑制反应,整个线条恰好通过兴奋区而不进入抑制区时效果最大。有些感受野的抑制区在兴奋区的一端,有些则在两端;而且,运动刺激较静止的闪光刺激更有效。在视皮质 17、18 和 19 区均可找到这类细胞,尤以 19 区更为常见。高层超复杂细胞的感受野的特点是:一个边界或长度固定的条状刺激在两个适宜方向上的运动都可以引起反应,这两个方向互为 90°,如果刺激偏离任一适宜方向 15°则不起作用。因而,高层超复杂细胞可以被许多低层超复杂细胞激活,高层超复杂细胞只能在皮质 19 区内找到。

2)初级视皮质神经元的特征选择性

视皮质神经元对视觉刺激的各种静态和动态特征都具有高度选择性,研究最多的有以下几种:方向选择性、空间频率选择性、速度选择性、双眼视差选择性、颜色选择性。

(1)方向选择性:视皮质细胞只有当光带刺激处在适宜的方位角并按某一方向移动时,才表现出最大兴奋,即具有最佳方向选择性。

(2)空间频率选择性:视皮质细胞对不同空间频率的光栅刺激敏感性不同,每个视皮质细胞只对特定的空间频率光栅刺激具有最大反应。

(3)速度选择性:每一个皮质细胞不仅对运动的方向有选择性,而且要求一定的运动速度。只有当刺激图形在适宜的方向上以某一定速度移动时,细胞反应才达到最大。这个速度称为该细胞的最佳速度。移动速度高于或低于最佳速度时,反应都会减少。

(4)双眼视差选择性:与外侧膝状体神经细胞不同,大部分视皮质细胞接受双眼输入。因此,每一个细胞在左、右视网膜上都有一个感受野,这一对感受野在视网膜上的位置差称为"视差"。如果左、右感受野与注视点的位置差为零,表示该点正好在注视平面上,此时初级视皮质细胞区的反应增强,无论目标位置大于或小于最佳距离,都会显著地抑制皮质细胞活动。

(5)颜色选择性:同视网膜和外侧膝状体神经元一样,皮质细胞也具有颜色选择性。与皮质下的单拮抗式感受野不同,视皮质细胞的颜色感受野具有双拮抗式结构,例如,对于 R - G 型(红-绿)感受野来说,其颜色结构可能有两种形式。其感受野中心可能被绿色输入兴奋,同时能被红色输入抑制,外周被红色输入兴奋、绿色输入抑制;或者相反,其感受野中心被红色输入兴奋、绿色输入抑制,外周对颜色的反应性质与中心相反。因此,双拮抗式感受野通过中心的颜色拮抗能分辨红色和绿色,通过中心与外周之间的相互作用能使红-绿对比的边缘得到增强。对于 B - Y 型(蓝-黄)感受野,情况也一样。

初级视皮质(V1 区)及后面的高级视皮质在对方向、颜色、双眼视差、运动等的选择性特点,成为视觉知觉选择性的基础。

(三)其他视皮质区的功能特点

与对初级视皮质的研究相比,目前研究人员对其他较高级的视皮质区的功能还了解得很少。有关高级视皮质的知识主要来自三方面的资料积累:一部分来自对猴的实验性研究结果;一部分来自临床脑局部损伤的病例分析;第三部分的资料来自人类视觉认知研究,这部分资料的获得主要来自功能磁共振成像(functional magnetic resonance imaging, fMRI)和正电子发射计算机断层显像(positron emission computed tomography, PET)等脑成像及脑电图等功能学检查,这些新技术可以无创地显示人脑在进行视感觉、视知觉、思考、启动随意动作时大脑各部位结构的功能变化。

1. V2 区

V2 区是视觉皮质的第二个主要视区,该区紧紧围绕 V1 区,并接受来自 V1 区的投射。该区与 V1 区一样,与视网膜之间在视觉信号方面有点对点投射。V2 区神经元对各种图形特征(方向、颜色、双眼视差、运动等)的选择性方面基本上与 V1 区相似。但许多 V2 神经元的效应也受到某些复杂特征的调节,比如,想象轮廓的定位及对视觉刺激是来自图形的一部分还是来自背景的一部分的辨认,这可能与视知觉的相对性和组织性有关。

2. V3 区、V3A 区

V3 区紧靠 V2 区。接受来自 V1 区、V2 区的输入,投射到后顶叶皮质,具有与 V1 区相似的视网膜投射图。V3 区的腹侧和背侧部分别负责对侧视野的上、下 1/4。V3 区的神经元多数具有方位选择性,对颜色有选择性的细胞为数极少。在 V3 区前面的是 V3A 区。它与 V3 区具有相似的功能特性。所不同的是它是视网膜周边区的代表区,主要输入来自 V3 区,而不接受 V1 区的直接投射。由于方位特征是构成图像的基本要素之一,因此 V3 区和V3A 区被认为与视觉刺激的形状处理有关。对人类来说,V3A 区是第二重要的运动加工区,与 MT 区和 V5 区一样,V3A 区负责整个对侧视野的运动加工,但其运动选择性不高。

3. V4 区

V4 区在 V3A 区的前面,它的输入有两个来源:小部分来自 V1 区的视网膜中央代表区,大部分来自 V2 区。V4 区神经元的感受野比 V1 区、V2 区、V3 神经元的感受野都大,而且视网膜投射关系也不是十分明确。在 V4 区内大约 50% 细胞对颜色敏感,另外一些细胞则表现出明显的方位选择性。V4 区有强大的注意调节功能。和 V1 区相似,V4 区对定向、空间频率和颜色进行调制,不同的是 V4 区能调制物体中等复杂的特性,例如物体简单的几何形状。梭状回内 V4 区及其稍前方的 V4a 区是人脑的颜色处理中心。

PET 可以显示脑的活动区域。当给受试者看某种特殊的颜色图形时,在 PET 上观察到的脑活动区除了 V1 区和 V2 区外,还有梭状回,而用灰色图形作对照测试所显示的活动区主要局限于 V1 区和 V2 区,梭状回的活动明显减弱。从以上实验和观察看来,V4 区的功能涉及颜色和形状特征的分辨。V4 区的损害曾导致过全色盲,这种色盲被称为"皮质性色盲"。

4. V5 区、MST 区

V5 区也称 MT 区,在 V4 区前面,被埋藏在上颞沟内。它直接从 V1 区接受输入。在V5 区的前面和下面还有几个亚区;其功能特性与 V5 区相似,但输入不是来自 V1 区,而是来自 V5 区自身。在 V5 区和相邻亚区内,所有的细胞都只反映刺激的运动特征(方向和速度),其中 90% 以上有方向选择性,最佳速度的分布范围很宽(2~250 m/s)。V5 区神经元对刺激的颜色没有任何选择性。大约一半神经元对双眼视差有选择。有些对物体的逼近或离开有选择性反应。还有些对刺激物大小的变化反应很强。用微电极平行于皮质表面穿刺V5 区时,依次记录的神经元的方向选择性呈现系统性的改变,说明在 V5 区内存在与运动方向有关的功能柱。V5 区负责加工处理复杂的运动视觉刺激。

MST 区接受 V5 区投射,也主要对运动特征敏感。V5 区的损害会造成运动盲,这类患者既看不见也不能理解运动中的世界,当物体处于静止状态时,视觉的其他特征却没有受损。他们可能完全看得见,但是与之相关的运动却会使物体消失。

5. 其他视觉相关区

在颞下区(infratemporal，IT)内，神经元的反应在许多方面都与其他视区有明显的不同：①几乎所有的感受野都包括注视中心在内，因此没有网膜定位；②感受野很大，平均范围为 25°；③大多数感受野越过垂直中线，进入对侧视野；④多数细胞对一般简单的图形刺激反应很弱，而对由一定形状和颜色构成的复杂图形具有高度选择性；⑤细胞的选择性反应与图形在感受野内的位置无关。

IT 区对正常的视觉学习和感知是必需的。摘除 IT 将损害对形状和图像的视觉辨认，而并不影响视知觉的其他基本功能，如视锐度、颜色和运动的辨认等。研究发现，IT 中有些细胞对手或脸有最佳反应。脸选择性细胞目前已在麻醉、清醒及执行某种行为的猴的 IT 中发现。还有研究显示，在脸选择性细胞之间还分布有另一些细胞，对脸的一部分如眼睛或头发有选择性反应。IT 神经元的图形选择性可能是后天形成的，用一些猴本来不熟悉的图像对猴进行训练(例如给猴整天玩一个特殊的玩具)，经过一定时间的训练后，从 IT 区可以记录到一些神经元对这种立体图像有选择性反应。

四、视觉中枢的视觉信息处理通路

(一) 视觉系统中既平行又分级串行的信息处理通路

研究表明，颜色、形状、动作和立体深度这四种形式的信息处理是由以视网膜为起点的不同神经通路完成的。大脑皮质的不同区域特异地加工视觉的不同特性，这种特异性来源于视觉系统的初期信息处理过程。不同性质的视觉信息在视觉系统中由不同的神经通路进行分离编码传递，即进行着平行处理。而相同性质的视觉信息在同一条信息传递通路的不同阶段上，进行着不同级别的处理，即分级串行处理。视觉系统对视觉信息的处理遵循着既平行又分级串行的信息处理原则。

目前已有的研究发现，灵长类视觉系统至少存在三个相互作用的平行视觉信息传输通路：大细胞通路、小细胞通路及微细胞通路。大细胞通路对低空间频率和高时间频率的视觉刺激特别敏感，对分辨粗大的运动目标起重要作用，主要感受视觉运动觉和深度辨别觉等功能，此通路的信息由视网膜大神经节细胞整合视网膜光感受细胞的信号后投射到外侧膝状体的大细胞层，进一步投射到初级视皮质的 4Cα 层。小细胞通路对高空间频率、低时间频率的视觉刺激敏感，并携带红/绿颜色信息。红/绿颜色信息由视网膜小神经节细胞整合中波、长波视锥细胞的信号后输出到外侧膝状体的小细胞层，进一步投射到初级视皮质的 4A、4Cβ 亚层和第 6 层的上部。微细胞通路携带蓝/黄颜色信息。蓝/黄颜色信息由视网膜双条纹神经节细胞整合视锥细胞的信号后输出到外侧膝状体的 K 细胞层，进一步投射到初级视皮质的第 2、3 层。由此可见，视觉系统倾向于将形状、颜色、运动及深度等不同的视觉信息分离到不同的视觉通路进行信息处理。

(二) 运动觉处理通路(背侧通路)

运动系统的中枢为 V5 区(MT 区)，其输入从视网膜大神经节细胞经外侧膝状体大细胞层抵达 V1 区的 4Cα 区后至 4B 层，然后直接或间接地经 V2 宽带到达 V5 区。V5 区投射到 MST 区和 VIP 区，MST 区再投射到 7a 区，并继续向额叶投射形成了背侧通路。

V5 区即 MT 区，是第一个被发现的专门进行运动觉分析的视皮质区，MT 区内的大部分细胞不仅对刺激运动的方向，而且对运动速度和双眼视差敏感，这类细胞很少对刺激的形状或颜色敏感。MT 区是在皮质分级中选择性地着重运动分析的最低一级区域。V1 区中的方向选择细胞特别地集中在 4B 层内,从那儿发出的投射是 V1 区到 MT 区的主要通路。MT 区细胞的感受野要比 V1 区细胞的感受野面积约大 100 倍,表明在 V1-MT 通路中的高度会聚连接。MT 区细胞总体上的最优速度范围几乎比 V1 区细胞大 10 倍,这种对速度检测范围的增大,改善了视野内快速运动目标的分析。

MT 区主要投射区域:一个是毗邻的 MST 区,另一个是 VIP 区,目前我们对后者所知甚少。MST 内细胞具有方向选择性和很大的感受野,有些 MST 区细胞对于眼固定时运动目标刺激和对于固定目标进行的动物眼动产生的等效视网膜刺激有不同的反应。MST 区与处于顶回的 7a 区交互连接。顶区皮质内含有面积很大的方向选择细胞,其最优方向随其感受野内的位置而变化。此外,视注意、注视的方向、跟踪运动和其他行为状态的表现形式均可影响顶区皮质细胞的反应。

(三)形觉和色觉处理通路(腹侧通路)

与形状和颜色分析有关的视皮质区包括 V1 区、V2 区、V3 区、V4 区、IT 区等,形状信息通过几个中介脑区(包括 V4 区)到达 IT 区(颞下区皮质),最终形成腹侧通路。形觉分析发生在从 V1 区到 IT 区及其他几个重要的颞叶区。V1 区和 V2 区的亮带含有方位选择细胞,以及长度和宽度选择性细胞,说明这些区域是处理形状信息的。IT 及其他几个重要的颞叶区中的某些细胞对高度复杂的特征如手掌和面部敏感。

颜色系统的中枢为 V4 区,其输入通路有两条,一条从视网膜小神经节细胞经外侧膝状体小细胞层抵达 V1 区的 $4C\beta$ 区后至第 2、3 层的斑点内,另一条是从视网膜双条纹神经节细胞经外侧膝状体 K 细胞抵达 V1 区第 2、3 层;V1 区第 2、3 层的神经纤维直接或间接地经 V2 窄带到达 V4 区,V4 区将信息输入到 IT 区及 TH 区。

(四)背侧通路和腹侧通路的相互调节

初级视皮质、背侧通路、腹侧通路三者之间存在复杂的反馈调节机制,在对视觉信息的筛选和处理中具有重要作用,如额叶皮质可以通过人的自主意识影响初级皮质对信息的筛选,同时也能控制两条神经通路对信息的处理,从而完成视觉注意、视觉分析等高级视功能,这一过程被称为由上至下的视觉控制;而突出的视觉信息也可以刺激视觉神经系统对这些信息进行优先处理,如快速运动的物体和鲜艳的颜色等,使人对环境产生更快捷灵敏的反应,这一视觉信息处理过程被称为由下至上的视觉控制。

随着现代脑功能研究技术的进步,如功能磁共振成像、脑磁图技术(magnetoencephalography,MEG)、经颅磁刺激技术(transcranial magnetic stimulation,TMS)和正电子发射计算机断层显像(positron emission computed tomography,PET)的运用,为了解视觉神经系统对视觉信息的编码处理方式、阐明视觉信息处理的神经机制奠定了基础。

五、感光神经节细胞:感光通路对生物节律的影响

人口的老龄化已经成为全世界迫在眉睫的问题。在老年人群中,睡眠障碍的发生率较高。睡眠障碍可以表现为夜间睡眠时间缩短、夜间入睡困难、睡眠中发生觉醒的频率增加以及白天精力下降和困倦等。这种情况与老年人体内激素水平的变化,合并全身疾病,如男性前列腺肥大、充血性心力衰竭、慢性阻塞性肺疾病等,服用药物以及老年人情绪障碍等有关。

除了上述导致老年人睡眠障碍的原因外,在研究视觉疾病时,我们发现老年人的睡眠节律紊乱与视觉系统也有着密切的联系。

在正常情况下,人类接受外界的信息80%来源于视觉系统,主要通过视锥和视杆细胞接受光刺激后,由经典的视觉传导通路形成视觉。但是,临床观察发现一些外层视网膜损伤的患者仍可以保留一定程度的光敏感性和瞳孔对光反应,同时可以保持正常的昼夜生活节律。

动物实验研究发现,缺少视锥和视杆细胞的小鼠仍然可以维持正常的昼夜活动节律,同时随着给予光照条件的改变而使自身的昼夜节律发生相位漂移。然而,当小鼠的眼球被摘除后,它们丧失了昼夜节律。这些发现说明是整个眼球,而非单纯的视锥和视杆细胞,对于维持昼夜节律是十分必要的。传统的光感受器和光传导理论模型并不能解释以上现象,提示视网膜内可能存在视锥和视杆细胞之外的另外一条光感受通路。

自1998年始,provencio等人在非洲爪蟾的表皮黑色素细胞中发现了一种新的视蛋白质,将其命名为黑视素。之后在包括人类在内的脊椎动物的一小部分神经节细胞中也发现了这一蛋白质的存在。2002年,Berson等发现在缺少视锥和视杆细胞突触传入的情况下,表达黑视素的视网膜神经节细胞可以对光刺激表现出去极化反应,提示其具有独立的光感受功能,被命名为内在光敏视网膜神经节细胞(intrinsically photosensitive retinal ganglion cells,ipRGC)。约0.3%的视网膜神经节细胞是光感受器,但是这为数不多的细胞在人体生理调节中发挥着重要作用。黑视素对于光照最敏感的吸收波长约为480 nm(蓝光)。不同于视杆细胞介导的暗视觉(506 nm,绿光)和视锥细胞介导的明视觉(555 nm,黄绿光)。

ipRGC环绕黄斑中心凹分布至内外丛状层的内外侧成为双层的光感受网络。人类视网膜覆盖着大约3 000个散在分布的ipRGC组成的光感受网络。第一,激动ipRGC传递形觉信息所需要光线的强度较激动视锥细胞的阈值要高;第二,ipRGC传递的信息空间分辨率较低,且这种细胞可以逐步适应周围环境光。ipRGC的这些特质为其接受周围环境中来自多方向的光线,进行调节生物节律以及神经内分泌功能提供了条件。

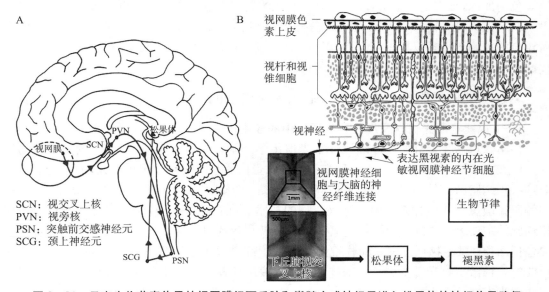

图2-21 日夜生物节奏传导的视网膜经下丘脑和脊髓交感神经元进入松果体的神经传导路径

A. 生物节律传导的宏观图;B. 生物节律传导的微观图

(改自 Virginia Lubkin. Survey of Ophthalmology, 2002.)

在光照的刺激下,ipRGC 将神经冲动传至下丘脑,SCN 立即发出信号,下调褪黑素合成的限速酶 N-乙酰转移酶。当黑夜降临时,SCN 所控制的生物周期也到达相应的时相,这时黑暗就促进松果体合成褪黑素。机体内褪黑素水平的高低与时间的昼夜变化保持一致,并且褪黑素还有潜在的抗氧化作用及许多其他的有益功能。在夜间,褪黑素分泌水平较高时进行的光照褪黑素抑制实验常被用来评价 SCN 的感光反应功能。

(一)光照对生物节律的影响

天空中最主要的光线波长在 477 nm 左右,与 ipRGC 最敏感的波长(480 nm)接近。日光的光照强度可以超过 100 000 lux,而目前的人工光源的光谱中长波长的光线(红色光)比例增加,因而 ipRGC 对其敏感性较日光低。光照能量越高,持续时间越长,波长约接近蓝光的光线,对 ipRGC 的作用越强。这些作用包括抑制褪黑素的产生,调节核心体温,提高夜间睡眠的质量,增加心率变化的范围,缓解抑郁情绪,改善睡眠质量,增加心率变化的范围,缓解抑郁情绪,改善心情状态、觉醒状态、认知能力,提高反应能力等。

环境的光照度则与失眠和抑郁的发病率呈负相关。随着年龄的增长,失眠和抑郁的发病率逐渐增加,慢性睡眠障碍困扰着 40%~70% 的老年人。

(二)蓝光的光损失及生物节律调节作用

适当的光照对于维持生物节律有着重要作用,然而强光可以导致视网膜细胞损伤。营养、环境、健康习惯和年龄增长引起的黄斑病变。随着暴露于蓝光时间的延长,短波长的光线对于视网膜的损伤不断积累,可导致黄斑变性加重。除了黄斑变性外,有研究认为蓝光可能增加脉络膜黑色素瘤的发病风险。鉴于上述研究所报道的蓝光的视网膜毒性作用,许多屏蔽蓝光的产品应运而生,如蓝光屏蔽的黄色眼镜、黄色 IOL 等。

然而,由于蓝光是参与调节生物节律的 ipRGC 最为敏感的可见光波段,因此关于蓝光在维持人体正常的生理功能中所发挥的作用以及蓝光缺乏可能导致的不良影响,仍然是研究争论的焦点。除了年龄的增长可以引起晶状体的蓝光透射率降低外,随着白内障晶状体核颜色的加深,核密度的增加,晶状体对于蓝光的通透性也随之明显降低。关于白内障摘除手术对老年人视功能影响的研究结果表明,老年性白内障患者对波长为 400~500 nm 的光所对应的色调更加难以辨识,而超声乳化白内障吸除无色 IOL 植入术后,这些患者对于上述波段的光所对应色调的辨识能力显著提高。

六、视网膜机制及中枢机制在临床及科研中的应用

(一)视紫红质光化学反应在科学研究中的应用

科学家根据视紫红质的原理设计了光遗传学技术。光遗传学技术是 21 世纪新兴的技术。广义上来讲,光遗传学是指一种将表达光敏蛋白的基因编码至靶神经元,通过光刺激控制这些靶细胞激活的方法。光敏蛋白光遗传学是一项结合光学和遗传学相关知识,利用基因编码光敏蛋白并通过光控制细胞兴奋性的技术,目前主要用于神经元研究。光敏蛋白在靶细胞的主要表达方式是以病毒为载体进行转染和转基因小鼠。该技术涉及的光敏蛋白主要包括两类:微生物视蛋白和动物视蛋白。视紫红质离子通道蛋白-2(ChR2)是其中极为重要的一种微生物光敏蛋白。越来越多的视网膜研究者开始关注到这种光敏蛋白在重塑视网膜感光方面的潜力。

ChR2 最初从绿藻中分离而来,介导其趋光性活动。ChR2 是其中一种 CILR 的亚型,具

有 7 次跨膜的螺旋形蛋白结构,主要吸收蓝光(最大吸收波长约 470 nm),受到蓝光刺激时引起阳离子通道开放,出现峰值电流,迅速引起细胞去极化,随后进入静息状态,紧接着给予第二次光刺激时出现的电流峰值明显减小,但是在黑暗条件中等待数秒之后,峰值将恢复正常。这种在适宜波长光刺激下引起细胞快速去极化的性质,使其成为研究神经元功能的重要工具。2005 年开始,研究者们陆续将 ChR2 表达到神经元上,通过蓝光刺激引起细胞去极化,精确控制神经元的活化,从而研究其基本功能以及病理情况下的功能改变。

由于 ChR2 的发现时间早,对 ChR2 的认识和研究比较深入,所以目前大部分应用光遗传学重塑视网膜视觉功能的研究都围绕 ChR2 展开;但是除此之外,还有很多光敏蛋白也被应用于视觉重塑的研究。对黄光敏感的嗜盐菌视紫红质同样是一种微生物视蛋白,被激活时引起氯离子通道开放,导致细胞功能抑制。研究者将该蛋白和 ChR2 分别表达至视网膜的 off 细胞和 on 细胞,以更大程度上模拟自然条件下的光反应过程。

2006 年,Bi 等首先通过将 ChR2 表达在 rdl 小鼠的视网膜上成功重建了部分视功能。rdl 小鼠是一种常用的 RP 动物模型,研究者将以腺相关病毒-2 为载体的 ChR2 注入 rdl 小鼠的玻璃体腔,ChR2 特异性的表达在视网膜神经节细胞,这些细胞在视网膜色素变性患者的光感受器死亡后还能存活多年。该研究发现,这种方法可以使失去光感的视网膜重新感光,并能将这些光信号传导至视皮质。然而视网膜并非单纯传导光信号,过去的观点认为复杂的视觉信号由视觉中枢处理,而近年来的研究提示之前我们一直低估了视网膜对视觉信号的处理能力,一些复杂视觉信号的整合编译在视网膜就完成了,例如物体运动、颜色、对比等视觉信号。所以虽然在 RGC 上表达 ChR2 可以使视网膜感光,但是却遗失了视网膜对许多视觉信号的编译能力。

于是,有研究者将 on 双极细胞作为靶细胞,通过光遗传学的方法不仅使视网膜重获光感,而且重塑了部分视觉相关的行为。当然,如果能恢复视网膜第一级神经元的光感,无疑将最大程度上重塑视觉功能,而且视锥细胞在失去感光功能后还能存活很长时间。基于此,已经有研究者通过光遗传学的方法使视网膜色素变性动物模型在光感受器的层面即重获光感,而且记录到了视网膜的一些重要的生理功能,如方向选择、明暗对比等。但是考虑到在疾病的晚期,残存的光感受器数量极少,所以,重塑光感受器感光功能的临床意义还需要更深入的研究。

(二)人工视觉

人工视觉(artificial vision)是指用人工的方法,在视路的不同部位植入不同的视觉假体,由植入的假体接收外界光信息后,转换成生物电信号或使神经递质释放,刺激并激活视皮质,或视网膜内核层和神经节细胞及其连接网络,产生神经信号,然后经视神经将电信号传入大脑视中枢。根据视觉假体的植入及刺激部位的不同,分为:①视皮质假体:它是将电极植于盲人的视皮质表面,接受来自视神经或视网膜传来的视觉信号,但由于空间分辨力有限及光知觉很弱,不能产生可识别的图像信号;②视神经假体:植入视神经刺激器,将数个电极组成的"袖带"环绕在盲人的视神经周围,感知外界刺激,并传递给中枢;③视网膜假体:利用微型的电子芯片或神经递质释放单元来模拟视网膜的功能;④其他感官替代感知视觉功能。

第二节　视觉与其他感觉之间的关系

　　知觉是一系列感受器及相关的神经网络,共同解读外界刺激或物体,产生的对感觉信息的加工、整合过程。对外界物体的个被属性的认识是感觉(如视觉),对同一物体的多种感觉的整合,形成了对这一物体的整体认识,也就是对这一物体的知觉。知觉是直接作用于感觉器官的客观物体在人脑中的综合反映。日常生活中,人类需要持续地处理和获取来自不同感官渠道的信息。

　　日常生活中,人类需要持续地处理和获取来自不同感官渠道的信息。比如,在一个简单的对话中,需要在聆听对方声音的同时观察对方的表情及动作语言,这是听觉与视觉的交互作用。同样,视觉作为一种感觉,在大脑整合形成视觉知觉时,也同样需要多种感官参与,结合以往经验,将多种属性综合为有意义整体。各种感觉在下丘脑和大脑整合,产生不同感觉的交互作用,这可能是形成感觉适应、感觉对比、感觉补偿等的解剖生理基础。

一、视觉的主导作用

　　在许多研究中,发现来自不同感官的刺激会发生相互作用,这种现象被称为多感官模式交互作用。视觉主导作用是指在多感官信息同时处理时,和其他感官相比,视觉的优先级更高。

　　20 世纪 80 年代开始的研究表明,和单独呈递相比,几个模式的刺激同时呈递会影响其中某个感官的处理,而视觉刺激在几个模式中起到主导作用。当视觉方位刺激和听觉方位刺激同时呈递的时候,听觉方位信息的处理会受视觉刺激影响而转向同时呈递的视觉刺激所在的方位。同样观察到了在多感官刺激模式下,对比视觉和触觉,对视觉具有类似的倾向性。在后来的研究中,视觉刺激同样会受听觉刺激影响而发生类似的效应,但是这种效应相比于视觉对听觉的影响要小得多。这种主导作用不单单体现在处理过程上,同样体现在反应速度上。比如,1974 年 Colavita 小组发现:以随机的形式给予受试者视觉和听觉的刺激,要求受试者在感知到刺激的第一时间快速按键(视觉刺激按左键,听觉刺激按右键),参与试验的受试者大部分都错误地把听觉刺激当作视觉刺激来处理了,有些受试者甚至完全没有注意到听觉刺激的存在。

　　研究发现,听觉更倾向于自动吸引人的注意力,而视觉自动吸引人注意力的效果要差一些。这种现象其实在日常生活中很容易被观察到,比如人在静息状态下,很容易被突发的声音吸引,但对于环境的视觉变化,比如一个人走过或者光线发生变化则没有那么容易被注意到。于是,人类如果要处理视觉信息,需要非常刻意地注意这些视觉信息,于是更多的认知资源被分配给视觉,而很少的注意力资源被分配给其他感官,从而导致了视觉的优先效应。

二、视觉与其他器官之间的相互关系

(一)从"条件反射"理论看多器官之间的相互关系

　　巴甫洛夫(1849—1936)条件反射是两种以上感觉相互作用强有力的例证。巴甫洛夫实验内容:把食物显示给狗,同时测量狗唾液的分泌情况。在实验过程中,发现如果随同食物反复给狗一个中性刺激,即一个并不自动引起唾液分泌的刺激,如灯火或铃铛,这只狗就会逐渐"学会"在只有灯光或铃铛而没有食物的情况下分泌唾液。一个原是中性的刺激,与一个原来就能引起某种反应的刺激相结合,使动物学会对那个中性刺激做出反应,这就是经典性条件反射的基本内容。食物就是无条件刺激,因食物而引起的唾液分泌的反应称为无条件反射;灯光或铃响这一中性刺激称为条件刺激,而由灯光或铃响引起分泌唾液的反应称为条件反射,条件反射将听觉系统和消化系统的唾液分泌有机地联系起来。

在巴甫洛夫时代,人们对于中枢神经系统里神经兴奋传导的通路并不清楚,建立了如暂时神经联系之类的假说。随着现代神经生理学的发展,目前已经知道,当有机体在感受到刺激以后,引起的神经冲动到达中枢神经系统的时候,有两种传导途径:一条是由感受器直接把感受到的信息(以电脉冲形式)传送到大脑皮质的相应区域,称为特异性投射系统。而另外一条是当传入神经经过脑干各段的时候,都有旁支进入大脑的网状结构,称为非特异性投射系统。这种网状结构是一种通向大脑皮质各个部分的神经通路。通过这种网状结构,就可以直接把每种感受器所接受的每一种刺激所产生的神经冲动,传送到大脑皮质的广大区域,并分布于大脑皮质各层。由此对皮质的功能状态产生广泛的影响。这种网状结构的存在是现代神经生理学在 20 世纪 50 年代的重要发现。这就是说,在中枢神经系统中,既有特殊传导通路可以把神经冲动传到大脑的特殊区域,又有非特殊传导通路可将神经冲动传到大脑皮质的广大区域,由于两种传导系统的存在,就直接把大脑皮质的各个区域结合成了一个有机的整体。因此,任何神经冲动被传送到大脑皮质特殊区域的同时,也就很自然地被送到了大脑皮质的其他区域。这应该是各种感觉器官交互作用、相互影响、成为统一整体的神经生理学基础。

例如:眼睛接受了灯火的刺激,这种刺激通过特殊传入通路被送到视觉中枢,并在视觉中枢产生灯火的感觉。同时,这种灯火引起的神经冲动,又通过网状神经被送到大脑的其他各区,并引起其他各区的神经活动。如果是被传送到触觉中枢,就会引起与灯火有关的感触知觉的再现活动。如果已往有感觉经验的话,对于油灯就会有烧手的知觉;如果灯火柔和温暖,而在寒冷的冬天有过灯火取暖的温触觉感知经验,这种温感触知觉也会在已往存储的感觉经验中再现,会有靠近灯火取暖的需求。当然,如果触觉中枢原来没有储存已往感触的经验,那就不会引起这些具体的感触知觉和需求。

（二）从盲人的跨感觉通道重建看视觉与其他感觉之间的相互作用

盲人阿炳用二胡演绎了千古绝唱《二泉映月》,海伦·凯勒写下了感人肺腑的小说《假如给我三天光明》。这些盲人的非凡成就以及生活中的事例告诉我们,盲人尽管失去了视觉,但这并不代表他们失去了感知和理解世界的能力;失去视觉的盲人往往伴随着其他的行为代偿,如听觉和触觉能力的提高,这在一定程度上补偿了其视觉缺陷。

最近十几年,认知神经科学家们进行了大量的探索,事件相关电位（event related potential，ERP）、功能磁共振成像、正电子发射计算机断层显像和经颅磁刺激等脑成像技术为对人类的脑机制进行无创性研究打下了技术基础。

大部分盲人失去视觉的原因是非中枢性的,即在接受和传入视觉信息的过程中发生阻滞。然而,视觉的丧失并不意味着视皮质的失活。大量研究证实,盲人视皮质在阅读盲文、触觉和听觉辨别等非视觉任务中被显著激活。这也就是说,视觉皮质原先的视觉中枢功能发生了变化,或者说发生了跨通道重组。即在其敏感的其他感觉如听觉和触觉背后,是中枢神经系统发生了可塑性变化,这样的可塑性变化的结果是,承担视觉功能的视觉皮质区域因为缺少视觉信息的输入,转而参与听觉和触觉等其他感知觉的加工过程,导致其他感知觉活动的敏锐性提高。即盲人的视皮质并没有因为视觉被剥夺而失去作用,而是广泛地参与了其他感知觉任务。原本暂时的神经联结由于受到新的感觉信息传入方式的持续激活而固化,从而形成新的神经回路,这可能是发生跨通道重组的神经基础。

1. 盲人大脑皮质发育相关的跨通道重组

Burton 等让盲人阅读盲文名词,实验的同时进行 fMRI 扫描。研究发现,涉及视觉加工的枕叶和颞叶被广泛激活,盲人的激活体积显著大于正常人。有关 ERP 研究也间接证实了盲人视皮质参与了听觉任务。Leclerc 等让盲人和正常人进行声音定位任务,同时记录 ERP。通过分析听觉诱发电位的 N1 和 P3 成分的大脑皮质分布发现,N1 和 P3 在大脑听觉皮质的前中央部位(FZ 和 CZ)达到峰值,这在两组被试间没有显著区别;但是对于盲人来说,这两种成分也分布于视觉皮质的枕区(OZ),而正常人则没有这样的分布。

Lessard 等对早期盲人的听觉定位能力进行了测试,要求被试者分别用双耳和单耳对声音来源进行定位。结果显示,在双耳条件下,盲人和正常人相比具有同样或者更好的声音定位能力;在单耳条件下,有一半的盲人被试者能够对堵塞耳侧的声音来源进行准确定位,但没有一个正常人具有这样的能力。这说明,盲人比正常被试者具有更好的听觉能力。研究还发现,这样的代偿能力与失明程度有关,对于具有一定残余视觉的盲人,就没有这样的听觉定位能力优势。Oougoux 等进行的音调辨别能力研究发现,盲人对音调变化的辨别能力显著优于正常人。而且,开始失明的年龄越小,音调辨别能力越好。

除了听觉外,盲人触觉的研究也获得了广泛的关注。盲文阅读水平能够很好地说明盲人的触觉敏锐程度,有经验的盲人的阅读速度能够达到 200 字/分钟。而 Goldreich 等的研究则证实了盲人和正常人在触觉敏锐程度上的显著差异。他们让盲人和正常人辨别表面凹陷的方位、刺激表面的接触面积等属性都一样,唯一的区别就是空间方位的差异。结果发现,盲人对表面凹陷的空间方位的辨别力显著高于正常人,而不同失明起始时间和盲文阅读经历对于辨别力的结果并没有显著影响。

最近,有研究使用舌头作为盲人视觉替代器官的研究。该研究通过设计一个人机界面,训练了 6 个先天性失明和 5 个蒙住眼睛的控制者使用舌头显示单元(tongue display unit, TDU)执行视觉方位辨别任务。受试者在 TDU 进行为期一周的强化训练前后进行正电子发射计算机断层显像。训练前,两组的枕叶视觉皮质均未检测出活动的变化。然而,在训练之后,先天性失明的受试者舌头的模式刺激激活了视觉皮质,而正常视力对照组在接受相同的训练后却没有显示枕部活动的变化。这些数据揭示了跨模态的发展先天性盲人大脑的可塑性。它们进一步表明人类的神经可塑性可以非常迅速(图 2 - 22)。

也有研究关注盲人在使用了某种感觉置换设备后进行视觉物体识别的神经机制。De Voider 等对早期盲人使用超声回波定位仪时的大脑活动情况进行了 PET 扫描,超声回波定位仪利用超声原理探测障碍物,并且把从物体返回的超声信号转换成人类能感知的听觉刺激以提示盲人及时躲避障碍物。结果显示,早期盲人的枕叶视皮质代谢率在进行一般的听觉辨别时即有所增加,而在使用超声回波仪时进一步升高。该研究说明,盲人在训练使用感觉置换设备后,进一步促进了跨通道重组,即视皮质更加积极地参与了来自三维空间的听觉信息的加工。

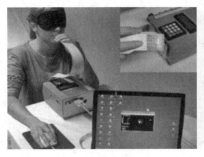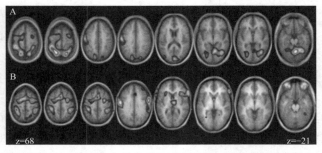

图 2-22 左图为受试者通过人机交互作用的系统,通过舌头显示单元进行视觉方位辨别。右图为
训练后的结果

　　A 为先天盲者,B 为正常对照,在定向过程中、训练后,盲人激活了枕叶视觉皮质的大部分区域。蒙住眼睛的对照组
只有顶叶和前额叶感觉区域被激活(图片引自: Kupers R, 2004)

　　Cohen 让盲人和正常视觉者测试识读盲文或者浮雕的罗马字母,同时用重复经颅磁刺激对 7 处头皮位置进行刺激,并记录识读成绩。结果发现,对盲人中部枕叶视皮质的刺激显著影响了识读盲文或者浮雕的罗马字母的能力,而对其阅读手指对侧的感觉运动皮质的刺激并不影响识读能力;但是对于正常人则相反。这说明,位于中部枕叶的视觉皮质参与了盲文和罗马字母的触觉感知。Cohen 等还进一步研究了盲人失去视觉的开始时间对跨通道重组功能的影响。被试者包括 4 个先天盲人、4 个早期盲人和 8 个后期盲人。他们的研究首先证实先天盲人和早期盲人的 Vl 区在阅读盲文时被激活,但后期盲人则没有类似激活。同时,他们用 TMS 分别作用于先天盲人、早期盲人和后期盲人的枕叶,结果发现 TMS 干扰了先天盲人和早期盲人的触觉辨别任务能力,但对于后期盲人则没有影响。由此我们可以认为,盲人的跨通道重组确实参与了听觉、触觉等非视觉加工,而且这样跨通道重组功能具有一定的关键期。

　　许多研究证实,并不是所有的听觉和触觉任务都能激活盲人的视觉皮质区域,盲人视觉皮质的激活与任务的复杂程度可能呈正相关,而那些简单的听觉、触觉刺激并不能激活视觉皮质。在 Cohen 等的研究中,控制任务是让被试者用手指轻轻掠过触觉刺激而不需做出任何判断。结果发现,这样的控制任务激活了感觉运动区和顶叶皮质,但并不激活枕区皮质,不管是盲人还是正常视觉被试者均是如此。这样的结果与 Weeks 等的研究结果基本一致,在听觉定位实验中,先天盲人听到的声音已经经过数字化加工,使得被试者感觉其不是来自耳机,而是来自空间中的某个位置。给被试者安排两种任务,一种只是消极地听,不做出任何判断;另外一种则要求被试者要判断声音来源的方位。对 PET 数据进行分析显示,视皮质(Brodmann18 和 19 区)在积极任务下有显著激活,但在消极条件下则没有被激活。Gizewski 等让先天盲人和早期盲人被试者进行 4 种任务,分别是盲文阅读、辨别无意义的圆点、对手指进行电磁脉冲刺激和手指轻敲,并且记录 fMRI 信号。所有被试者在盲文阅读和圆点辨别任务中都显示 V1 区、V2 区和更高级视区的显著激活;电磁脉冲刺激手指激活了初级体感皮质,视皮质却没有任何反应;纯粹的手指敲击运动激活了中央前回的皮质,但视皮质也同样没有反应。这说明,纯粹的运动和感觉任务并不导致视觉皮质的激活,大脑似乎能够对“手指触觉”和“手指阅读”作出分辨。该研究说明,盲人视皮质的激活与更高级和复杂的认知活动有关。而 De Voider 等的研究发现早期盲人的枕区皮质代谢率在进行一般的听觉辨别任务时升高,而在使用感觉置换设备时有进一步升高的趋势,这也说明复杂任务能更显著地激活视皮质。以上研究证实,盲人在进行复杂的听觉、触觉任务时伴随着视觉皮质区域的激活,而且这样的视区激活并不是副现象,而是真正参与了盲人敏锐的听觉和触觉功能。当然,这并不是说跨通道重组是盲人非视觉感知觉能力提高的唯一机制。盲人失去视觉后听觉和触觉能力的提高还涉及其他神经机制,如听觉和躯体感觉中枢自身的扩张等。

盲人视觉皮质区域被募集参与了听觉、触觉等加工过程机制首先与神经的可塑性有关。神经可塑性是指神经系统为不断适应外界环境的变化而改变自身结构的能力,包括神经组织的正常发展和成熟、新技能的获得、在神经系统受损以及感觉剥夺后的代偿等。人类大脑在对动态的感觉世界进行表征和编码的过程中,自身也在不断地动态变化着,以适应外环境可能发生的各种事件。

已有的行为研究表明,一个人的早期经历对人生的各个方面具有重要影响。同样,神经可塑性也存在这样一个关键期。对于大多数神经回路来说,关键期的个人经历会极大地改变神经回路的联结方式;或者说,在关键期内,神经系统能够根据个体的经历为各种认知行为定制适合个体需要的独特的神经回路。从遗传学角度来看,由于生活环境的差异,与个人经历有关的信息是无法预测的,因此也无法在基因上得到编码。根据海布理论,当一个暂时的突触前神经元的活动持续地驱使着突触后神经元的活动时,那么这个突触就会得到稳固和加强,神经联结从而得以建立。而对于以后新的经历来说,只有活动能力超越先前的经历,新的神经联结才有可能建立。这也意味着并不完全排除在关键期以后可塑性的存在。

动物研究表明,在猫刚出生时,存在着从听觉、体感和运动皮质到视区(17、18、19 区)的暂时投射,但这样的投射仅仅持续到生命的第 5 周,逐渐随着个体成熟而消失。该研究表明,在生命的早期,范围广泛的脑区与视区存在着跨通道投射;而正是这种跨通道投射的消失决定了视觉皮质区域能够专门接受来自视觉通路的神经冲动。对于某种感觉先天缺乏的个体来说,原本加工该感觉的脑区由于失去了抑制而异常兴奋。也有研究证明,对于早期视觉剥夺的猫,上述暂时性的投射至少持续 6～7 个月。由于视觉的先天缺失,使得皮质视区缺乏来自视觉通路的激活,处于一种异常和随机的兴奋状态,从而容易接受来自其他通道的暂时投射的输入,即建立了暂时的神经联结,而随着异常输入持续的激活视区神经元,异常的神经回路就逐渐稳定和固化。

2. 皮质下核团障碍相关的跨通道重组

大脑皮质的感觉中枢接受皮质下中枢的神经投射。皮质下核团,尤其是脑干及丘脑核团,在感觉的投射系统中起到非常重要的作用。如果在生命的早期,某个感觉器官的功能丧失,大脑皮质的皮下核团通过异位连接,导致大脑皮质的相关感觉中枢接受其他感觉的投射,则会形成交叉模态。

如果视觉丘脑(外侧膝状体背侧核,dLGN)在生命的早期,未能接受视网膜信息的输入,则导致皮质下本来接受和加工其他感觉的结构,如下丘脑其他核团,会发生对外侧膝状体背侧核的侵袭,视觉皮质接受外侧膝状体背侧核对其他感觉的交叉模式的输入,视觉皮质则可以完成听觉或其他体感的功能。然而,视觉剥夺如果发生在视觉发育的后期,当丘脑皮质已经完成正常连接,则不会发生这种皮质下重连。在这些病例中,皮质内连接被认为是触发跨模态变化的机制:异位投射在神经系统的开发过程中通常是短暂的,存在关键期,在关键期之后很难形成这种跨模态的感觉重组。然而,就像弱视的形成虽然具有关键期,但是也不排除偶然的非关键期作用,而且神经细胞的变化具有一定可逆性的特征。

许多动物研究显示,通常加工某种特定感觉的初级感觉区在失去该感觉输入后能够处理来自其他感觉形态的信息。例如,通过外科手段把老鼠的视网膜的传入与初级体感区(SI区)或者听觉区(A1区)相联结,则在 S1 区和 A1 区的神经元也会对光产生响应,并显示一定程度的视网膜部位再现以及视觉刺激的方位选择性。这样的结果说明,感觉输入对与之联结的脑区功能具有决定性的作用;那些专司某种感觉的皮质其实并不是单通道的,感觉皮质的功能取决于感觉通道的输入,或者说是不同感觉输入的竞争情况。从这个初步的结论出发,结合上述脑成像结果,我们也可以推测,盲人视皮质能够受到听觉和触觉刺激的驱动,是因为盲人视觉皮质区域其实生来本不是"单通道"的,而是具有加工其他感觉输入的潜在功能。当正常输入信息的通道被破坏后,加工其他感觉输入的潜在功能开启,形成暂时的神经联系,这种神经联系反复发生,得到固化,促使视觉皮质可加工来自非其他听觉或是触觉通道的信息。

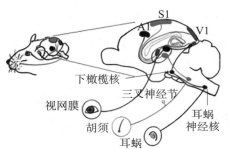

A 正常动物感觉器官的神经传导通路

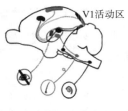

B 新生动物眼睑遮盖或眼球摘除后神经传导通路的变化

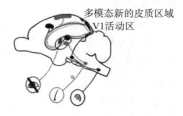

C 视觉通路关闭后,初级视觉皮质的重新连接,同时出现了一个新的皮质区域

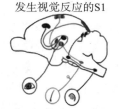

D 视网膜靶区损伤后诱发跨膜态重建,使体感皮质神经元对视觉刺激产生反应

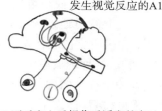

E 下丘和上丘损伤后诱发的交叉模式重建,皮质下视觉投射系统与视觉皮质连接的跨模态重组

图 2-23　皮质下视觉投射系统与视觉皮质连接的跨模态重组

(S1,初级体感皮质;A1,初级听觉皮质;V1,初级视觉皮质;dLGN,外侧膝状体背侧核;MGN,内侧膝状体核;VPM,腹后内侧核;POM,后内侧核;IC,下丘;SPV,脊髓尾核;PrV,喙主核)(修改自 Mezzera C, 2016)

如图 2-23 所示:(A)在正常动物中,感觉器官通过特定路径。视觉通路(蓝线)将眼睛捕捉到的视觉信息通过视网膜传送到原发性视网膜视觉皮质区(V1 区),丘脑 dLGN 内有一个中继站,也投射到上丘(SC 区)。听觉通路(绿线)承载听觉从内耳耳蜗通过脑干耳蜗核、丘脑MGN 和网状投射系统到达初级听觉皮质区(A1 区)。体感通路(橙色线)起源于动物鼻部的胡须,并投射到原发区的相应区域体感区(S1 区)专门处理这些信息,即桶状皮质。中间站包括脑干 PrV 核和丘脑 VPM。(B)将视觉信息输入破坏操作后,视觉输入丢失的跨模态塑性实验模型:出生时做过眼睑闭合或摘除术的猫和啮齿动物实验。在这些实验中,视觉皮质区域在体感或听觉刺激后被激活。机制可能涉及新形成的连接通道或激活正常存在的瞬态或静

息连接。(C)跨模态重组的实验:在新生负鼠双侧去核后诱导的跨模态重组,这种操作导致了输入到初级视觉皮质的重新连接,同时出现了一个新的皮质区域,对多模态刺激有反应。(D)视网膜靶区损伤及所诱发的体感或听觉通路跨模式重组的实验。这种已经在仓鼠身上进行的操作,导致体感皮质神经元对视觉刺激作出反应。(E)下丘和上丘损伤后诱导的跨模态重组:这种已经在雪貂身上进行的操作导致了听觉输入,使听觉皮质对视觉刺激作出反应。

总之,上述研究说明,感觉信息的输入方式极大地影响了神经回路的形成。出生后,如果视皮质能够很好地接受到视觉刺激,那么正常的视觉回路就得到了建立;但是对于先天盲人来说,视皮质并没有得到视觉信息的输入,那么这种正常的视觉回路就无法得到建立。而原本暂时的投向视皮质的神经联结则取而代之,在丰富的触觉和听觉环境中,逐渐固化形成特有的感觉回路,并驱使皮质视区加工来自非视觉通道的信息,而实现跨通道重组。对于后天盲人来说,或者说视区作为正常视觉中枢的功能已经确立以后,如果由于外周原因而失去视觉输入,那些原本消失的暂时性的投射也许得到了重新激活,来自触觉和听觉等通路的突触前活动可持续地激活皮质视区的神经元,在足以超越先前形成正常视觉回路时的突触活动时,就形成新的包含视区的听觉和触觉加工的神经回路,当然这个过程比先天盲人要困难得多。

失去视觉输入的盲人在与周围环境的交互中,逐渐形成符合自身特点的行为能力。而在其敏感的听觉和触觉背后,是中枢神经系统发生了可塑性变化,以适应盲人所特有的感觉世界。这样的可塑性变化的结果是,一般认为专司视觉功能的皮质视区参与听觉和触觉等感知觉的加工过程。盲人是我们研究感觉剥夺,甚至其他残疾以后的行为代偿与大脑重组的良好范例,也有利于我们进一步了解神经可塑性的内在机制和外在行为变化。这样的研究成果对于促进神经康复医学的发展具有重要意义。

(三)视觉跨模态重建相关的跨通道重组

以上是视觉通道损伤后被听觉、触觉等其他感觉通道替代的研究结果,同样,也有研究表明:如果听觉皮质在发育过程中无听觉输入,视觉皮质在视觉形成过程中会占有听觉的皮质区域,这种现象被定义为视觉跨模态重建。视觉跨模态重建现象在植入人工耳蜗后可以得到一定程度的抑制,对于语前失聪的儿童,因为视觉中枢视觉刺激激活并占用了听觉语言中枢的位置,而人工耳蜗的植入效果,取决于视觉跨模态重建对听觉皮质的影响程度,当听觉皮质区额颞叶对光刺激的反应越强,听力与听力相关的语言发育就会恢复越差。视觉跨模态重建现象从另一个角度验证了感觉之间的代偿可塑性。

而且,已经证明左右颞叶在处理听觉信息中扮演着不同的角色。右侧颞叶主要参与听力正常者的语言接受任务,其功能随着受试者残余听力的变化而变化。右颞叶结构在语音信号减弱的情况下容易被重塑。然而,左颞叶主要处理语音信号精细成分,其皮质区域功能不易被视觉跨模态效应所剥夺。Julia等采用视觉诱发电位(VEP)、脑电图(EEG)及脑磁图(MEG)、磁共振成像(MRI)等技术,通过比较正常听力、人工耳蜗儿童的视觉诱发电位及对应的脑部电流密度重建来比较分析视觉跨模态重建的获得及植入人工耳蜗对这种代偿重建的抑制作用。结果发现,在视觉刺激下,正常听力和人工耳蜗植入儿童中视觉诱发电位的形态模式不同。植入人工耳蜗的儿童视觉诱发电位振幅更大,潜伏期更短,同时能够激活右侧颞叶皮质包括听觉区域,提示发生了视觉跨模态重组。使用人工耳蜗儿童视觉诱发电位 N1 潜伏期越短,对背景噪声中的言语感知能力恢复越差。也就是说,在语前失聪后的人工耳蜗植入受试者右颞叶视觉诱发电位反应增高与其植入人工耳蜗后言语感知能力差有关。

我国中山大学听力语言研究所郑亿庆教授使用功能磁共振结合脑磁图技术,研究人工耳蜗植入后听觉皮质区域的视觉处理方式与听觉恢复的关系。分析结果表明,右额颞叶(原听觉皮质区域)的视觉相关的电生理(VEPs)在语前失聪儿童的波幅高于正常儿童。而人工耳蜗植入后效果好的组右额颞叶视觉相关的电生理波幅较前明显降低,但人工耳蜗植入后效果差的组中这种变化没有出现。人工耳蜗植入后效果好的组中右颞叶区域活动的减少可以解释为视觉跨模态重组的减少或由于人工耳蜗的植入而对视觉线索需求的减少引起的新的重组增加。这项研究表明初级听觉皮质也具有非常强的可塑性潜能。

(四)眼科与其他感觉之间相互联系的其他解剖及生理基础

1. 内耳前庭调节下的眼球水平共轭运动

在双眼水平共轭运动的控制方面,双眼水平共轭运动的核上控制中枢为脑桥旁正中网状结构(PPRF),即侧视中枢。其接受来自前庭核、小脑、上丘和额视区等部位发来的信号纤维,而传出纤维大部分到达同侧的展神经核,展神经核输出兴奋冲动,通过核间神经元换元,越过中线在对侧内侧纵束内上升,到达对侧的动眼神经内直肌亚核,引起等量的同侧眼外转和对侧眼内转,使双眼向此 PPRF 侧水平共轭运动。双眼垂直共轭运动的核上控制中枢可能在中脑内侧纵束头端间质核(riMLF),主要来自前庭核的兴奋性冲动越过中线后通过对侧 MLF 传到对侧的 riMLF,通过背侧和腹侧的后联合区(posterior conmissure, PC)与前庭核侧的 riMLF 相联系,此后,双侧的 riMLF 再发出呈网状联系的冲动到达双侧的动眼神经核和滑车神经核,最后控制双眼的垂直共轭运动(图 2-24)。

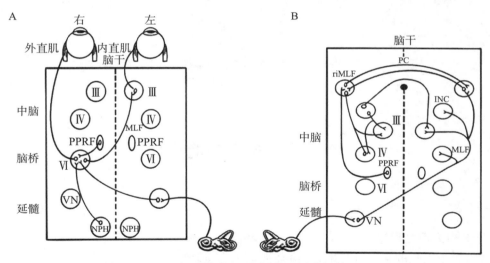

图 2-24 双眼水平及垂直运动的调控

2. 光遗传学技术在其他感觉系统中的应用

光遗传学(optogenetics)通过在神经元上表达以视紫红质离子通道蛋白-2 为代表的光敏蛋白,控制神经元兴奋性,在重塑视网膜感光功能方面表现出了极大的应用前景(见第一节)。在此基础上,科学家根据视紫红质蛋白的感光功能,已经将其用于其他感觉器官系统,例如,利用光来激活一些脑细胞可以唤回因遗忘而"丢失"的记忆。2018 年,来自麻省理工学院的研究人员在发表于 *Science* 杂志上的一篇论文中,介绍了他们应用光遗传学技术将视紫红质蛋白注入听觉皮质,利用光来激活一些听觉皮质的脑细胞,唤回小鼠对高频声音刺激所产生的听觉恐惧条件反射失忆。也就是说,他们使用视网膜感光蛋白相关的光遗传学技术,重新激活了以其他方式无法恢复的记忆。

(五)临床表现方面眼科和其他感觉系统之间的整体性

在临床症状方面,由于副交感神经功能紊乱,青光眼患者往往以恶心、呕吐为主要表现;由于神经肌肉紧张导致多个器官的感觉异常,偏头痛时往往伴有眼痛、视物模糊等。而且,在临床疾病的诊断和治疗方面,各个感觉系统之间也不可能会完全分离。如图 2-25 所示:耳鼻喉内镜治疗垂体瘤后手术效果分析需要通过眼科视力和视野的检查,提高视力、视野是耳鼻喉内镜治疗成功的主要目的之一,需要眼科和耳鼻喉科的合作。

总之,人体作为一个有机整体,各个感觉器官之间在知觉形成中互相联系,相互统一。有时一种感觉器官的疾病,可以表现为其他感觉器官的不适,临床考虑问题应该尽可能全面,以减少误诊、漏诊的可能。

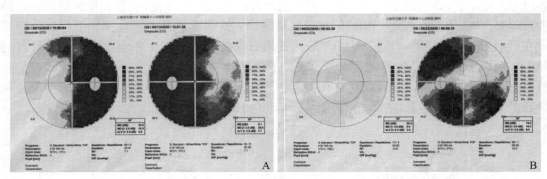

图 2-25 耳鼻喉科鼻内镜下经蝶窦垂体瘤切除术前术后视野变化
A. 术前视野;B. 术后视野

第三节 视觉功能评估

一、视力

(一)视力产生理论

视力属于视觉的空间分辨率,是检查视觉中形觉功能的手段。视力就是眼睛能够分辨二物点间最小距离的能力,以视角来衡量。视角越小,视力越好,所以常常用视角的倒数来表达视力。人眼对外界物体的分辨力有最小极限值,目前有感受器理论及光的波动理论两种理论解释。

1. 感受器理论

黄斑中心凹的网膜感觉层内一个锥体细胞的直径约为 $1.5\,\mu m$,锥体细胞之间的边缘间隙为 $0.5\,\mu m$,所以两个锥体细胞中心之间的距离约为 $2\,\mu m$。中间相隔一个锥体细胞的相邻两个锥体细胞中心的距离为 $4\,\mu m$,如果眼结点离视网膜中心凹的距离为 $16\frac{2}{3}$,则该二个锥体中心对结点的夹角为：

$$\alpha = \frac{4 \times 10^{-3} \times 60}{16.67 \times 0.000\,291} = 49''$$

因为只有当相隔一个非刺激锥体细胞的两个锥体受到视觉刺激，人眼才能区别开两个物点，也就是说，由于受到视网膜感觉层内锥体直径的限制，所以人眼分辨能力受到了限制，感受器理论的分辨力理论极限约为 49″（秒弧度），见图 2－26。

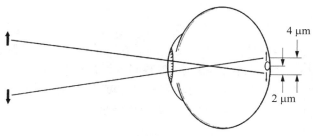

图 2－26　感受器理论

2. 光 的 波 动 理 论

光波动学中衍射现象表明，即使一个完美无缺的光学系统，点光源经过该系统形成的像不是一个点像，而是一个衍射斑，称之为 Airy 氏斑。Airy 氏斑的直径对结点所夹的角为 $\omega = 2.44\lambda/g$。λ 为光的波长，g 为瞳孔的直径。 例如 $\lambda = 555\,nm(555 \times 10^{-9}\,m)$，$g = 3\,mm(3 \times 10^{-3}\,m)$，则：

$$\omega = \frac{2.44 \times 555 \times 10^{-9} \times 60''}{3 \times 10^{-3} \times 0.000\,291} = 93''$$

图 2－27 表明两个 Airy 氏斑之间的重叠情况。光的波动学说理论认为当第一个斑的峰值与第二个斑的边缘重叠后，两个斑的峰间凹陷处的照度是峰值照度的 74% 左右，只是人眼分辨的最小距离，它相当于 Airy 氏斑直径的一半量。根据这个判据，人眼最小分辨角 θ 为 $\frac{\omega}{2}$，即 $\theta = \frac{1.22\lambda}{g}$。设 $\lambda = 555\,nm$，$g = 3\,mm$ 时，θ 约为 47″。此值与上述感受器理论的极限值 49″非常接近。波动理论分析分辨力的理论极限时不涉及视觉刺激的锥体细胞之间要有一个未受刺激的锥体细胞问题。

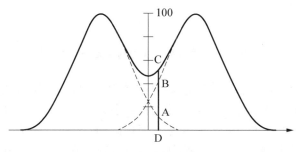

图 2－27　视力的波动理论

（二）影响视觉分辨力的因素

1. 瞳孔大小

根据光波动理论,假设波长不变,瞳孔直径增大会使分辨力提高,其首要条件是光学系统无像差存在。但实际上由于像差的影响,人眼瞳孔增大到一定程度时,视力反而下降。实验证明,在良好的照明条件下,最佳视力时的瞳孔直径为 3 mm。超过最佳视力瞳孔直径时,视力开始下降。这是在光适应条件下的分辨力与瞳孔的关系,但是在暗适应条件下,瞳孔直径增大能增加视网膜照明而使视力得到改善。

2. 照明度

因为瞳孔大小与视力有关,而当照明度增加时瞳孔大小会发生变化。为了正确地测定视力与照明度之间的关系,有研究者用药物扩瞳后在眼前插置比散大瞳孔较小的人工瞳孔,以达到固定瞳孔的效果。结果表明,视力随着照明度增加而提高。而在自然状态下瞳孔随着照明度的改变而改变。研究表明,视力随着背景亮度的增加而增加,一直达到 3 400 cd/m² 背景亮度最佳,此后如背景亮度继续增加,视力反而降低。

（三）视力表设计

最经典的视力表是 snellen 视力表,snellen 视力表典型的视标为 E 字母视标。设计的视标划粗为 1 分视角,字母的高度为 5 分视角,水平宽度为 5 分视角。根据 5 分视角的要求,即可计算相当于 5 分视角的各种设计距离高度的字母高度与大小。例如 5 米设计距离的字母高度为 h $= 5\,000 \times 0.000\,291 \times 5 = 7.27$ mm。若为 6 米设计距离的字母高度为 h $= 6\,000 \times 0.000\,291 \times 5 = 8.73$ mm。

一张视力表由 10 行以上的不同设计距离的字母视标行构成,这些视标行由大至小依次排列,也可以用设计距离大小次序表示。图 2-28 为 snellen 视力表某一字母视标相应的视力,以分数记录表示。视标总高度为 h,划粗为 y,D 为视标设计距离(即相当于 1.0 视力的距离),d 为检查时眼与视标的距离,y 对于 D 与 d 的夹角分别为 A_0 和 A,则视力 V 为:$V = \dfrac{A_0}{A} = \dfrac{y/D}{y/d} = d/D$。这是 snellen 视力表的分数记录法的基本原理。

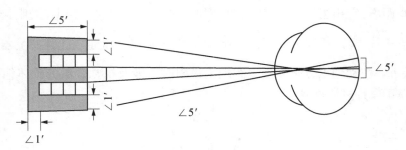

图 2-28　眼球加上视力的感光细胞理论

在设计视力表时,视标大小的级数也是应该考虑的问题,我国缪天荣教授在 1959 年设计的标准对数视力表,其特点是视标大小按几何级数增减,而视力大小按算术级数增减,历经 30 多年的不断改进和完善,1990 年定为国家标准《标准对数视力表》。视力表的右侧为 5 分视力(L),左侧为小数视力(V),外界物体上两点在眼结点处所夹的角为视角(α),它们之间的关系是 $L = 5 - \lg\alpha = 5 + \lg V$。

（四）视力检查方法

视力表和被测者的距离根据所用视力表规定的距离而设定，一般为 5 m，房间灯光亮度根据视力表要求设置。

（1）被测者手持遮眼板遮住一只眼但并不要眯眼睛，先测右眼，后测左眼。

（2）鼓励被测者读出尽可能小的视标，直至在一行中有半数的视标读错，该行的上一行就是该被测者的视力。

（3）遮盖另一只眼重复以上测量。

（4）如果被测者不能看到最大的视标，那么让被测者走近视标直至能阅读视标。

（5）记录能看清最大视标的距离，换算成远距视力。如被测者 2.5 m 距离看清设计距离为 5 m 的 0.1 视标，则该被测者的视力为 0.05。

（6）如果被测者在任何距离都不能看到最大的视标，则：①记录指数：在 40 cm 处向被测者显示手指数，让被测者说出指数。若能准确说出，逐渐增大距离直至被测者不能看清；记录指数检测距离。如果在 40 cm 不能准确说出指数，则进行下一步。②记录手动：在 40 cm 处向被测者显示晃动手指，让被测者觉察手动，逐渐增大距离直至被测者不能看清；记录手动检测距离。

二、色觉

色觉即颜色视觉，是指人或动物的视网膜受不同波长光线刺激感后产生的一种感觉。产生色觉的条件，除视觉器官之外，还必须有外界的条件，如物体的存在以及光线等。色觉涉及物理、化学、解剖、生理、生化及心理等学科，是一个非常复杂的问题。

（一）颜色的基本特征

色调、亮度和饱和度，为颜色的三大基本特征，其中缺少任何一种，都不能准确地确定一种颜色。

（1）色调：又称为色相或色彩，是颜色彼此区别的主要特征：在可见光中的所谓红、橙、黄、绿、青、蓝、紫就是色调。色调决定于波长，波长不同，色调也不同。某些有颜色的物体，在其反射或投射的光线中，什么波长占优势，它就呈现什么波长的颜色。

（2）亮度：又称明度，指同一颜色在亮度上的区别。每一种颜色，不但有色调的不同，还有亮度的差别。例如深红和淡红，虽然色调相同，我们都称之为红色，但两者显然是有区别的，其区别主是由于亮度的差异造成的。

（3）饱和度：即颜色的纯度。即使几种颜色的色调和亮度是相同的，如果饱和度不同，则它们之间仍有差别。一般来说，光谱色是最纯的，即饱和度最高。当某一光谱色同白色混合，则会因混合色中光谱色成分的多少，而成为浓淡不同的颜色。含白色的成分越多即越不饱和。

颜色的上述三大基本特征，既相互独立，又相互影响。如果饱和度大，一般色调会比较明显，同时亮度也比较暗，反之亦然。有此三个特征，不仅可以准确地确定一种颜色，而且还可以随着它们的改变而产生千千万万种不同的颜色。

（二）色觉检查方法

色觉检查的目的在于确定有无色觉异常，鉴别色觉异常的类型以及程度。色觉检查为主观检查，包括假同色图法、色相排列法和色觉镜法等方法。假同色图法常称为色盲本，国内常用的有俞氏、贾氏和江氏色盲检查图。

每种色盲本均有其详细的使用方法以及结果的判断标准，但在使用各种色盲本时都应注意：

（1）视力：视力太差不能进行检查。屈光不正者可以戴镜检查，但不能戴有色眼镜。

（2）距离：不管色觉正常与否，视角及亮度大时，辨色能力均有所提高。所以距离近时，视角大，亮度高，图形与底色的色调差别明显；但如太近，色调与亮度的差别反而不明显，图形反而不易认出。距离远时，各色斑容易融合，图形认出容易。但如果太远，则正常者应读出的图形亦不能读出。所以，各种检查图都规定有一定的检查距离，多为 0.5 m 左右。

（3）照明：最好能在自然弥散光下进行，有些色盲图，也可以在日光灯照明下进行。照明度不应低于 150 lx，以 500 lx 为宜。

（4）判读时间：大多数检查时间规定在 2~3 s 内。为了取得正确的结果，必须对时间进行严格限制。因为色弱者往往能正确认出图案或数字，只不过是表现出辨别困难或辨认时间延长而已。

（三）色觉异常

色觉异常是指对各种颜色感觉的不正常。先天性色觉异常是一种 X 染色体连锁隐性遗传病，故男性多于女性，患者出生时已具有，绝大多数是双侧性，但个别也可以单眼发病，或者两眼色觉异常的类型及程度不同。先天性色觉异常与生俱来，在他们的一生中，"颜色"的含义，始终与正常人不同。因为他们对颜色的认识完全来自别人教授的经验，他们对颜色的感觉与正常人有本质的区别。但有些先天性色觉异常患者却可以工作一辈子而不发生大的色觉差错，原因就是他们可以根据物体的形态、位置、亮度等条件，来粗略、低水平地区别各种"颜色"。

后天性色觉异常是因为某些眼病、颅脑疾病、全身病变以及中毒所致。除色觉异常外，常合并视力、视野以及其他功能障碍。后天性色觉异常乃后天才发生，这类患者具有正常的感色功能，可以根据正常人的色觉进行推断。如果他们把红色看成黄色，则他们所感受到的"黄色"与正常人感觉到的黄色相同。由于其他功能障碍远比色觉重要，故后天性色觉异常没有先天性色觉异常那样受人重视。

三、视觉适应

（一）视觉适应原理

视觉作为一种感觉，也具有感觉使用的特征。视觉适应包括明适应和暗适应。视杆细胞司暗视觉，视锥细胞司明视觉。当环境亮度发生突然变化时，就会出现视锥细胞和视杆细胞活动的转换。当从以视锥细胞活动为主的明亮处突然进入黑暗处，开始时一无所见，但是，随着在暗处停留时间的逐渐增加，人眼对光的感受性或者敏感度逐渐增加，渐渐能够觉察到暗处的物体，转变为以视杆细胞活动为主的暗视觉，这个过程称为暗适应（dark adaption）。与此相反，从视杆细胞活动为主的黑暗处，突然来到明亮处时，最初感到眼前一片眩光，不能看清物体，但是稍待片刻后就能恢复视觉，转换为视锥细胞活动的过程称为明适应（light adaption）。耀眼的光觉可能是由于暗处高浓度合成态视紫红质在进入明亮处时迅速分解产生的。通常视杆细胞中视紫红质对光的敏感性较视锥细胞中的视色素高，首先漂白，只有较多的视紫红质迅速分解之后，对光较不敏感的视锥细胞的视色素才进入敏感状态,接受明亮环境中的视觉刺激。

自然界的环境照度变化很大,从阳光下的 10^5 lx 到星空下的 10^{-4} lx。视觉系统能够在如此大的亮度范围内实施其功能,提示视觉系统本身具有惊人的调控能力。视觉开始于光量子被视色素分子吸收,感光细胞又传送信号到与之相连的神经节细胞从而引起反应。这种极微小的能量构成了视觉的最低阈值,暗视觉是由视杆细胞开始,这时的亮度为 10^{-6} 毫朗伯(1 毫朗伯 = 3.183 10 cd/m^2)。视锥细胞的光敏感度低于视杆细胞,因为视锥细胞内的视色素密度远低于视杆细胞,要使视锥细胞对光刺激作出反应需要更多的能量。视锥细胞的明视觉范围很大,为 10^{-4}~10^5 毫朗伯。但视觉系统不能同时处理整个视觉范围,因为在某一光强下,光感受细胞同时只能感受到 1~2 个数量级光强范围的变化,该范围称为有效视觉范围。人眼动态的有效视觉范围约为 2 个 log 单位的光强,随着环境亮度的改变,有效视觉范围也随之移动。如环境亮度为 2 log 单位,那么有效视觉范围为 1~3 log 单位;环境亮度变为 6 log 单位时,有效视觉范围变为 5~7 log 单位。视杆细胞和视锥细胞的有效视觉范围并不相同。视杆细胞的光敏感度很高,但它对光刺激强度的反应有一定限度,有效视觉范围较小。视杆细胞在有持续的光照时会发生光适应使它的光敏感度减弱来扩大它的有效视觉范围。而一般情况下视锥细胞是不会饱和的,其对光强度的增加所呈现的反应,可增至很大。所以视锥细胞虽然光敏感度低却有更大的有效视觉范围。

视觉适应的过程中,视觉系统可能通过 3 种机制进行调控。①光化学适应:光感受器细胞中视色素的浓度改变,需要数分钟的时间才能改变,但能改变眼对光强度的敏感性 1 亿倍,即 8 个 log 单位;②神经性适应:发生在数毫秒内,调节视网膜对光线强度改变的敏感性 1 000 倍,即 3 个 log 单位,但与视色素浓度并不明显相关;③瞳孔大小的变化:瞳孔的改变能在 1 s 左右出现,能够改变进入眼内的光量 16 倍,比一个 log 单位多一点。因此,神经机制和瞳孔大小的改变也是暗适应的产生机制之一,但只能解释视觉系统强大适应光强范围中极小的一部分,光化学适应起着更大的作用。

（二）暗适应曲线

暗适应的过程可以用暗适应曲线(dark adaptation curves)进行描述和分析。首先用强光照射被检眼,然后在暗适应过程中,通过心理物理学的方法测定光刺激的绝对阈。以暗适应时间为横坐标,以光刺激阈值为纵坐标,可以得到暗适应曲线(图 2-29)。由图可见,暗适

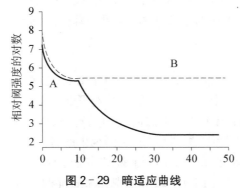

图 2-29 暗适应曲线

纵坐标为相对阈强度的对数值,横坐标为暗适应时间,连续曲线 A 为正常被检者离中心凹 8°用白光测定的结果;曲线 B 为在正常色觉者中心凹区测定的结果

应初期,阈值很高,5～10 min 形成第一个平台,此后阈值又进一步降低,到 30 min 左右形成第二个平台。整个暗适应过程中,阈值变化超过了 1 000 倍,而且暗适应曲线出现了 Kohlrausch 转折,是视锥、视杆细胞活动的切换点。第一部分为视锥细胞的暗适应,第二部分为视杆细胞的暗适应。

暗适应过程是视觉系统的光反应阈值降低或敏感度升高的过程。正常眼的暗适应过程:最初 5 min 对光敏感度提高很快,以后渐慢;至 8～15 min,对光敏感度又增加,15 min 时又增加,约 30 min 达到完全暗适应状态,光敏感度最高,之后不再随时间而变化。

四、视野

当一眼注视空间某一点时,它不仅能看清楚该点,同时还能看见注视点周围一定范围的物体。眼固视时所能看见的空间范围称为视野。眼所注视的那一点,代表黄斑中心凹的视力,被称为"中心视力",它约占视野中央 5°范围;中心视力以外的视力又称为"周边视力"或"视野"。范围 60°～100°。

正常视野光敏感度以中心凹视点最高,随偏心度增加而逐渐下降。从视网膜、视神经、视交叉、视束、外侧膝状体、视放射一直到视皮质,神经纤维的走向都具有一定的规律性。所以,我们可以根据视野的改变来对视路的各种病变(如炎症、肿瘤、变性等)进行定位。

(一)视路神经纤维分布与视野的关系

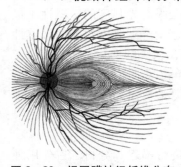

图 2-30　视网膜神经纤维分布

1. 视网膜水平

视网膜上每一个解剖位置与相应的视野对应。例如,黄斑中心凹对应视野的中心部分;由于外界物体光线经屈光系统到达视网膜后形成一倒像,所以,鼻侧视网膜对应着视野的颞侧部分,颞侧视网膜则对应着视野的鼻侧部分;上方视网膜对应着视野的下方部分,下方视网膜对应着视野的上方部分。视乳头为神经节细胞神经纤维的汇合处,无感光细胞,故在视野检查中表现为固视点颞侧 15°左右的生理暗点(图 2-30)。

2. 视神经水平

视神经球后段神经纤维仍保持着在视网内的排列关系,视神经远端(距眼球 10～15 mm 外)由于视神经轴心部位已无视网中央血管,黄斑的纤维逐渐转入视神经的轴心,其他纤维仍位于视神经的相应部位。

3. 视交叉水平

来自双眼视网膜鼻侧的纤维交叉至对侧:鼻下方纤维进入视交叉后立即转向对侧,沿视交叉前缘的下方进行,越过中线后,向对侧视神经形成弓形弯曲,然后再转向后方,进入对侧视束的腹内侧。鼻上方纤维在视交叉的同侧向后行,在同侧视束形成一个较小的弓形弯曲,然后转向对侧,沿视交叉后缘的上部进入对侧视束的背内侧。乳头黄斑束的纤维在视交叉中也进行部分的交叉:不交叉纤维在通过视交叉全过程中始终位于视交叉侧部的中央,交叉的纤维则逐渐向后、向内、向上行,最后在视交叉后部的上方附近进行交叉,然后走向对侧的视束。来自颞侧的纤维则不交叉而直接进入视束。

4. 视束水平

每侧视束包括以下 4 种纤维：由同侧来的不交叉的颞侧纤维；由对侧来的交叉的鼻侧纤维；由同侧来的不交叉的黄斑纤维；由对侧来的交叉的黄斑纤维；开始时一眼鼻上象限纤维与另一眼颞上象限纤维汇合后居上方，鼻下象限与颞下象限纤维居下方，黄斑交叉与不交叉纤维汇合后在中央。视束在向后行走时发生约 90°内旋转，此时视网膜黄斑以外的上方纤维位于腹内侧，下方纤维位于腹外侧，其中交叉纤维靠腹侧，不交叉纤维靠背侧，来自对侧视网膜鼻侧外周部分的不成对纤维居腹面狭窄区。黄斑纤维由中央渐移至背部。

5. 外侧膝状体水平

鼻侧交叉纤维终止在 1、4、6 细胞层，颞侧非交叉纤维终止在 2、3、5 细胞层。黄斑以外的视网膜上方纤维投射到外侧膝状体的腹内侧，黄斑以外的视网膜下方纤维投射到外侧膝状体的腹外侧。黄斑部纤维占外侧膝状体背部的大部分，其上部纤维位于上内侧，下部纤维位于上外侧。来自对侧视网膜鼻侧最边缘的纤维，终止于最前端的狭窄小区，上方的纤维在内侧，下方的纤维在外侧。视网膜中的任何点在外侧膝状体的投射呈长条状或楔形，或称为垂直细胞柱，细胞柱的长轴与外侧膝状体细胞层几乎是垂直的。每一条视网膜节细胞的纤维，在进入相应的细胞层时分出 5～6 条小分支，每一终末小分支在该层内与一个膝神经元相连合。每一个膝细胞可以与一条以上的视网膜传入纤维相连合。已证实在外侧膝状体内有多连合神经元，这种神经元在同一层内及不同层间与多个膝细胞连合。由于这种连合，外侧膝状体的层间连接允许双眼视刺激传递到单一膝神经元，因此，外侧膝状体有视融合和立体深度觉功能。视融合是对两眼凝视的方向进行恰当的控制，使两眼的视像准确地叠加在一起。依靠对比两眼的视像，确定两眼之间的微小差异获得立体深度觉。尽管外侧膝状体有上述两种功能，但只有大脑皮质才能产生双眼单视。

6. 视放射水平

神经纤维向上方和下方呈扇形散开，越过内囊。来自视网膜上方的纤维居视放射的背部，下方纤维居腹部，黄斑纤维居中部。

7. 枕叶视中枢水平

来自视放射的纤维终止于纹状区，视网膜上、下方的神经纤维分别终止于距状裂的上下唇，黄斑纤维则向后终止于距状裂上、下唇的后极。视网膜愈近中央部的神经纤维愈近枕叶的后极部，相反，愈近周边部的神经纤维愈近枕叶的前部。

（二）视野检查原理及方法

1. 视野检查原理

视野检查的基本原理是在单眼固视的情况下，测定在均匀照明背景中所呈现的动态或静态视标（光斑）的光阈值，所谓光阈值指的是视野范围内某一点刚刚能被看见的最弱光刺激；而同一阈值的相邻点的连线便组成了该光标的等视线，等视线是某一光标在视野中可见和不可见的分界线。

2. 视野检查方法

（1）面对面视野检查法：可粗略了解卧床患者或儿童等的视野变化。让被检者用手掌遮盖非受检眼，受检眼注视检查者的对侧眼，或者被检眼注视检查者鼻尖，相距 1 m 左右，检查者直接观察受检眼的固视情况，并在二人之间从周边向中央移动视标（棉签、手指、点光源等），通过比较被检和固视情况并在二人之间从周边向中央移动视标的视野，判断患者的视

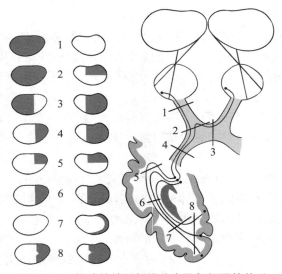

图 2-31　视路的神经纤维分布及与视野的关系

（改自 Ophthalmology）

1.一侧眼视神经损伤——同侧眼盲；2.一侧眼近端视神经损伤——同侧眼盲合并对侧眼象限盲；3.视交叉矢状面损伤——双眼颞侧偏盲；4.视束损伤——双眼同侧偏盲；5.颞叶损伤——同侧象限视野缺失；6.视放射损伤——双眼同侧偏盲（偶半黄斑回避）；7.枕叶皮质前部损伤——对侧眼颞侧新月形视野缺失；8.枕叶损伤——双眼同侧偏盲（常伴黄斑回避）

野情况。

（2）动态视野检查：用同一刺激强度光标从视野周边不可见区向中心可见区移动，以探查不可见区与可见区分界点的方法。每一种光标分界点的连线即为该光标的等视线。

（3）静态阈值检查法：在光标不动的情况下，通过逐渐增加该光标的亮度来确定视野中某一点从不可见到刚好可见的光阈值的方法。可见率 100% 和可见率为 0 的视标之间有一可见率为 50% 的视标，刚好能看到该视标的最小刺激强度即为该检查点的阈值。

目前常用的 Octupus 及 Humphrey 自动视野即兼有静态及动态视野检测功能。

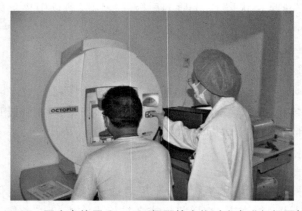

图 2-32　医生在使用 Octupus 视野检查仪对患者进行视野检测

五、对比敏感度

(一) 对比敏感度概念

视觉作为感觉,同样具有感觉对比的特点。视觉的对比度就是物体亮度和该物体背景亮度的关系。在日常生活中,人眼不但需要分辨边界清晰、高对比度的物体,也需要分辨边界模糊的多种对比度的物体。前一种分辨能力对应于临床上通用的视力检查,常用高对比度的方波视标(如常规的 snellen 视标)来检测;后一种分辨能力称为对比敏感度,常用不同对比度正弦条栅(sinusoidal grating)视标来检测。临床上,对比敏感度是指在一定的空间频率内识别物体的能力,其取决于适当的视觉和神经信息的传递。对比度在眼科及神经科疾病的诊断中具有重要参考意义。例如,健康的老年人可能会出现高空间频率对比敏感度下降,而阿尔茨海默病患者则是整个空间频率对比敏感度下降。阿尔茨海默病患者的视力水平正常,但对比敏感度的下降可能会导致患者出现阅读方面的问题。以下为对比敏感度检查的几个基本定义:

(1) 对比度(contrast):也称调制度,由物体亮度和背景亮度来确定。

$$对比度 = \frac{视标照明 - 背景照明}{视标照明 + 背景照明}$$

(2) 空间频率(spatial frequency):指单位空间上黑白条栅的周期数。通常用 1°视角内黑白条栅的周期数来表示,周期数越多,条栅越密集,空间频率越高。

(3) 对比度阈值(contrast threshold):指一定空间频率上,分辨条栅所需的最低对比度。如在识别一个固定频率的条栅时,当条栅对比度很低时,对被检者而言像是一个均可的灰面,逐渐提高条栅的对比度,当被检者刚刚能发现条栅存在时,所对应的条栅对比度 I1 对应为被检者在该空间频率下能分辨的对比度阈值。对于每种空间频率的条栅,被检者可有与之对应的对比度阈值。

(4) 对比敏感度(contrast sensitivity):是对比度阈值的倒数,被检者的空间视觉阈值越低,敏感度越高,越容易分辨低对比的条栅,反之亦然。

(5) 对比敏感度函数(contrast sensitivity function,CSF):是对比敏感度和空间频率之间的函数,以空间频率为横坐标、对比敏感度为纵坐标时就可以表示为一条对比感度曲线(图 2-33)。该曲线呈钟形,3~5 周/度的频率时,对比敏感度最高,为曲线的峰值,表明人眼对该空间频率的亮度对比最敏感。在高频段,曲线急剧下降,提示对高空间频率的辨认具有较低的对比度。原因可能是眼的光学系统同所有光学系统一样,具有高频截止现象,对高频段的通过率下降。

(二) 影响对比敏感度曲线的生理因素

(1) 年龄:儿童的 CSF 值比成人低,青年人的 CSF 值较高,20~30 岁最高,在视觉系统发育完全后,CSF 曲线随着年龄的增长而有下降的趋势。主要表现为高频段下降,但低频区改变不明显。这与年龄增长、眼屈光间质的透明度逐渐降低和感光细胞功能的衰退,使眼光学系统的高频截止作用逐渐明显有关。严重的年龄相关性黄斑变性的患眼,低频、中频、全频区都下降。

(2) 屈光因素:屈光不正患者在高频段的 CSF 有明显下降。白内障等屈光间质混浊,

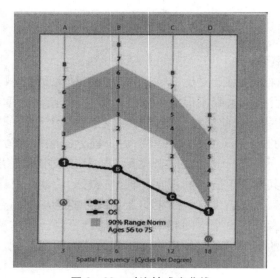

图 2 - 33　对比敏感度曲线

注：横坐标为空间频率，纵坐标为对比度值。灰度范围为 90％的年龄在 56～75 岁正常人的对比敏感度范围，实线为该年龄段一白内障患者的对比敏感度曲线，低于正常范围

使高频段 CSF 下降明显大于低频段。

（3）瞳孔：瞳孔扩大使高频段的 CSF 有明显下降，可能与高阶像差的增加和杂散光的干扰有关。

（4）视网膜受刺激部位：在视网膜的黄斑中心凹区，CSF 的高频响应最好，而在视网膜的周边区，低频响应更好，这和感光细胞的发布及感受野的特性有关。

（5）双眼或单眼：双眼状态下测得的 CSF 比单眼的要高 1.414 倍。

（6）眼部疾病：特别是神经源性眼病，如球后视神经炎、开角型青光眼、多发性硬化等累及神经节细胞的疾病，早期就可表现出 CSF 下降，所以 CSF 检查可以比较早地发现视神经的异常。

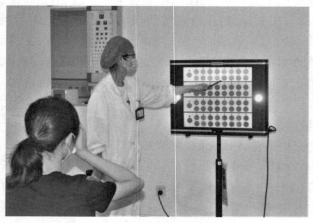

图 2 - 34　对比敏感度测量方法

（横向为对比度值，纵向为 4 种不同的空间频率）

六、立体视觉

立体视觉,即三维空间视觉,是指深度感知的功能,是双眼视觉中的最高级功能。一个视觉功能正常的人不仅能看到周围物体的形状、颜色和运动,而且还要具有良好的立体视觉,而人的双眼在深度感知中具有重要作用,这一感知功能是单眼无法很好完成的。

(一)立体视觉的相关理论

1. 视界圆(horopter circle)与 Panum 融合区

根据两眼视网膜对应的关系,如果双眼同时注视外界空间某一点时,两眼的中心凹同时受到刺激,并且形成双眼的单一视觉。由于眼球的后极部是一个弧面,所以若把视网膜上的每一对应点与双眼节点的连线延长,必定在外界相交并形成一个弧面,这个弧面形成的圆(实际并非正圆)就称为视界圆(horopter circle)。换言之,在视界圆上的每一个点都将在两眼视网膜对应点上成像,并被感知为单一物象。由于注视的远近不同,所以,视界圆便有无数个,并且注视距离越近弧度越大,距离越远弧度越小,即越接近平面。

1858 年,Panum 根据试验发现,形成双眼单视的点不一定需要准确地投影在两眼视网膜的对应点上,而可以是对应点周围的一个很小的区域。换言之,在视界圆远近两侧一定距离范围内的物体,投射到两眼视网膜上,尽管并不在两对应点上,但经过大脑中枢融合后仍可产生单一视觉。视界圆远近两侧的这个范围就是 Panum 融合区(图 2-35)。凡在 Panum 融合区以外的物体均被看成两个,称作生理性复视。

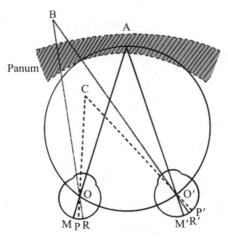

图 2-35　双眼视界图
灰度区用 panum 融合区表示

2. 双眼视差与立体视觉

人的双眼视轴并非平行,是稍稍向内倾斜的,而且两眼之间相距有一定距离,所以当人们观看一个物体时,其实是从两个不同角度观察的,左眼看物体的左边部分会多些,右眼看物体的右边部分会多些。这样,远近不同的点,其刺激左右眼视网膜的点并非对应点,存在位置差,这就是双眼视差。如图 2-35 所示,在 panum 融合区内的物体,不但不出现复像,而且这种轻微的差异正好是形成立体视觉的生理基础。理论上,视界圆上的双眼单视,应该是一种无立体视的双眼单视。然而,人的两只眼睛是左右分开的,当两眼同时注视视界圆上的一点时,在两眼视网膜上形成的物象也必然存在一定的像差;再者,视界圆并非正圆,所以视界圆上的两点所形成的集合角仍存在差别,故也能形成双眼视差。所以,实际上在视界圆上也有立体视。

双眼视差提供了物体之间的相对深度信息,是产生立体视觉的一个主要因素。但它并非形成立体视觉的唯一因素。在日常生活中,我们经常会发现某些没有良好双眼视觉的患者也有一定程度的"立体视"。那是因为除了双眼视差外,随生活经验获得的物体远近的大小恒常性、几何透视、物体的阴影,还有晶状体的调节、光线、颜色发差等许多因素都可以提供一些深度线索,而这些线索只要单眼即可感知。

（二）立体视觉的检查与分析

1. 立体视觉检查的意义

立体视觉与人们日常生活和工作有密切关系。立体视觉检查具有重要意义:

（1）职业和工作之所需。例如飞行员、机动车驾驶员、运动员、显微外科医生和精密仪器的制造工人等必须具有优良的立体视觉功能,因为这直接关系到工作效率、质量以及人身安全。因此,在选拔上述有关专业人员时都应进行立体视觉检查。

（2）有助于诊断各种双眼视功能异常。例如,恒定性斜视患者在随机点检查中没有立体视,而在线条图检查中却可以表现出较差的立体视;间歇性斜视患者可以有也可以没有正常的立体视;而非斜视性集合功能异常患者通常具有正常的立体视。立体视觉检查在双眼视功能异常和某些眼球运动障碍的治疗当中有重要意义。例如立体视标刺激有助于解除单眼抑制,提高间歇性斜视、集合功能不足等患者的融合范围。

（3）大脑某些部分的损伤会影响立体视功能,故有些学者尝试利用立体视功能检查来协助诊断神经系统疾病。

2. 立体视觉检查的方法

所有立体视觉的检查都是基于双眼视差的原理。检查立体视锐度的器械具有不同的种类,从图卡到计算化的仪器均已用于实验室和临床检查中,基本上可以分两大类。一类属于二维的检测方法,具有视差的图卡都是二维平面图形,观察时要分离两眼视野,因此使用时被检者要求戴特种眼镜（偏振光眼镜或红绿眼镜）。这一类检测器有 Titmus stereo test,Random Dot steregrams（RDS）,Randot stereo test,Fhsby Test,TN0 等,还有国内颜少明和郑竺英于 1984 年合作研发的《立体视觉检查图》（图 2 - 36）。二维的检测图卡由于价廉和携带方便而在临床上广泛使用。另一类属于三维检测方法,被检者不需戴任何眼镜,如上述的 Holward-Dolman 立体视觉计、电脑测量仪等。但临床上少用,常用于研究领域。现就临床上常用的检测方法进行介绍。

（1）图卡立体视检查:"小动物"视标中有一只是"立体"的,询问受检者是哪一个动物"凸"起来了。如果受检者不确定,检查者应该鼓励其猜测,结果正确同样有效。各个图卡对应不同的立体视锐度（图 2 - 36）。

（2）随机点立体视觉检查图:在自然光线下,佩戴红绿眼镜在 40 cm 距离进行检查,检测时先从视差大的图形开始,正确识别后按顺序检查,每图均有既定的立体视锐度参考（图 2 - 36）。

（3）同视机检查:同视机有定性的立体视图片以及定量的随机点立体图片,因此能定量、定性检查立体视觉。检查方法为受检者坐在同视机前,调整下颌托及瞳距,使双眼视线

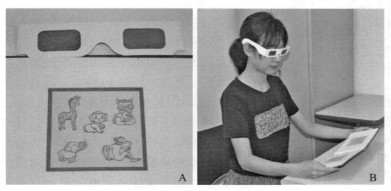

图 2-36 图卡立体视检查

A 图为小动物视标示意图；B 图为被检查者在进行立体视检查

与镜筒高度平行，先进行同视视觉和融合功能检查，如正常再用Ⅲ度立体视片先定性再定量检查立体视功能：将两画片同时放入镜筒片夹处，让受检者说出所辨认的图形或特征，检查者判断其回答正确与否，并按所用的检查图号得出立体视锐度值(图 2-37)。

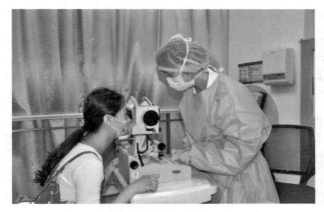

图 2-37 临床同视机检查

第四节 常见视觉功能障碍疾病

如前所述，视觉的生理功能检查包括视力、视野、色觉、暗适应、对比敏感度等，影响视觉功能的疾病眼科包括屈光介质性疾病及视网膜视路疾病，另外，发生影响大脑皮质及上行网状系统的疾病也可以通过影响视路及视觉皮质而导致视觉功能障碍。

一、屈光介质病变

屈光介质是眼球的光线传入通路，屈光介质包括角膜、房水、晶状体、玻璃体，这些光学介质出现混浊、循环障碍或者位置改变时均会影响视觉功能。

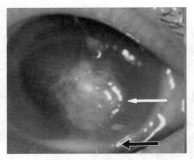

图 2-38　细菌性角膜炎
白箭头示角膜溃疡,黑箭头示前
房积脓

（一）角膜病

角膜病是我国的主要致盲眼病之一。角膜疾病主要有炎症、外伤、先天性异常、变性、营养不良和肿瘤等。其中感染性角膜炎占有重要地位。角膜富含神经末梢,感觉敏锐,多数角膜病变都导致疼痛和畏光。角膜自身无血管,但角膜缘血供丰富,因此角膜周边部和中央部之间在免疫相关的细胞和活性因子的分布上存在显著差异,周边部或角膜缘的淋巴细胞以及补体成分含量高于中央部。临床上角膜周边部或角膜缘易发生免疫性角膜病如蚕蚀性角膜溃疡、泡性角结膜炎和边缘性角膜溃疡等,而一些感染性角膜病则易发生于角膜中央区域(图 2-38)。

（二）房水混浊

房水通常是透明的,在炎症、肿瘤、出血、外伤等情况下,房水的透明性降低,轻者出现闪辉,重者前房出现积脓积血,影响视觉功能。

前房闪辉(anterior chamber flare):是因血-房水屏障功能破坏,蛋白质进入房水所造成的,裂隙灯检查时表现为白色的光束。前葡萄膜炎常引起前房闪辉,但急性闭角型青光眼、眼钝挫伤以及在前葡萄膜炎恢复期,也可因血-房水屏障功能受到破坏或其功能未完全恢复而出现前房闪辉甚至前房积脓。

（三）晶状体疾病

晶状体为双凸面、有弹性、无血管的透明组织,具有复杂的代谢过程,其营养主要来源于房水。它是屈光介质重要的组成部分,主要病变是其透明度和位置的改变,都会产生严重的视力障碍。晶状体混浊称为白内障(cataract)。

白内障病因复杂,许多因素如老化、遗传、环境、营养、代谢异常、外伤、辐射、中毒和局部营养障碍等,均可引起晶状体囊膜损伤,使其渗透性增加,丧失屏障作用,或导致晶状体代谢紊乱,使晶状体蛋白发生变性而混浊。流行病学研究表明,过多的紫外线照射、过量饮酒、吸烟、妇女生育多、心血管疾病、高血压、精神病、机体外伤等与白内障形成有关。

白内障按病因分为年龄相关性(老年性)、外伤性、并发性、代谢性、中毒性、辐射性、发育性和后发性白内障等;按发病时间分为先天性和后天获得性白内障等;按晶状体混浊的形态分为点状、冠状和板层白内障等;按晶状体混浊部位分为皮质性、核性和后囊下白内障等。患白内障后,主要的症状是视力障碍,它与晶状体混浊的程度和部位有关,只有当引起视力下降时才有临床意义(图 2-39)。

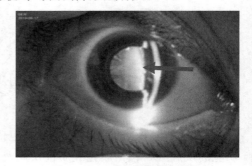

图 2-39　白内障晶状体混浊
箭头示混浊晶状体

（四）玻璃体疾病

玻璃体是一种特殊的黏液性胶样组织,呈透明的凝胶状态,由Ⅱ型胶原纤维网支架和交织在其中的透明质酸分子构成。干扰两者及其相互作用的任何因素,都会使玻璃体凝胶变为液体(液化)。玻璃体内还含有可溶性蛋白、葡萄糖、游离氨基酸和电解质等,在皮质部有少数玻璃体细胞。

玻璃体的作用主要包括：①在胚胎期对眼球发育起重要作用；②保持玻璃体腔高度透明，对光线的散射极少；③对晶状体、视网膜等周围组织有支持、减震作用；④具有代谢作用，有主动转运过程；⑤具有屏障作用，细胞和大分子不易侵入玻璃体。此外，实验表明正常玻璃体成分具有对新生血管和细胞增生的抑制作用等。

玻璃体的基本病理改变是凝胶状态被破坏，变为液体，称为玻璃体液化。由于固体成分集聚，或有血液及其他有形成分侵入，使玻璃体内出现不透明体，称为玻璃体混浊。玻璃体液化可出现玻璃体病的常见症状混浊；而一些引起液化的原因如出血、炎症等本身也是玻璃体混浊的因素（图2-40）。玻璃体混浊表现为眼前有漂浮物，明显的玻璃体混浊可引起视力下降。

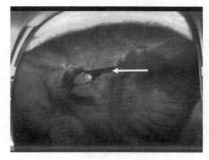

图2-40　糖尿病玻璃体积血
箭头示凝血块

二、视网膜及视路病变

（一）视网膜疾病

视网膜视路属于大脑的外部延伸部分，任何疾病影响到视网膜或者视路对视觉在大脑中的形成均会产生影响，从而影响视觉功能。视网膜的结构和功能特点与其病理改变和疾病的关系密切，主要病变包括血管改变、循环障碍及其并发症、神经组织变性和色素上皮细胞改变等。

1. 血循环障碍与视网膜缺血引起的病变

1）视网膜水肿分类

（1）细胞性水肿：由视网膜动脉阻塞所致，其供应区缺血，引起双极细胞、神经节细胞及神经纤维层水肿、混浊。

（2）细胞外水肿：由毛细血管的内皮细胞受损，血液成分渗漏，引起视网膜水肿。黄斑区由于Henle纤维放射状排列，液体聚集形成特殊的花瓣状外观，称为黄斑囊样水肿（cystoid macular edema，CME）（图2-41）。

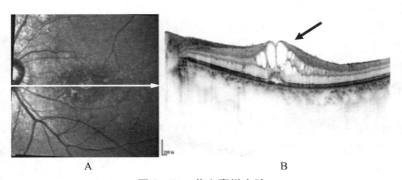

A　　　　　　　　　　B
图2-41　黄斑囊样水肿
图A箭头示扫描黄斑部位；图B箭头示黄斑囊样水肿

2）视网膜渗出或微梗死

（1）硬性渗出：是因视网膜毛细血管的病变、慢性水肿渗出、液体逐渐吸收后，在视网膜外丛状层遗留下的脂质沉着。眼底可见视网膜内边界清楚的黄白色小点和斑块,可融合成片状,也可呈环状或弧形排列。位于黄斑的硬性渗出,可顺着 Henle 纤维排列成星芒状或扇形,或形成较厚的斑块。如果视网膜毛细血管的渗漏停止,脂质沉着会缓慢吸收(图 2-42)。

(2)棉绒斑(cotton-wool spot):以往曾称为"软性渗出",是视网膜内形态不一、边界不清的灰白色棉花或绒毛状斑块,它实质上不是"渗出",而是毛细血管前小动脉阻塞引起的神经纤维层缺血性坏死,多分布在视盘周围,可以单独存在或者相互融合。一般数周后可以消失,边缘先消退成灰色斑,后分解成颗粒状,最后被完成吸收,视网膜可恢复透明度,眼底色泽恢复,但视功能难以恢复。

3)视网膜出血

新鲜出血为鲜红色,稍久出血被缓慢吸收,渐变成黄色,最终被完全吸收。

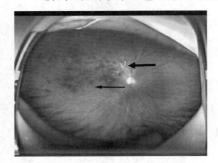

图 2-42 视网膜分支静脉阻塞
粗箭头示视网膜浅层出血(火焰状),细箭头示硬性渗出

(1)深层出血:为视网膜深层毛细血管的出血,位于外丛状层和内核层之间。由于神经组织结构紧密,出血较为局限,检眼镜下表现为小的圆点状出血,色暗红。

(2)浅层出血:为视网膜浅层毛细血管出血,位于神经纤维层。出血沿神经纤维的走行而排列,多呈线状、条状及火焰状,色较鲜红(图 2-42)。

(3)视网膜前出血:视网膜浅层的大量出血,血液聚集于视网膜内界膜与玻璃体后界膜之间,由于重力的关系,多表现为半月形积血,上方可见液平。

4)视网膜血管本身的改变

各种心血管疾病、循环障碍和缺血,可引起视网膜的动脉硬化、管腔变窄及阻塞;静脉扩张、迂曲或呈串珠样改变;动静脉交叉处出现各种形态的压迹。血管壁的炎症表现为血管白鞘或呈白线状。视网膜毛细血管因周细胞丧失、基底膜增厚,管腔减小,或出现扩张,或局部膨胀形成微动脉瘤等。

5)视网膜新生血管

因视网膜大面积毛细血管闭塞、慢性缺血引起,与血管内皮生长子的生成和释放有关。新生血管沿视网膜表面生长,在有玻璃体粘连的部位可长入玻璃体内,并含有数量不等的纤维组织,称新生血管膜,可引起玻璃体积血及牵拉性视网膜脱离。多见于缺血型视网膜静脉阻塞、糖尿病性视网膜病变等。

2. 视网膜色素上皮病变

(1)色素改变:视网膜色素上皮可因代谢障碍等原因发生萎缩、变性、死亡或增生,致眼底出现色素脱失、色素紊乱或骨细胞状沉着等。

(2)脉络膜新生血管(choroidal neovascularization,CNV):视网膜色素上皮的代谢产物积聚、局部的炎症或玻璃膜破裂,可诱发 CNV 向内生长,到达色素上皮质下

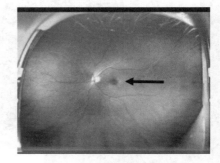

图 2-43 老年性黄版变性
箭头示脉络膜新生血管

或神经感觉层下,继而引起渗出、出血和机化瘢痕,严重影响视力(图 2-43)。

（3）视网膜色素上皮增生：在一定的刺激下，离开原位的视网膜色素上皮可游走、增生、化生为成纤维细胞样细胞，分泌胶原，形成玻璃体内或视网膜表面的增生膜。

3. 视网膜脱离

指视网膜神经上皮（视网膜的内9层）与色素上皮的脱离。按病因分为孔源性、牵拉性、渗出性（图2-44）。

（二）视神经疾病

视神经的结构特点：视神经由视网膜神经节细胞的轴索组成，每眼视神经约含110万根轴突。视神经轴突在离开巩膜筛板后即有鞘膜包裹。视神经外面围的3层脑膜与颅内的3层脑膜相连续。视神经为中枢神经系统的一部分，受损后不易再生。

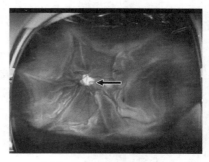

图2-44　全视网膜脱离
箭头示椭圆形孔

视神经疾病包括视盘至视交叉以前视神经段的疾病。由于视神经疾病除视盘的病变可以通过检眼镜检查外，其余部分均不能直视，因此诊断视神经疾病必须依据病史、视力、视野、瞳孔、暗适应、色觉检查，并借助视觉诱发电位、眼底荧光血管造影、眼眶与头颅的X线、CT、B超、MRI等检测手段。其中视野对视神经及视路疾病的定位诊断最为重要。

视神经疾病常见病因为三要素：炎症、血管性疾病、肿瘤。中老年患者应首先考虑血管性疾病，青年则应考虑炎症、脱髓鞘疾病。

（三）青光眼

青光眼（glaucoma）是由于房水循环障碍，导致眼内压升高，超过了视神经的承受能力，导致视神经损失，影响视觉功能，青光眼涉及屈光介质和视神经两部分组织结构损伤。青光眼是一组以视神经凹陷性萎缩和视野缺损为共同特征的疾病，病理性眼压增高是其主要危险因素。青光眼视神经萎缩和视野缺损的发生和发展与眼压升高程度和视神经对压力损害的耐受性有关。青光眼是主要致盲眼病之一，其有一定遗传倾向，在患者的直系亲属中，10%～15%的个体可能发生青光眼。

青光眼视神经损害的机制主要有两种学说，即机械学说和缺血学说。①机械学说：强调视神经纤维直接受压、轴浆流中断的重要性。②缺血学说：强调视神经供血不足、对眼压耐受性降低的重要性。目前一般认为青光眼视神经损害的机制很可能为机械压迫和缺血的合并作用。视神经血管根据眼压的高低，通过增加或减少自身张力以维持恒定的血液供应。

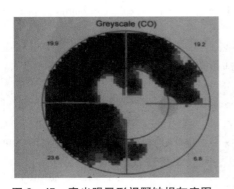

图2-45　青光眼弓形视野缺损灰度图

如血管自动调节功能减退，当眼压升高时，血管不能自动调节，视神经血液供应可明显减少，以至造成病理性损害。

目前已比较清楚地认识到，青光眼属于一种神经变性性疾病。青光眼神经节细胞的凋亡及其触突的变性，以及伴随而来的视功能进行性丧失，都源自急性或慢性神经节细胞损害导致的变性，引起视野损伤（图2-45）。眼压升高、视神经供血不足作为原发危险因素，改变了神经节细胞赖以生存的视网膜内环境；兴奋性谷氨酸、自由基、氧化氮增加,生长因子的耗损或自身免疫性攻击等继发性损害因素,都可能导致神经节细胞及其触突得凋亡和变性。因此,治疗青光眼在降低眼压的同时,还应改善患者的视神经血液供应,并采用谷氨酸受体阻断剂、自由基清除剂或神经营养、生长因子进行视神经保护性治疗。

目前根据前房角形态、病因机制以及发病年龄 3 个主要因素,一般将青光眼分为原发性、继发性和先天性三大类。原发性青光眼分为急性闭角型青光眼、慢性闭角型青光眼、开角型青光眼;先天性青光眼分为婴幼儿型青光眼、青少年型青光眼、先天性青光眼伴有其他先天异常。

📖 [参考文献]

[1] Dedek K, Breuninger T, De Sevilla Müller LP, et al. A novel type of interplexiform amacrine cell in the mouse retina [J]. Eur J Neurosci, 2009,30(2): 217 - 228.

[2] Masland RH. The neuronal organization of the retina [J]. Neuron, 2012, 76(2): 266 - 280.

[3] Wässle H. Parallel processing in the mammalian retina [J]. Nat Rev Neurosci, 2004,5(10): 747 - 757.

[4] Smiley JF, Basinger SF. Somatostatin-like immunoreactivity and glycine high-affinity uptake colocalize to an interplexiform cell of the xenopus laevis retina [J]. J Comp Neurol, 1988,274 (4): 608 - 618.

[5] Flannery JG, Farber DB, Bird AC, et al. Degenerative changes in retina affected with autosomal dominant retinitis pigmentosa [J]. Invest Ophthalmol Vis Sci, 1989,30(2): 191 - 211.

[6] Lee S, Zhang Y, Chen M, et al. Segregated Glycine Glutamate Co transmission from vGluT3 Amacrine Cells to Contrast-Suppressed and Contrast Enhanced Retinal Circuits [J]. Neuro, 2016,90(1): 27 - 34.

[7] Gollisch T, Meister M. Eye smarter than scientists believed: neural computations in circuits of the retina [J]. Neuron, 2010,65(2): 150 - 164.

[8] Virginia Lubkin, Pouneh Beizai, Alfredo A Sadun. The eye as metronome of the body [J]. Surv Ophthalmol, 2002,47(1): 17 - 26.

[9] Lukas S, Philipp AM, Koch I. Switching attention between modelities: further evidence for visual dominance [J]. Psychol Res, 2010,74: 255 - 267.

[10] Bertelson P, Radeau M. Cross-model bias and perceptual fusion with auditory-visual spatial discordance [J]. Percept Psychophys, 1981,29: 578 - 584.

[11] Julia C, Anu S. Visual cross-modal re-organization in children with cochlear implants [J]. Plos One, 2016,25: 1 - 18.

[12] Liang MJ, Zhang JP, Liu JH, et al. Visually evoked visual-auditory changes associated with auditory performance in children with cochlear implants [J]. Front Hum Neurosci, 2017, 11 (510): 1 - 6.

[13] Kupers R, Ptito M. "Seeing" through the tongue: cross-modal plasticity in the congenitally blind [J]. International Congress Series, 2004: 79 - 84.

[14] Mezzera C, López-Bendito G. Cross-modal plasticity in sensory deprived animal models: From the thalamocortical development point of view [J]. J Chem Neuroanat, 2016,75: 32 - 40.

[15] Abdou K, Shehata M, Choko K, et al. Synapse-specific representation of the identity of overlapping memory engrams [J]. Science, 2018,360(6394): 1227 - 1231.

［16］Scialfa CT，Kline DW，Wood PK. Structural modeling of contrast sensitivity in adulthood ［J］. J Opt Soc Am A Opt Image Sci Vis，2002,19(1)：158 - 165.

［17］Gilmore GC，Groth KE，Thomas CW. Stimulus contrast and word reading speed in Alzheimers disease ［J］. Exp Aging Res，2005,31(1)：15 - 33.

Chapter 3

第三章　听　觉

听觉系统由听觉外周和听觉中枢组成，人类依靠听觉系统从外界获取信息，实现言语交流和沟通。外周听觉系统和平衡觉系统毗邻，在很多疾病的发生、发展中发挥着重要作用。通过不同感觉通道的跨通道作用，听觉中枢、视觉中枢和触觉中枢可以实现不同感觉通道的相互作用。本章主要介绍听觉系统的解剖生理、听觉系统疾病，以及听觉系统和其他感觉系统的交互作用。

第一节　听觉外周解剖

一、外耳道

耳道(external acoustic meatus)起自耳甲腔底部的外耳门，向内直至鼓膜，长 2.5～3.5 cm，由软骨部和骨部组成。软骨部约占耳道外侧 1/3，骨部约占耳道内侧 2/3。外耳道有两处较狭窄，一处为骨部与软骨部交界处，另一处为骨部距鼓膜约 0.5 cm 处，后者称外耳道峡。外耳道略呈 S 形弯曲：外段向内、向前而微向上；中段向内、向后；内段向内、向前而微向下。故在检查外耳道深部或鼓膜时，需将耳郭向后上提起，使外耳道成一直线方易窥见。外耳道皮下组织甚少，皮肤几乎与软骨膜和骨膜相贴，故当感染肿胀时，易致神经末梢受压而引起剧痛。软骨部皮肤含有类似汗腺构造的耵聍腺，能分泌耵聍(cerumen)，并富有毛囊和皮脂腺(图 3-1)。

二、中耳

中耳(middle ear)包括鼓室、咽鼓管、鼓窦及乳突 4 部分。

(一)鼓室

鼓室位于鼓膜与内耳外侧壁之间；向前借咽鼓管与鼻咽部相通，向后以鼓窦入口与鼓窦及乳突气房相通。以鼓膜紧张部的上、下边缘为界，可将鼓室分为三部：上鼓室或称鼓室上隐窝；中鼓室，位于鼓膜紧张部上、下缘平面之间，即鼓膜与鼓室内壁之间的鼓室腔；下鼓室，

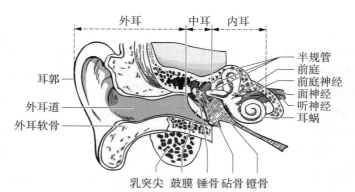

图 3-1 外耳、中耳及内耳解剖示意图

位于鼓膜紧张部下缘平面以下,下达鼓室底。鼓室有外、内、前、后、顶、底 6 个壁。

鼓膜是鼓室外侧壁的一部分,介于鼓室与外耳道之间,为向内凹入、椭圆形、半透明的膜性结构;高约 9 mm,宽约 8 mm,厚约 0.1 mm。鼓膜的前下方朝内倾斜,与外耳道底成 45°～50°。鼓膜边缘略厚,大部分借纤维软骨环嵌附于鼓沟内,称为紧张部。上方鼓膜较松弛,名松弛部。鼓膜中心部最凹处相当于锤骨柄的尖端,称为鼓膜脐。

鼓室内容:主要包括听小骨、肌肉和韧带等。听骨(awdinoposicles)为人体中最小的一组小骨,由锤骨(mallus)、砧骨(incs)和镫骨(stapes)连接而成听骨链(ossicular chain)(图 3-1)。

锤骨形如鼓槌,由小头、颈、短突(外侧突)、长突(前突)和柄组成。锤骨柄位于鼓膜黏膜层与纤维层之间,锤骨小头与砧骨体形成关节。砧骨分为骨体、长脚和短脚。钻骨体位于上鼓室后方,其前与锤骨小头相接形成砧锤关节,末端与镫骨小头形成砧镫关节。

(二)咽鼓管

咽鼓管为连通鼓室与鼻咽的管道,有两个开口,成人全长 35 mm。外 1/3 为骨部,内 2/3 为软骨部;空气由咽口经咽鼓管进入鼓室,使鼓室内气压与外界相同,以维持鼓膜的正常位置与功能。成人咽鼓管的鼓室口高于咽口 20～25 mm,管腔方向自鼓室口向内、向前下达咽口,故咽鼓管与水平面约成 40°,与矢状面约成 45°。咽鼓管黏膜下半部为假复层纤毛柱状上皮。纤毛运动方向朝向鼻咽部,可使鼓室的分泌物得以排除,又因软骨部黏膜呈皱襞样,具有活瓣作用,故能防止咽部液体进入鼓室。

(三)鼓窦

鼓窦为鼓室后上方的含气腔,前与上鼓室、后与乳突气房相连。鼓窦向前经鼓窦入口与上鼓室相通,向后下与乳突气房相通。成人鼓窦的大小、形状、位置因人而异,并与乳突气化的程度有直接关系。

(四)乳突

乳突为鼓室和鼓窦的外扩部分,乳突气房分布范围因人而异,发育良好者,向上达颞鳞部,向前经过外耳道上部至颧突根内,向内达岩尖,向后延至乙状窦后方,向下可延伸入茎突。根据乳突气房发育程度,可分为 4 个类型:气化型,板障型,硬化型和混合型。

三、内耳

内耳(inner ear)又称迷路,位于颞骨岩部内,由复杂的管道组成,含有听觉与位置觉的重要感受装置。内耳分骨迷路与膜迷路,形状相似,膜迷路位于骨迷路之内。膜迷路含有内淋巴,内淋巴含细胞内液样离子成分,呈高钾低钠。膜迷路与骨迷路之间充满外淋巴,外淋巴含细胞外液样离子成分,呈高钠低钾。内、外淋巴互不相通。

(1) 骨迷路:由致密的骨质构成,包括耳蜗、骨半规管以及两者之间的前庭三部分。耳蜗(cochlea)形似蜗牛壳,主要由中央的蜗轴和周围的骨蜗管组成。蜗底向后内方,构成内耳道底。蜗顶向前外方,靠近咽鼓管鼓室口。蜗轴呈圆锥形,骨蜗管旋绕蜗轴 $2\frac{1}{2} \sim 2\frac{3}{4}$ 周,由基底膜自骨螺旋板连续至骨蜗管外壁,骨蜗管被分为上下两腔。上腔又由前庭膜分为两腔,故骨蜗管内共有 3 个管腔:上方者为前庭阶(scala vestibuli),自前庭开始;中间为膜蜗管,又名中阶,属膜迷路;下方者为鼓阶(scala tympani),起自蜗窗(圆窗),为蜗窗膜(第二鼓膜)所封闭。前庭阶和鼓阶的外淋巴经蜗孔相通。骨螺旋板与蜗轴相接的基部内螺旋形小管,称Bosenthal 小管,内有螺旋神经节,其外周突即蜗神经纤维,通过骨螺旋板内的小管,在其鼓唇处穿过神经孔分布于内毛细胞和外毛细胞。在耳蜗底周鼓阶下壁接近蜗窗处,有蜗水管内口,蜗水管外口位于岩部下颈静脉窝和颈内动脉管之间的三角凹内。因此,前庭部的外淋巴可经前庭阶-蜗孔-鼓阶及蜗水管(又称外淋巴管)与蛛网膜下隙相通。

(2) 骨半规管:位于前庭的后上方,为 3 个弓状弯曲的骨管,互相成直角;依其所在位置,分别称外(水平)、前(垂直)、后(垂直)半规管(lateral, anterior and posterior semicircular canals)。每个半规管的两端均开口于前庭,其一端膨大,称为骨壶腹(bony ampulla),内径约为管腔的 2 倍。前半规管内端与后半规管上端合成一总骨脚(common bony crus),外半规管内端为单脚,故 3 个半规管共有 5 孔通入前庭,两侧外半规管在同一平面上,与水平线成 24°～30°,即当头前倾 30°时,外半规管平面与地面平行,两侧前半规管所在平面向后延长互相垂直,亦分别与同侧岩部长轴垂直;两侧后半规管所在平面向前延长也互相垂直,但分别与同侧岩部长轴平行;一侧前半规管和对侧后半规管所在平面互相平行。

(3) 前庭(vestitbule):位于耳蜗和半规管之间,前壁有一孔型蜗螺旋管入口通入耳蜗的前庭阶。后壁有 3 个骨半规管的 5 个开口通入。外壁有前庭窗为镫骨足板封闭。内壁构成内耳到底。

四、膜迷路

膜迷路(membranous labyrinth)由膜性管和膜性囊组成,借纤维束固定于骨迷路内,可分为椭圆囊、球囊、膜半规管及膜蜗管,各部相互连通形成一连续、含有空腔的密闭膜质结构。椭圆囊和球囊位于骨迷路的前庭内,膜半规管位于骨半规管内,蜗管位于耳蜗的蜗螺旋管内。

椭圆囊位于前庭后上部的椭圆囊隐窝中。囊壁上端底部及前壁上感觉上皮,呈白斑状卵圆形的增厚区,称为椭圆囊斑,有前庭神经椭圆囊支的纤维分布,感受位置觉,也称位觉。后壁有 5 孔,与 3 个半规管相通。前壁内侧有椭圆球囊管,连接球囊与内淋巴管。

球囊位于前庭前下方的球囊隐窝中,较椭圆囊小,其内前壁有感觉上皮,呈长圆形的增厚区,称球囊斑,也称位觉斑,有前庭神经球囊支的纤维分布。球囊前下端经连合管与蜗管相通;球囊后下部接内淋巴管及椭圆球囊管。椭圆囊斑和球囊斑感觉上皮构造相同,由支柱细胞和毛细胞组成。上方覆有一层胶体膜称为耳石膜(otolith membrane),此膜由多层以碳酸钙结晶为主的颗粒即耳石(otolith)和蛋白质凝合而成。

膜半规管(membranous semicircular canals)附着于骨半规管的外侧壁,约占半规管腔隙的1/4,借5孔与椭圆囊相通。在骨壶腹的部位,膜半规管膨大为膜壶腹(membramu ampulla):其内有一横位的镰状隆起,称为壶腹峰(crista ampullaris)。壶腹崤上有高度分化的感觉上,由支柱细胞和毛细胞所组成。毛细胞的纤毛较长,常相互粘集成束,插入圆顶形的胶体层,称为崤帽。3个半规管壶腹峰和2个囊斑统称前庭终器。超微结构研究表明,囊斑与壶腹峰的感觉毛细胞有两型:一为呈杯状的毛细胞,与耳蜗的内毛细胞相似,称Ⅰ型毛细胞(type Ⅰ hair cell);二为呈柱状的毛细胞,与耳蜗的外毛细胞相似,称Ⅱ型毛细胞(type Ⅱ hair cell)(图3-2)。

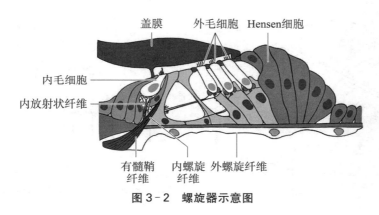

图3-2 螺旋器示意图

内淋巴管前经椭圆球囊管与椭圆囊及球囊相交通,在椭圆囊隐窝的后外侧,经前庭水管止于岩骨后面的内淋巴囊。内淋巴管离椭圆囊处有一瓣膜,可防止反流。内淋巴囊即内淋巴管末端的膨大部分。

五、血管纹

血管纹(stria vascularis)组成包括螺旋凸(spiral prominance)以及外沟(extemal sulcus);下壁由骨螺旋板上的骨膜增厚形成的螺旋缘和基底膜组成。

基底膜(basilar membrane)起自骨螺旋板游离缘的鼓唇,向外止于骨蜗管外壁的基底膜崤。位于基底膜上的螺旋器(spiral organ)又称Corti器(organ of Corti),是由内外毛细胞(inner and outerhair cells)、支持细胞和盖膜(tectorial membrane)等组成,是听觉感受器的主要部分。骨螺旋板及其相对的基底膜峰自蜗底至蜗顶逐渐变窄,而基底膜纤维在蜗顶较蜗底者为长,亦即基底膜的宽度由蜗底向蜗顶逐渐增宽,这与基底膜的不同部位具有不同的固有频率有关。

在Corti器中的螺旋隧道(unnel of Corti)、Nuel间隙(space of Nuel)及外隧道(outer tunmdd Corti)等间隙中,充满着和外淋巴性质相仿的液体,称Corti淋巴。Corti淋巴通过骨螺旋板下层中的小孔及蜗神经纤维穿过的细孔与鼓阶的外淋巴相交通。膜迷路的其他间隙均充满内淋巴,因此,毛细胞的营养来自 Coi 淋巴(其离子成分与外淋巴相似)外,囊斑及壶腹嵴感觉细胞的营养均来自内淋巴(图 3-3)。

研究表明,耳蜗毛细胞顶端表面生出静纤毛,并以阶梯形排成 3 列;外毛细胞静纤毛最外的一列为最长,其末端与盖膜接触;一个毛细胞的静纤毛之间相互结合形成静纤毛束。螺底(高频端)的静纤毛短,靠近蜗顶的静纤毛逐渐变长。静纤毛的长度与其劲度成反比,即静纤毛越长劲度越小。耳蜗隔部的运动引起毛细胞静纤毛弯曲,通过牵引静纤毛之间的横向连接而使静纤毛离子通道开放,离子(主要为 K^+)顺着电压梯度进入毛细胞,引起毛细胞去极化,继而引起毛细胞释放化学递质兴奋听神经纤维(图 3-4)。

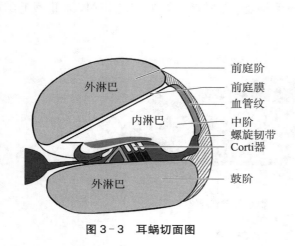

图 3-3　耳蜗切面图

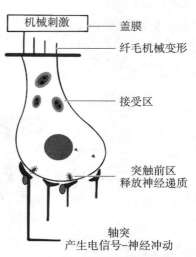

图 3-4　耳蜗毛细胞信号转导示意图

第二节　听觉功能检测技术

临床听功能检查法分为主观和客观测听两大类。主观测试要依靠受试者对刺激声信号进行主观判断,并作出反应,由于主观测试受到受试者主观意识及行为配合的影响,故在某些情况下(如婴幼儿、伪聋),其结果不能完全反映受试者的实际听力情况。主观测试包括纯音测听及阈上听功能测试、音叉试验、言语测听等。与主观测听相反,客观测试不需要受试者的行为配合,不受主观意识的影响,故其结果客观可靠。临床上常用的客观测听有声导抗、耳声发射、听觉诱发电位等。

一、音叉试验

音叉试验是门诊最常用的基本听力检查法,是初步鉴别耳聋性质常用的方法,但不能判断听力损失的程度,常见检查方法有林纳试验、韦伯试验、施瓦赫试验、镫骨活动试验。每套音叉由 5 个频率组成,其中最常用的频率是 256 Hz 及 512 Hz。检查气导(air conduction, AC)听力时,检查者手持叉柄,用叉臂敲击另一手掌的鱼际或肘关节,不要敲击过响以免产生泛音,将振动的两叉臂末端置于耳道口1 cm处。检查骨导(bone conduction,BC)时,应将叉柄末端的底部压置于颅面骨或乳突部。

(一)林纳试验

林纳试验(Rinne test,RT)可测定单耳气导与骨导的长短。方法:先测试骨导听力,让受检者听其振动的声音,当听不到声音时,将音叉移到同侧外耳道口约1 cm处测其气导听力。结果评价:气导听力时间大于骨导(气导>骨导或 AC>BC),为阳性(+);骨导时间大于气导(骨导>气导 BC>AC),为阴性(-);气导与骨导相等(AC=BC),以"(±)"表示。(+)为正常或感音神经性聋,(-)、(±)为传导性聋。

(二)韦伯试验

韦伯试验(Weber test,WT)可比较两耳骨导听力。方法:将击响音叉柄底紧压于颅骨中线的任何一点上,让受检者辨别声音偏向何侧。结果评价:①若偏向患侧,属传导性聋;②偏向健侧,则属感音神经性聋;③两耳相等可能为正常听力或两耳性质相同。记录时,用箭头(→)表示有偏向,用等号(=)表示无偏向。本试验适用于单侧性耳聋。

(三)施瓦巴赫试验

施瓦巴赫试验(Schwabach test,ST)可比较受试耳与正常人骨导听力时间的长短。方法:当正常人骨导消失后,迅速测受试耳骨导听力,再按反向测试。受试耳骨导较正常人延长为(+),缩短为(-),(±)示两者相似。结果评价:(+)为传导性聋,(-)为感音神经性聋,(±)为正常。传导性聋和感音神经性聋的音叉试验结果(表3-1)。

表3-1 音叉试验结果比较

试验方法	正常	传导性聋	感音神经性聋
林纳试验(RT)	(+)	(-)(±)	(+)
韦伯试验(WT)	(=)	→患耳	→健耳
施瓦巴赫试验(ST)	(±)	(+)	(-)

(四)盖莱试验

盖莱试验(Gelle test,GT)可用于检查其镫骨底板是否活动。方法:将鼓气耳镜置于外耳道内,用橡皮球向外耳道内交替加、减压力的同时,将振动音叉的叉柄底部置于乳突部,若镫骨活动正常,受试者感觉到随耳道压力的变化一致的音叉声强弱变化,为阳性(+),反之为阴性(-)。耳硬化或听骨链固定者为阴性。

二、纯音测听和听力图

纯音听阈测试(pure tone threshold audiometry)又称纯音测听(pure tone audiometry)。所谓听阈(threshold of hearing),即指受试者对某一给特定频率的声音,可听到50%的声强分贝数。纯音测听是最常见的听力测试之一,它通常测试气导和骨导的阈值,其结果用听力图来表示。

(一)纯音听阈测试

纯音测听主要测试受试者对单一频率声信号的辨别能力,临床应用于判断听力损失的类型、确定听阈提高的程度、观察治疗效果及治疗过程中的听阈变化。纯音测听应在标准隔声室或声场下进行,环境噪声不得超过 GB 和 ISO 规定的标准,测试前向受试者说明检查方法和怎样配合测试以及注意事项,先测试气导再测试骨导,纯音测听给声频率一般按 1 000 Hz、2 000 Hz、4 000 Hz、8 000 Hz、复查 1 000 Hz、500 Hz、250 Hz、125 Hz 顺序进行,先测试正常耳或听力较好耳作熟悉测试。临床上给声一般采用"升 5(dB)降 10(dB)"即听到声音降低 10 dB,听不到声音升高 5 dB 的规则,如在 5 次测试中受试者有 3 次在同一听力级作出反应,即可确定该听力级为受试耳的听阈,并记录于听力图上。

正常的听力阈值,气导值应小于 25 dB,骨导值应在 0 dB 左右。当两耳听力出现较大差值时,测试耳的刺激声强度过大,应注意避免产生交叉听力,交叉听力指在测试较差耳时,刺激声达到一定的强度会被较好耳偷听到的现象,这样就导致测定的听阈值不准确,由此测试的听力曲线与较好耳极为相似(又称影子听力),不是测试耳真正的听力,气导和骨导均会出现交叉听力,为了避免影子听力的产生,测听时一般采用加掩蔽,加掩蔽是将噪声加在较好耳,常用窄带噪声作为掩蔽声,再对较差耳进行听力测试。并不是所有情况都需加掩蔽。当两耳的气导差相差≥40 dB 时,就有必要加掩蔽;当同一耳的气骨导差相差 10 dB 以上时,也需要加掩蔽。

世界卫生组织(World Health Organization,WHO)2002 年根据 500 Hz、1 000 Hz、2 000 Hz、4 000 Hz 气导平均阈值,将听力损失分为以下几级:

轻度听力损失:26~40 dB HL。

中度听力损失:41~60 dB HL。

重度听力损失:61~90 dB HL。

极重度听力损失:>91 dB HL。

(二)纯音听力图分析

听力图上横坐标为测试频率(Hz),纵坐标示听力损失分贝数(dB HL)。将受试耳的听阈值记录在空白听力图上,将相邻频率的气、骨导听阈值分别连成一线,此即纯音听力图(audiogram),用相应符号表示(表 3-2)。无反应的符号不可与相邻符号连线。分析听力图时,主要注意各频率气导、骨导的听力损失及气导与骨导之间的关系,进而判断听力损失的类型。

表 3-2 纯音听力图记录符号

	右耳(红色)	左耳(蓝色)
气导,未掩蔽	○	✕
气导,掩蔽	△	□
气导,未掩蔽无反应	○↘	✕↙
气导,掩蔽无反应	△↘	□↙
骨导,未掩蔽	⟨	⟩
骨导,掩蔽	[	]
骨导,未掩蔽无反应	⟨↙	⟩↘
骨导,掩蔽无反应	[↙	]↘

听力损失的判断：声音从外耳道进入，通过中耳的传音结构进入耳蜗之前这段，通常称为声音的传导部分；声音进入耳蜗到听神经这段称为感音部分；听神经至大脑听皮质这段称为神经中枢部分。因此声音传导部分有病变就称传导性听力损失，感音部分有病变就称感音性听力损失，神经中枢部分有病变就称神经性听力损失；如果传导和感音部分都有病变就称混合性听力损失，而感音和神经中枢部分都有病变就称感音神经性听力损失。

（1）传导性听力损失：骨导正常或接近正常，气导下降，气、骨导之间的差值称气-骨导差（air-bone gap），气导曲线平坦或低频听力损失较重而呈上升型曲线。

（2）感音神经性听力损失：气、骨导曲线呈一致性下降，无气骨导差（允许 3～5 dB 误差），一般先影响高频，常呈下降型听力曲线。

（3）混合性听力损失：气、骨导均下降，并有气骨导差，兼有传导性聋和感音神经性聋的听力曲线特点。

（三）纯音测听相关测试

（1）甘油试验：甘油试验是用于梅尼埃病的一个诊断依据。按体重计算甘油加等量生理盐水空腹饮下，服用前与服用后每隔 1 h 做 1 次纯音测听，共做 3 次。若患耳听力在服甘油后提高 15 dB 或以上者为阳性，梅尼埃病患者多为阳性，但在间歇期、脱水等药物治疗期为阴性。

（2）自描听力计测听：自描听力计测听，又称 Bekesy 测听，自描听力计可同时发放连续性和脉冲性纯音，测试时由受试者对是否听到测试声作出相应的反应，通过记录给声强度的变化，可以自动描记出两条具有锯齿形曲线的听力图。根据两条曲线的位置及其相互关系，以及波幅的大小可了解受试耳的听敏度及耳聋性质，还可以鉴别耳蜗性和蜗后性聋。但此测试方法在临床不常用。

三、阈上功能测试

阈上功能测试是用听阈上的声强来进行的一系列测试，对于鉴别神经性聋和耳蜗性聋有一定的参考价值，阈上功能测试包括响度重振测试及听觉疲劳测试。

（一）响度重振试验

声音的强度与响度是两个不同的概念，声音的强度是一个物理量，可以进行客观测量。响度则是人耳对声音强度的主观感觉，与声音的强度和频率有关。正常情况下，随着声音强度的增加响度也增大，但耳蜗病变时，强度在某一强度值之上的进一步增加却能引起响度的异常增大，称为重振现象。通过对重振的测试，有助于耳蜗性聋和蜗后聋的鉴别。重振试验的方法有多种，如双耳交替响度平衡试验、单耳交替响度平衡试验、短增量敏感指数试验、Metz 重振试验等。

（二）双耳交替响度平衡试验

双耳交替响度平衡试验适用于一侧听力损失或双侧听力损失但一耳较轻者。方法：在纯音听阈测试后，选两耳气导差值大于 20 dB HL 者进行测试。仅测试气导听力，先在健耳或较好耳逐次增加声强，每档 10～20 dB HL，每增加一档后，随即调节病耳或较差耳的阈上给声强度，直到两耳感觉响度相等为止。于听力表上分别记录两耳响度一致时的听力级，并画线连接。当两耳最终在同一听力级上感到响度一致，表示有重振。若两耳不能在同一听力级上达到相同的响度，表示无重振。

（三）Metz 重振试验

该测试是在纯音听阈和声导抗反射测试的基础上，通过计算同一频率纯音听阈和镫骨肌声反射阈之间的差值来评定重振现象的有无。正常人差值为 75～95 dB；≤60 dB 表示有重振，为耳蜗性聋；≥100 dB 表示蜗后性聋。但应注意该差值可因耳聋严重程度的不同而有差异，重度听力损失者差值可变小，而轻度听力损失者差值可大于 60 dB。

（四）短增量敏感指数测验

该测试是受试耳对阈上 20 dB 强度的连续声信号中出现的强度微弱变化（1 dB）的敏感性，计算其在 20 次声强微增变化中的正确辨别率，即敏感指数。耳蜗病变时，敏感指数可达 80%～100%。通常选用 1 000 Hz 来进行测试，正常或其他性质耳聋一般为 0～20%。

（五）音衰试验

测试时选 1～2 个频率给受试耳听持续的、听阈（或阈上 5 dB）强度的测试音 1 min，若始终能听到刺激声，试验结束。若受试耳感到声音在不到 1 min 内消失，在不终止给声情况下，提高声强 5 dB，直至受试耳可听满 1 min。计算测试结束时给声的强度和该频率听阈值的差值。正常耳和传音性聋为 0～10 dB，耳蜗病变者差值不超过 30 dB，因此当音衰值超过 30 dB 为音衰试验阳性，提示患耳存在蜗后病变。

四、声导抗测试

声导抗测试常作为声阻抗测试、声导纳测试或两者的通用术语，是客观测试中耳功能及第七和第八对脑神经功能状态的方法。声波在介质中传播需要克服介质分子位移所遇到的对抗称声阻抗（acousti impedance），被介质接纳传递的声能叫声导纳（acousti admittance）。声导抗（acoustic immittance）是声阻抗和声导纳的合称。

声阻由摩擦产生，主要来自中耳内的肌肉等，使动能转换成热能而耗散。声抗也对抗运动，但与声阻的对抗不同。声阻使能量储存。质量声抗主要来自鼓膜与听骨链的质量，同时包含内耳淋巴液的惯性。劲度声抗取决于鼓膜、外耳与鼓室内的空气、听骨链韧带及关节、镫骨底板、圆窗膜及内耳淋巴液和基底膜的弹性。声抗与频率相关，质量声抗与劲度声抗相位相反。上述各种结构病理改变均会影响声阻抗或声导纳的状态，因此通过测量声阻抗或声导纳的变化就可以判断、区分各种耳科疾病。

临床上，声导抗测试一般分为两个部分：鼓室导抗图和声反射测试。鼓室导抗图可以提供中耳和咽鼓管功能的相关信息，声反射测试能够提供声反射路径相关信息。常用的声音刺激频率为 226 Hz、678 Hz、1 000 Hz 及多频声导抗。

（一）鼓室导抗图

鼓室导抗测量（tympanometry）测量外耳道压力变化过程中的声导抗值，是声导抗测试的重要组成部分。

（1）等效外耳道容积：一般成人 2 ml 以下，儿童为 0.7～1 ml，超出 2 ml 可能有鼓膜穿孔，为外耳道与中耳容积之和，可以发现不易看到的小穿孔，并判断分泌性中耳炎时留置的通气管是否通畅。

（2）静态声顺值：外耳道与鼓室压力相等时的最大压力值，通常称为静态声顺值，即鼓室导抗图峰顶与基线的差距。声顺值的大小，代表鼓膜及中耳系统的活动度，正常两者之差为鼓膜平面的静态声顺值，表示中耳传声系统的活动度，正常值为 0.3～1.6 ml。

（3）鼓室导抗图：临床上常见 5 种类型的鼓室图如图 3-5 所示，A 型峰值出现在 0 daPa（正常范围：±100 daPa），峰值 0.3～1.6 ml。在 A 型鼓室声导抗图中，又根据峰值的幅度大小分为 Ad 和 As 两个亚型。As 型：峰值的幅度小于 0.3 ml，多见于镫骨固定。Ad 型：峰压出现在正常范围，峰值的幅度大于 1.6 ml，多见于鼓膜愈合性穿孔和听骨链中断。B 型：鼓室声导抗平缓，峰值小于 0.3 ml，多见于鼓室积液、耵聍堵塞等。C 型：鼓室图形态正常，但峰值负压超过 -100 daPa，峰值幅度在正常范围，多见于咽鼓管功能障碍。

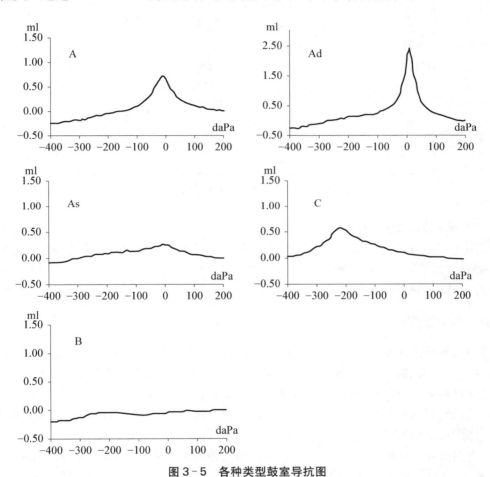

图 3-5　各种类型鼓室导抗图

（二）镫骨肌反射

镫骨肌反射简单说就是当耳朵在受到过大声音刺激时，镫骨肌收缩，增加了中耳传导途径的劲度，阻止过大声音传入内耳，从而避免损伤内耳。镫骨肌反射的引出可以作为鼓室功能正常的指标，镫骨肌反射阳性表示听骨链完善，活动良好，声反射弧完整。

声反射的神经网络位于脑干的低部位。当声刺激时，经中耳传递的声音到达耳蜗，耳蜗感觉细胞的兴奋性信号经听神经传至耳蜗腹核，大部分轴突经斜方体至面神经运动核的内侧部分，一部分神经纤维经斜方体至同侧内上橄榄核，再传至同侧面神经的内侧部分，然后经面神经及其镫骨肌支到达同侧镫骨肌。这是同侧反射弧。在神经冲动到达耳蜗腹核后，经由内上橄榄核至对侧面神经核，再经对侧面神经及镫骨肌支使对侧镫骨肌收缩，此为对侧反射弧(图 3-6)。临床检查报告中,最常见的就是声反射阈,正常耳诱发的声反射的声音强度为 70~100 dB SL。

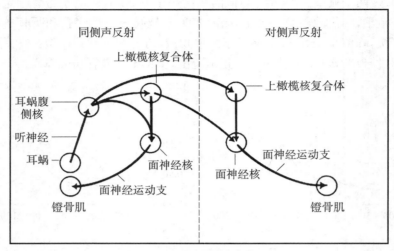

图 3-6　同侧和对侧声反射路径示意图

(三) 镫骨肌声反射衰减

常用 1 000 Hz 声反射阈上 10 dB,持续刺激 10 s,正常镫骨肌反射保持在稳定水平,无衰减。蜗后病变因听适应异常,镫骨肌收缩很快衰减,通常以衰减到原始幅度一半的时程为半衰期,少于 5 s 为蜗后病变指征。

五、耳声发射

耳声发射的定义是一种产生于耳蜗,经听骨链及鼓膜传导释放入外耳道的音频能量。研究证明,耳声发射起源于耳蜗。普遍认为这些振动能量来自外毛细胞的主动运动。外毛细胞的这种运动可以是自发的,也可以是对外来刺激的反应,其运动通过 Corti 器中与其相邻结构的机械联系使基底膜发生机械振动,这种振动在内耳淋巴中以压力变化的形式传导,并通过卵圆窗推动听骨链及鼓膜振动,最终引起外耳道内空气振动。

依据是否存在外界刺激声信号诱发,以及由何种声刺激诱发,将耳声发射分为两大类:

(1) 自发性耳声发射(SOAE):在没有任何外界刺激的情况下发生的声能释放。

(2) 诱发性耳声发射(EOAE):即通过外界不同的刺激声模式引起各种不同的耳蜗反应。依据由何种刺激诱发,又可进一步分为瞬态诱发耳声发射、畸变产物耳声发射、刺激频率诱发耳声发射和电诱发耳声发射。

临床检查常用瞬态诱发耳声发射和畸变产物耳声发射。

(1) 瞬态诱发耳声发射(TEOAE):是指耳蜗受到单个瞬态声刺激信号诱发的耳声发射,临床常用短声(click)作为刺激声信号。在正常听力成人中,TEOAE 的检出率可接近或达到 100%。由于鉴别标准并不统一,各方统计结果有一定差异。在正常新生儿中,有关 TEOAE 检出率的报道大都在 90%~100%,当 ABR V 波阈值≤30 dB HL 时,所有受试者均可检出 TEOAE 反应,当 ABR 波 V 阈值≥40 dB HL 时,TEOAE 消失。

（2）畸变产物耳声发射（DPOAE）：是耳蜗同时给予两个具有一定频率比关系（$f1$ 和 $f2$，且 $f1<f2$，$f2/f1<1.5$）的纯音诱发的耳声发射。信号出现于两个刺激音有关的固定频率上，以 $2f1\sim f2$ 反应幅值最大、最稳定，临床上最常选用。DPOAE 主要优势在于具有准确的频率特性，比 TEOAE 更精确地监测听觉位置的毛细胞功能。TEOAE 对听力损失更敏感，较小的听力损失后即可缺失，DPOAE 有时可能在听力损失较重耳，纯音听阈 50 dB HL 仍可引起。DPOAE 的另一优势是与听力图间有较好的相关性，所以 DPOAE 也被用于新生儿听力筛查。

听力正常人的 TEOAE 和 DPOAE 引出率接近 100%，耳蜗性聋且听力损失＞40 dB HL，诱发性耳声发射消失；中耳病变时，在外耳道亦不能记录到耳声发射。蜗后病变但耳蜗功能正常时，诱发性耳声发射正常。由于耳声发射检测具有客观、简便、无创、灵敏等优点，目前耳声发射在临床上常用于：婴幼儿的听力筛查之一，对耳蜗性聋的早期定量诊断，对耳蜗性聋及蜗后性聋的鉴别诊断。

六、听觉诱发电位测试

声波在耳蜗内通过毛细胞传导、传入神经冲动，并沿听觉通路传到大脑，在过程中产生的各种生物电位，称为听觉诱发电位（auditory evoked potentials，AEP）。用这些电位作为指标来判断听觉通路各个部分的功能，它是一种不需要受试者判断与反应的客观测听法。听性诱发的生物电位种类较多，目前常用于临床的有耳蜗电图、听性脑干诱发电位、中潜伏期相关电位、皮质诱发电位和多频稳态诱发电位。受试者需要在安静或睡眠状态下测试。

（一）耳蜗电图

耳蜗电图（electrocochleograph，ECochG）：耳蜗电图是一种测量来自耳蜗电反应和听神经电位的方法，属于近场记录，记录电极接近于电位发生源。记录电极靠近鼓膜近圆窗处，参考电极置于同侧乳突或耳垂，接地电极位于鼻根处。包括三种诱发电位：耳蜗微音电位（CM）、总和电位（SP）和动作电位（AP）。

1. 测试方法

刺激信号可用短声（click）、短音（tone pip）、短纯音（tone burst）等。click 的能量分布较广所以较常用，滤波带宽一般 100～3 000 Hz，刺激速率 10 次/秒，分析窗宽一般用 10 ms，平均叠加 256～512 次。

2. 测试内容

（1）CM：由耳蜗外毛细胞产生，是神经前电位，没有潜伏期，振幅随声刺激强度增大而增大，其波形与刺激声的波形一致，是分别用疏波和密波两种刺激声相位的相减。

（2）SP：关于 SP 的来源仍在研究中，目前认为与耳蜗隔部的不对称性有关，在高强度刺激的情况下，基底膜围绕其中点不对称性振动，向鼓阶过度偏移产生的连续直流电成分，是多种电位之总和，所以称之为总和电位。其为神经前电位，也没有真正的潜伏期，但根据刺激信号不同，记录电极的位置不同，可表现出正、负不同的极性。

（3）AP：产生于耳蜗神经，是声刺激诱发的若干神经纤维同步放电的结果，随刺激强度增加振幅增大，潜伏期缩短，AP 是反映听觉末梢功能最敏感的电位，是耳蜗电图中的主要观察对象。

对各波的潜伏期、振幅、SP/AP 振幅的比值，以及刺激声强度等指标进行分析，有助于对听神经及其外周听觉传导通路上耳聋性质进行鉴别，客观评定治疗效果，常用于对梅尼埃病的诊断,-SP/AP 的比值≥0.4 为阳性(图 3-7)。

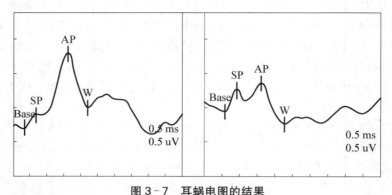

图 3-7 耳蜗电图的结果
-SP/AP<0.4 为耳蜗电图阴性,-SP/AP≥0.4 为耳蜗电图阳性。

(二)听性脑干反应

听性脑干反应(Auditory Brainstem Response,ABR)是通过头皮电极记录听神经和脑干通路对于瞬态声刺激信号的一系列短潜伏期听觉诱发电位。通常在刺激后 10 ms 内(婴幼儿的时间会长于 10 ms)记录到的 5~7 个正向波(见图 3-8),依次用罗马数字Ⅰ~Ⅶ表示,ABR 各波均为突触后电位,通过各波潜伏期的变化可了解神经冲动传导是否受各种病例因素的影响而引起神经传导阻滞,从而反映听神经和听觉低位中枢的功能状态,反映听敏度和脑干听觉通路的神经传导能力。

这些波存在多位点复合性起源可能性,但也可简单地认为Ⅰ波是听神经动作电位,Ⅱ波起源于耳蜗神经核,Ⅲ波来自脑桥上橄榄复合核与斜方体,Ⅳ波与Ⅴ波分别代表外侧丘系和中脑下丘核,Ⅵ波与Ⅶ波是丘脑内膝状体和听放射的动作电位波形。Ⅰ~Ⅴ波较稳定,其中Ⅴ波振幅最高,可作为辨认 ABR 的标志。Ⅰ波潜伏期代表听觉通路的周围性传导时间,Ⅰ~Ⅴ波间潜伏期是脑干段听觉中枢性传导时间,也代表脑干功能的完整性。ABR 是客观听力检查,与听力计检查不同,无须受检者配合。临床上听性脑干反应检查往往用来做小儿或成人的客观听力检测,看是否有听力损失。

1. 测试方法

使用脑干诱发电位仪测试,记录电极放置在前额正中,参考电极放在给声侧耳垂或乳突部,接地电极置于鼻根。多采用短声刺激,也有用短纯音(Tb-ABR)。滤波带宽 100~3 000 Hz,常用刺激速率 11.1 次/秒,分析窗宽一般用 10~20 ms,平均叠加 1 000~2 000 次。

2. ABR 阈值判断和分析

一般先用 60~70 dB nHL 的刺激强度,如果波形不佳,则可增加强度 10~20 dB,直到能清晰辨认Ⅰ、Ⅲ、Ⅴ波,再以 10 dB 一挡减低刺激强度,得出不同强度的结果,直到引不出可重复的Ⅴ波检查才可结束,一般根据潜伏期和波形的重复性来判断波形的位置。临床分析指标包括:Ⅰ、Ⅲ、Ⅴ波的潜伏期及振幅,Ⅰ~Ⅲ、Ⅲ~Ⅴ、Ⅰ~Ⅴ波的波间期,两耳Ⅴ波潜伏期和Ⅰ~Ⅴ波的波间期差。Ⅰ波:是由听神经纤维发生的,正常潜伏期在 1~2 ms,它是计算其他各波的基准,因此辨认Ⅰ波尤为重要;刺激声强度减弱可导致潜伏期延长,增加刺激的强度,减慢刺激重复率可使Ⅰ波的振幅加大;使用交替波可以消除伪迹和 CM 干扰,有

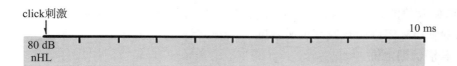

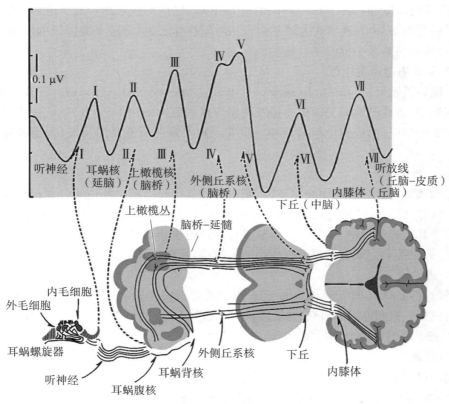

图 3-8 ABR 的波形及其来源示意图

助于Ⅰ波的辨认。Ⅲ波：来自脑桥的活动，正常潜伏期在 3～4 ms，振幅一般高于Ⅰ波。Ⅴ波：来源于下丘脑，ABR 中最稳定的成分，正常潜伏期在 5～6 ms；改变给声重复率和降低声强，对波Ⅴ出现率影响较少，在其他波消失后波Ⅴ还可继续存在；随着刺激强度减弱，Ⅴ波潜伏期也相应延长。Ⅳ波和Ⅴ波常出现融合，通常称为Ⅳ-Ⅴ复合体。

3. 临床应用

临床上 ABR 检测的主要目的有两个：一个是根据波潜伏期对听神经核听觉脑干通路的功能进行临床评估。另一个就是以Ⅴ波反应阈作为评估患者中高频听阈的客观指标。后者主要用于婴幼儿听力筛选、听力评估、鉴别精神性和器质性耳聋。对听神经瘤及脑桥小脑肿瘤瘤体小而 CT 不能发现者有重要诊断意义。

（三）中潜伏期诱发电位与 40 Hz 相关电位

中潜伏期诱发电位（middle latency evoked potential，MLEP）是指给予声音刺激后，在头皮上所记录到潜伏期在 10～50 ms 范围之内的听觉神经通路电位变化。代表丘脑及听皮质的电活动。40 Hz 相关电位是指以刺激速率为 40 Hz 的声音所诱发，波形呈正弦曲线。主要用于对听阈阈值的评估,尤其是对于低频阈值的评估更有价值,具有频率特异性可反映 500 Hz、1 000 Hz、2 000 Hz 频率的听敏度。

(四)长潜伏期电位

包括 P1、N1、P2 及 N2 等波,出现在刺激后 50～300 ms。该成分在脑的前额叶电位最大,又称皮质慢反应(slow-cortex response,SCR)。它并不只对声音起反应,触觉、痛觉、视觉等刺激引起的 SCR 表现形式大致相似。从时间特性上说,它是多源多极的皮质继发性诱发电位,反映皮质高级中枢的整合活动。

(五)多频稳态诱发电位

多频稳态诱发反应(multiple auditory steady-state evoked responses,MASSR):是由周期性调幅、调频或既调幅又调频的持续调制声或刺激速率在 1～200 Hz 的短声、短纯音诱发的稳态脑干反应,反应相位与刺激相位具有稳定关系的听觉诱发反应,因而被称为"稳态诱发电位"。

1. 基本原理

调频和调幅处理后的不同频率声波,刺激耳蜗基底膜上相应部位听觉末梢感受器,其听神经发出神经冲动,沿听觉通路传至听觉中枢,并引起头皮表面电位变化,这种电位变化通过放大技术并被计算机记录下来,由电脑进行快速傅里叶变换,将反应波由时域信息转换成频阈信息,此时得到一既有振幅又有相位的矢量值,系统自动判断是否有反应出现。

2. 测试方法

电极位置同 ABR,即记录电极置于额部发迹处中央位置,参考电极置于同侧乳突或耳垂,地线在眉间,极间电阻<5 kΩ。测试频率:一般为 500 Hz、1 000 Hz、2 000 Hz、4 000 Hz,有的也做 250 Hz 及 8 000 Hz,常用插入式耳机。

3. 参数设置

不同的仪器具有不同的参数设置。伪迹剔除:通常当振幅超过 ±30～40 μv 时考虑为干扰,作为伪迹剔除。调制:调制频率一般设为 70～100 Hz,太低如低于 50 Hz 则受睡眠影响大;太高对低频频率特性影响大。带通通常为 30～300 Hz,增益为 1×10^5 倍。

4. 结果判断

如果不给测试者测试信号或信号低于其听阈,计算机得到的 EEG 信号反映在图中线段分布是随机的,即图中线段的长度和方向分布均匀;如果给出一高于听阈的特定频率稳态刺激信号,图中将出现"成簇"的矢量线段(图 3-9),线段相对集中于某一区域,即出现锁相现象(phase lock)。

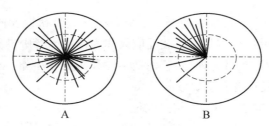

图 3-9　多频稳态诱发电位测试

图 A 示 EEG 样本无测试信号或信号低于听阈时得到的矢量线段:矢量线段长短不等,相位随机分布

图 B 示调制信号诱发产生了稳态诱发电位,矢量线段成簇出现,存在着锁相现象

5. 临床应用

ASSR 属于客观测听方法,在不能进行行为测听时可用于测定不同频率的听阈,ASSR 的阈值与行为测听阈值的相关性较高,故可用之估计行为听阈,从 ASSR 测试所得到的预测听力图与行为测听有一定的可比性。得到的 ASSR 听阈与行为测听听阈相关系数介于 0.72～0.98;通常由 ASSR 得出的听阈比纯音行为测听听阈高,其差值在 10～20 dB。ASSR 的阈值与行为测听阈值间的差异与频率有关:差异随频率增高而缩小;ASSR 的阈值与行为测听阈值间的差异与听力损失程度有关:听力损失越重,ASSR 与纯音听阈的差值越小,用 ASSR 估计纯音听阈的准确性越高。与年龄有关:新生儿的 ASSR 阈值较成人高。

七、行为测听

行为测听是指给予被测者一个声刺激,观察被测者的行为反应,以此了解其听力水平。广义的行为测听等同于所有的主观反应测听,在对较小聋儿的测试中主要是根据被测儿童的年龄特点,采用不同的测听方法,以估测儿童听力损失程度。对助听器或人工耳蜗的补偿效果评估以及对言语发育和交流能力的评估,行为观察测听与电生理听力测试是相互补充、不可替代的,获得可靠的行为测听阈值对于聋儿来说至关重要。

(1) 行为观察测听(behavioral observation audiometry,BOA):对 6 个月以下婴儿的行为测听主要是应用不附加强化条件的行为观察测听,为一种被动的方法,即观察受试儿与声刺激一致的反射性行为反应。此法虽不能定量,且对较大婴儿由于可产生适应性而失去兴趣,难以获得准确恒定的反应结果,但对不能采用强化条件刺激的小婴儿仍是目前唯一的一种行为测听方法。

(2) 视觉强化测听(visual reinforcement audiometry,VRA):用于对 6 个月～2 岁幼儿的行为测听,即应用视觉刺激来强化对声刺激的反应,目的在于通过视觉刺激强化对声刺激引起的转头或定向反应。

(3) 游戏测听(play audiometry,PA):2～6 岁孩子适用,根据儿童喜欢游玩心理而设计。在测试过程中,安排儿童一些游戏活动来配合测听进程。可通过声场或耳机进行。测试过程中,对小儿的合作及正确反应时给予表扬鼓励,以保持小儿对反应的积极性。

八、言语测听

言语测听(speech audiometry):指一种用言语信号作为声刺激来检查受试者的言语听阈和言语识别能力的听力学测试方法。语言是人类所特有的用来表达意思、交流思想、传达信息的工具。语言的形式是用口说的"言语",言语是判断听功能的重要指标。听觉通路任何一个部位的病变都会影响对言语的理解。因此,用言语信号作为声信号来检查被检查者对言语的听阈和识别言语的能力是听力学检查中比较基本和重要的方法之一。

(1) 言语识别阈(speech recognition threshold,SRT):原来也称为言语接受阈,一般应用有意义的扬扬格词表来测试,即受试者能听懂 50% 的扬扬格词时所对应的给声强度。

(2) 言语识别率(speech recognition score,SRS):对一受试者,以指定的言语信号和指定的发送方法,在指定的言语级时,能正确识别实际检查项的百分数。

(3) 最大言语识别率(PBmax):对一受试者,以指定的言语信号和指定的发送方式,分别以不同的言语级进行测试,得到一系列识别率得分,数值最大的一个即为最大言语识别率。

（4）言语识别曲线：对指定的言语信号和发送方式,得出的受试者的言语识别率和言语级的函数曲线。

（5）言语识别率的临床意义：评价言语识别能力,决定是否需要助听器或其他康复手段,比较不同助听器或放大装置的效果,监测患者在诊断或康复进程中的表现。

第三节　耳　　聋

听觉是人体的重要感官功能之一,良好的听觉是获取外界信息、工作、学习以及感受人生乐趣的必要条件,很多人因为耳聋而降低了生活质量。导致耳聋的原因各种各样,但根据病变部位可将耳聋分为三大类,即传导性耳聋,外耳与中耳部位发生病变;感音神经性耳聋,内耳耳蜗部位、听神经、大脑听觉中枢发生病变;混合性耳聋,耳的传音部分和感音部分均有病变。据世界卫生组织报告,2005 年全球罹患听力障碍的人数为 3.6 亿,其中 60% 以上为感音神经性聋。

一、传导性聋

声波经过耳郭的收集,通过外耳道,引起鼓膜及听小骨震动,从而将机械能传入内耳,引起淋巴液的波动。在这一过程中,任何结构或者功能障碍均会导致声能的传递出现障碍,进入内耳的声能减少,这样所造成的听力下降为传导性听力损失,又称为传导性聋。耳聋的程度可因病变部位及程度而有不同。最严重的传导性聋其阈值可上升至 60 dB 以上。

（一）单纯耳郭畸形

不管是先天性畸形或是后天因素所致的残缺,对听力影响轻微,因为耳郭的集声功能仅在 3 dB 以内。先天性耳郭畸形往往并发耳道、中耳甚至内耳的畸形。

1. 先天性耳郭畸形

1）分类

先天性耳郭畸形（congenital malformation of auricula）是第一、二鳃弓发育畸形所致。胚胎第 6 周在第一鳃弓和第二鳃弓上形成的 6 个丘样结节,逐渐隆起,融合、卷曲,至胚胎第 3 个月,合成耳郭雏形。在胚胎 3 个月内受遗传因素,药物损害或病毒感染,均可影响耳郭发育致出现畸形。畸形可表现为位置、形态及大小异常 3 类,可发生在单侧或双侧。根据畸形情况,可分为以下几类。

（1）移位耳：耳郭向下颌角方向移位,耳道开口亦同时下移,且常伴有形态和大小变化。

（2）隐耳：为耳郭部分或全部隐藏在颞侧皮下,不是正常 45°角展开,表面皮肤可与正常相同,软骨支架可以触及,形态基本正常或略有异常。

（3）招风耳（protruding ear）：耳郭过分前倾,至颅耳角接近 90°。

（4）猿耳（macacus ear）：人胚胎第 5 个月的一段时间内,在耳郭上缘与后交界处有一向后外侧尖形突起,相当于猿耳的耳尖部,一般至第 6 个月时已消失,若有明显遗留,属返祖现象,若有部分遗留称为达尔文结节。

（5）杯状耳（cup ear）：对耳轮及三角窝深陷，耳轮明显卷成圆形，状似酒杯而得名，其体积一般较正常为小。

（6）巨耳（macrotia）：耳部整体成比例增大者少见，多为耳郭的一部分或耳垂过大。

（7）副耳（accessory auricle）：除正常耳郭外，在耳屏前方或在颊部、颈部又有皮肤色泽正常之皮赘突起，大小、数目及形态多样，内可触及软骨，部分形似小耳郭，系第一、二鳃弓发育异常所致，此类病例常伴有其他颌面畸形。

（8）小耳（microtia）：耳郭形态、体积及位置均有不同程度的畸形，且常与耳道狭窄、闭锁及中耳畸形伴发。通常按照按畸形程度可分三级。

2）诊断

应询问患者家庭中有无类似病例及母亲妊娠时有无染病或服药史，耳郭病变根据视、触所见即可确诊，但应作全面检查，排除其他伴发畸形，为明确是否伴有中耳、面神经及内耳畸形，仍需要进行以下检查：

（1）听功能检查：①音叉试验。Weber 试验：内耳正常偏患侧，内耳不正常可偏健侧。Rinne 试验：内耳正常为阴性，内耳不正常可为阳性。②电测听。纯音气骨导测试，内耳功能正常者呈传导性聋曲线，内耳功能不正常者呈感音神经性聋曲线。

（2）影像检查：耳部 X 线片和 CT 检查，可以确定骨性外耳道、乳突气房、鼓室、听骨链及内耳结构是否存在、大小及形态是否正常。

3）治疗

因耳郭形态奇异，影响外观而无明显听力问题的患者，可根据病情于 9 岁以后行整形手术矫治。尚需考虑患儿心理状况，根据情况可学龄前手术。如存在严重听力问题，则需选择合适的手段及时纠正。

（二）外耳道病变

可见于先天性外耳道畸形或炎症、肿瘤、外伤等所致之耳道狭窄、闭塞，外耳道异物、耵聍栓及耳道胆脂瘤等原因。外耳道完全堵塞，可致听阈上升 45～60 dB。

1. 外耳道耵聍栓塞

在外耳道内耵聍聚积过多，形成较硬的团块，阻塞于外耳道内，称耵聍栓塞（impacted cerumen），可影响听力。

1）病因

在外耳道软骨部的皮肤内有耵聍腺，其分泌物叫耵聍。在我国，大部分人是干性耵聍，成片状，这种耵聍可随头位的改变或运动，以及下颌关节的活动向外脱落；另有部分人的耵聍黏稠，称油性耵聍，不易脱出。正常情况下，耵聍对外耳道和鼓膜有保护作用。如耵聍在外耳道内堆积，凝结成块，堵塞外耳道，就成为耵聍栓塞。

2）症状

外耳道未完全阻塞者多无症状，可有局部瘙痒感。耵聍完全堵塞外耳道时，耳闷胀不适，伴听力下降，有时可有与脉搏一致的搏动性耳鸣。可伴眩晕，下颌关节活动时可有耳痛。进水膨胀后有胀痛，伴感染则疼痛剧烈。

3）检查

耳镜检查外耳道内有棕黑色团块，触之很硬，与外耳道壁可无间隙。听力检查为传导性听力损失。近有文献报道外耳道耵聍栓塞影响老年人的听力和认知状态。如伴发感染，外耳道皮肤出现红肿,可有脓液。如伴有眩晕者可见自发性眼震。

4)诊断和鉴别诊断

外耳道耵聍通过耳镜检查一般不难诊断,但需与外耳道胆脂瘤和外耳道表皮栓相鉴别,它们的处理方法有明显不同。

外耳道胆脂瘤是外耳道损伤后,或皮肤的炎症,使生发层的基底细胞生长旺盛,角化上皮细胞加速脱落,且排出受影响,在外耳道内堆积过多,形成胆脂瘤。

外耳道表皮栓是外耳道内阻塞性角化物的聚集。也有认为耵聍栓塞使外耳道皮肤充血,促进表皮脱落,又因耵聍栓塞,脱落上皮无法排出,在外耳道内堆积形成外耳道胆脂瘤。

5)治疗

外耳道耵聍唯一的治疗方法是将其取出,但由于外耳道弯曲,皮下组织少,很容易引起患者疼痛,因此,既要取出耵聍,又不损伤外耳道和鼓膜,还尽量不引起患者的疼痛,有时并非易事,常用的方法有:

(1)耵聍钩取出法:将耵聍钩沿外耳道后上壁与耵聍之间轻轻插入到外耳道深部,注意不要过深,以防损伤鼓膜,然后轻轻转动耵聍钩勾住耵聍,一边松动,一边缓慢向外拉动,将其取出。也有人主张在耵聍与外耳道之间滴入油剂润滑,再用耵聍钩取出。如果此法不能取出,或患者不能配合,则可以采用下法。

(2)外耳道冲洗法:所谓外耳道冲洗是指先用滴耳剂完全软化耵聍后用水将耵聍冲出。常用的滴耳剂是3%～5%的碳酸氢钠溶液,每2h滴一次,3d后用温水(水温与体温相近)将耵聍冲出。现在耳鼻喉科检查台都附有加温水的装置和冲洗装置。

如有外耳道狭窄,或急慢性化脓性中耳炎,不能采用冲洗法。

(3)吸引法:如遇不能用冲洗法取出耵聍的患者,可在滴耳液软化耵聍后用吸引器慢慢将耵聍吸出。

要注意:无论是用耵聍钩取出法、冲洗法,还是用吸引法,操作都要轻柔,不要损伤外耳道皮肤和鼓膜,如不慎损伤了外耳道皮肤,则可能导致感染。

(三)鼓膜病变

鼓膜炎症、增厚瘢痕、粘连或穿孔,使其受声波刺激后之振动面积与振幅下降,致声能损失,听阈可上升30 dB左右,若鼓膜紧张部大穿孔,失去对圆窗的屏蔽功能,听阈可上升至45 dB左右。

1.鼓膜穿孔

1)病因

鼓膜位于外耳道深处,在传音过程中起重要作用。鼓膜穿孔常因感染、外力作用所致,如用各种棒状物挖耳、火星溅入、小虫飞入、烧伤、掌击、颞骨纵形骨折、气压伤等。

2)临床表现

(1)急性期患者可感突然耳痛、耳漏、耳闷、听力减退、耳鸣。气压伤时,还常因气压作用使听骨强烈震动而致内耳受损,出现眩晕、恶心、混合性听力损伤。静止期则通常出现单纯的听力下降。

(2)耳镜检查可见各种鼓膜穿孔。创伤引起时鼓膜多呈裂隙状穿孔,穿孔边缘及耳道内有血迹或血痂,颞骨骨折伴脑脊液漏时,可见清水样液渗出。感染引起则常表现为鼓膜紧张,有大小不一的圆形穿孔。听力检查为传导性听力损失或混合性听力损失。

（3）鼓膜穿孔的病例中，常常伴有中耳病变，如外伤可同时造成听骨链中断，听力检查时可表现为明显的传导性听力损失。

3）治疗

发病后根据病情的性质及进展给予合理的处理。如外伤性穿孔，应保持耳内干燥如无继发感染，局部禁止滴入任何滴耳液。预防上呼吸道感染，嘱患者切勿用力擤鼻涕。一般伤后 3～4 周穿孔可自行愈合，也有更长者，较大穿孔不愈合者可行鼓膜修补术。

（四）听骨链病变

听骨链病变包括先天性缺如、固定或畸形和后天炎症、外伤、肿瘤所致的粘连、残缺、中断、固定等因素，致听骨链失去完整性或灵活性，造成声能传导障碍，在耳科临床中最为常见，因为此类病变，常使听力损失超过 50 dB，严重损害患者的社交能力。

1. 耳硬化症

耳硬化症（otosclarosis）以内耳骨迷路包囊之密质骨出现灶性疏松，呈海绵状变性为特征的颞骨岩部病变，其以病理学为依据之名称为耳海绵症（otospongiosis）。临床耳硬化症发病率白种人高达 0.5％，女性约为男性的 2.5 倍，我国发病较低，男女比例接近，以青壮年为主。临床以双耳不对称性进行性传导性聋为特征，晚期可发生感音神经性聋。

1735 年，Valsalva 发现骨迷路有一种局限性病灶，可以使镫骨足板与前庭龛连接固定，产生进行性听力下降。1893 年，Politzer 经过 16 例患者系统的临床观察和尸体颞骨组织病理学检查，证实其为骨迷路包囊之原发性硬化病变，并称之为耳硬化症。1894 年 Bezold 与 Siebenmann 等经过详细的组织病理学研究，证实了 Politzer 的发现，但指出，骨迷路包囊病变的特征是一种富于血管和细胞的海绵状骨代替了正常的致密骨质，虽有骨质再生表现但非硬化，认为正确命名应为耳海绵症。但因原名已沿用成习惯，至今未做变更，仍称为耳硬化症。

1）病因

尚未明确，学者所见不同，说法不一，归纳有如下几种可能因素。

（1）遗传性因素：耳硬化症患者直系先辈后代中有发病者较多，约 54％的患者有家族史，有人认为是常染色体显性或隐性遗传，半数以上病例可以发现异常基因。

（2）骨迷路包囊发育因素：人类出生时骨迷路包囊已基本发育完成，唯独在前庭前边缘的内生软骨层内遗留有一发育和骨化过程中的缺陷，称窗前裂（fissula ante-fenestram）。裂内有纤维结缔组织束及软骨组织，成年后可继续存在或发生骨化而产生耳硬化病灶，临床及颞骨病理所见的耳硬化症病灶，亦多由此处开始。

（3）内分泌紊乱因素：本病多见于青春期，以女性发病率较高，且在妊娠、分娩与绝经期都出现病情进展加快，被认为与激素水平有关。

（4）自身免疫因素及其他：1963 年，Arslan 与 Rieci 用组织化学染色法对耳硬化症病灶进行研究，发现在活动性病灶中，有黏多糖聚合作用改变及组织纤维、胶原纤维减少、断裂的现象，与类风湿关节炎等病理变化相似。1970 年，Chevence 用电子显微镜和细胞化学方法再次证实，耳硬化症病灶属于胶原性疾病或间质性疾病。此外，还有人发现酶代谢紊乱是镫骨固定形成的原因。

2）病理

硬度仅次于牙釉质的骨迷路包囊由外骨衣骨层、内生软骨层和内骨衣骨层构成。耳硬化病灶始于中间的内生软骨层,70%~90%的病变发生于窗前裂,侵犯环韧带及镫骨足板致声音传导障碍,表现为传导性聋。40%的病例在蜗窗或蜗管上有病灶,少数尚可见于内听道中。由于某种原因,病变活动期骨迷路的中层骨质在溶酶素性水解酶的作用下,发生局部分解、吸收等破骨过程,同时出现局部充血及血管增生,并被以主要由黏多糖骨样沉积产生的、不成熟的嗜碱性海绵状疏松骨取代。在不规则的网状骨性腔隙中,有大量破骨细胞与成骨细胞共同存在。病变由中层向四周扩展并侵及骨迷路全层,使得病灶中血管腔隙变小,周围大量纤维组织渐渐钙化,成骨活动增强,形成嗜酸性网状骨,再变成不规则的板状新骨,病变进入相对稳定期,成为与周围正常骨质有明显边界的不活动的硬化灶。1983年,姜泗长根据病灶中破骨与成骨细胞的增减,海绵状血管腔扩张或缩窄,嗜碱性骨质向嗜酸性骨板转变的程度等标志,将耳硬化症病灶的组织病理变化归纳为4种类型:活动型、中间型、静止型和混合型。

耳硬化症病变呈局灶性缓慢发展者多见,亦进展较快,多处病灶同时活跃或呈不同类型。病灶侵犯前庭窗龛、环韧带及镫骨者,使镫骨活动受限甚至固定,此为临床上最常见的镫骨性耳硬化症(stapedial otosclerosis)。受侵犯的镫骨按病变形态不同,可分为薄板型、增厚型和封闭型三种。该直观的形态特征与病理组织学分型无一一对应关系。若病灶发生在蜗窗、蜗管、半规管及内听道骨壁,病灶侵及内骨衣骨层,则可直接影响基底膜活动及内耳血液微循环,并可向外淋巴液释放细胞毒酶(cytotoxicenzyme)等有毒物质,损伤血管纹及感觉毛细胞,从而出现眩晕及感音性听力下降,称之为耳蜗性或迷路性耳硬化症(cochlear or labyrinthine otosclerosis),由于病灶有多发的可能,镫骨性耳硬化症与迷路性耳硬化症可以同时存在。

3) 临床表现

无明显诱因双耳同时或先后出现缓慢进行性听力减退及低频耳鸣,不伴耳闷、耳漏等其他耳部症状,部分病例可有眩晕,女性患者在妊娠、分娩期病程进展加快。患者自语声小,咬字吐词清晰,为自听增强现象。在嘈杂环境中听力改善,称为韦氏误听(Willis paracusis)。

4) 检查

(1) 耳镜检查:耳道清洁、较宽大,皮肤薄而毛稀。鼓膜完整,位置及活动良好,光泽正常或略显菲薄,部分病例可见后上象限透红区,为鼓岬活动病灶区黏膜充血的反映,称为Schwartze征。

(2) 听功能检查。

(i) 音叉检查:1908年,Bezold用低频音叉检查,总结出气导缩短、Rinne试验强阴性等三个特征,称为Bezold三征,目前,临床常用256 Hz或512 Hz音叉进行检查,结果如下:

Weber试验:偏向听力差侧。

Rinne试验:阴性,骨传导大于气传导(B. C. >A. C.)。

Schwabach试验:骨导延长。

Gelle试验:阴性。

阻塞试验:无变化(阴性)。

(ii) 听力计检查:结果与镫骨固定程度及有无蜗性损害有关,可表现为单纯传导性聋或伴不同程度耳蜗功能损失的混合性聋(图3-10)。

早期：骨导正常，气导呈上升型曲线，气骨导差＞30 dB。

中期：骨导基本正常，可表现为 0.5～2 000 Hz 不同程度下降，但 4 000 Hz 接近正常，称为卡哈切迹(Carhart notch)。气导呈水平曲线。气骨导差＞45 dB。

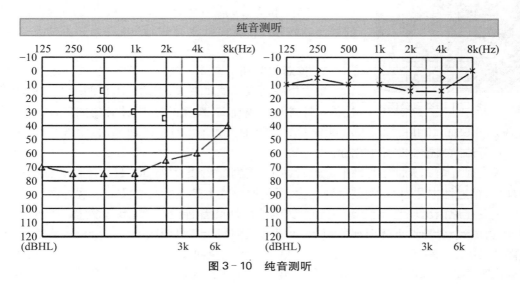

图 3 - 10　纯音测听

晚期：骨导与气导均呈下降曲线，低频气骨导差仍可存在，1 000 Hz 以上可能消失。

（3）鼓室功能检查：用声导纳法检查，鼓室曲线图，声顺值及镫骨肌反射，咽鼓管功能等检查。

鼓室图：为 A 型曲线，有鼓膜萎缩者可表现为 Ad 型曲线(图 3 - 11)。

声顺值：正常。

镫骨肌反射：不能引出，早期病例，镫骨固定未牢，可呈"起止型"双曲线(on-off-type)。

咽鼓管功能：正常鼓室压曲线，高峰值在 ＋100～－100。无鼓室积液及负压征。

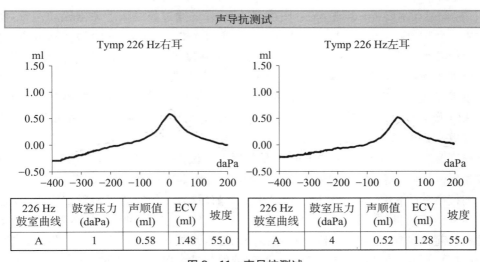

图 3 - 11　声导抗测试

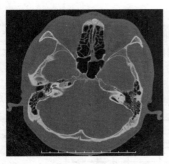

图 3-12　CT 检查影像图

（4）影像检查：

（i）颞骨 X 线照片：双耳乳突气化良好（有中耳炎病史者例外）。

（ii）CT 检查：重度耳硬化症病例，可以看到镫骨板增厚，前庭窗、蜗窗及半规管可能有病灶，表现为迷路骨影欠规则（图 3-12）。

5）诊断与鉴别

病史中确认双耳原属正常，无诱因出现两耳不对称的进行性传导性聋及低频耳鸣，鼓膜正常，咽鼓管功能良好，音叉检查有 Bezold 三征，Gelle 试验阴性，纯音骨导听力曲线可有 Carhart 切迹，鼓室导抗图 A 型或 As 型，可诊断为镫骨型耳硬化症。

确诊时要与先天性中耳畸形或镫骨固定、前庭窗闭锁、Van der Hoeve 综合征及分泌性中耳炎、粘连性中耳、封闭型鼓室硬化症、后天原发性上鼓室胆脂瘤、Paget 病等做鉴别。

无明显原因出现与年龄不一致的双耳进行性感音神经性聋，鼓膜完整，有 Schwartze 征，听力图气、骨导均下降但部分频率（主要是低频）骨、气导听阈有 15～20 dB 差距，鼓室导抗图 A 型，有家庭耳硬化症病史者，应考虑为蜗性或晚期耳硬化症，经影像学检查，发现骨迷路或内听道骨壁有骨质不匀骨腔变形等征候者，可确诊为迷路型耳硬化症，但要注意与迟发的遗传性感音神经性聋、慢性耳中毒以及全身性疾病如糖尿病等因素所致的进行性耳聋相鉴别。

6）治疗

各期镫骨型耳硬化症均以手术治疗为主，早、中期效果良好，但晚期较差，有手术禁忌证或拒绝手术治疗者，可配戴助听器。迷路型耳硬化症除配助听器外，可试用氟化钠 8.3 mg、碳酸钠 364 mg，每日三次口服治疗，持续半年后减量，维持量持续二年，同时使用维生素 D，据称可使病变停止进展。

（1）镫骨手术：包括镫骨撼动术及各种类型镫骨切除术。

（i）镫骨撼动术（stapediolysis）：1878 年 Kessel 曾通过鼓膜后上象限松动镫骨，使听力明显改善。此后，Boucheron（1888 年）、Miot（1890 年）和 Furaci（1899 年）分别报道，并发现其中获得成功者多数半年后再次下降，另有学者先后报道了数百例经鼓膜及掀起鼓膜完成的镫骨撼动术患者，因遗有鼓膜穿孔发生中耳感染而失败。因此，该手术在此后的 50 年内被完全放弃。直至 1952 年 Rosen 再次提倡镫骨撼动术，并且设计了相关器械，采用了目带放大镜头灯照明等设备，使得手术近期有效率上升至 80％以上，约 1/3 病例可获得一年以上的持久疗效。其手术方法为：

在局部麻醉或全身麻醉下，在耳道内骨部后上壁做弧形皮肤切口，将耳道切口内段之皮片和鼓膜后部掀起，显露鼓室的后上部，适当切除上鼓室盾板，即可显露砧镫关节及镫骨头部。①间接撼动法：用针形器械抵住镫骨头上下前后摇动，使镫骨足板随之松动，以达到恢复镫骨传音功能的目的。此法常因足弓折断而失败。②直接撼动法：将微型器械直接刺到镫骨足板与前庭窗龛固定的病灶部位，直接松动镫骨足板。此法可避免足弓折断，成功率较高，但有时会引起面神经损伤及砧镫关节脱位或发生外淋巴液漏等并发症。

（ii）镫骨切除术（stapedectomy）：1892 年 Blake 首次完成了镫骨切除术，随后一些耳科医生做了同样工作,但因效果不能持久,容易出现迷路炎导致头晕乃至重度感音神经性聋而被放弃。直至1956年,Shea采用静脉瓣代替镫骨板封闭前庭窗,用聚乙烯管代替镫骨足弓,完成了镫骨切除及重建手术,使术耳之传音功能得到完全或接近完全的恢复,报道后获得广泛应用。我国自1961年起开展此手术,近期疗效可达98.8%,80%以上患者气骨导差小于10 dB,随访15年以上的术后病例中,气导骨导差维持在10 dB以内与听力仍处于应用水平者分别为78.5%和75%。

镫骨切除术式经几十年的发展,术式繁多,主要在下述三个方面存在不同:①镫骨底板处理方式不同:底板全切除;底板碎裂后分块全部取出;底板部分切除;底板钻孔。由于手术器械使用不同,底板钻孔分手钻、电钻及激光打孔等不同方法。底板钻孔的小窗手术反应轻,安全性大,目前已被广泛使用。②前庭窗封闭物选用不同:静脉瓣;明胶海绵;骨膜软骨膜或筋膜;脂肪团,因其取材方便,可塑性强,常被采用。③镫骨足弓替代物不同:聚乙烯小柱;不锈钢丝系脂肪栓;软骨或骨皮质小柱;聚四氟乙烯或惰性轻金属(钛钢、钽丝等)活塞;镫骨足弓再植入。

目前,镫骨手术中在底板开小窗,用活塞法重建足弓传音功能的方法,已得到广泛应用。小窗之直径可在1 mm左右,活塞棒比窗孔略小即可,但注意长短合适,若进入前庭窗超过1 mm,即有刺破球囊,引起头晕及感音神经性聋之可能,若过短,即有脱出之可能。一般应在0.35~0.4 mm。

(2)内耳开窗术(fenestration of innea ear):先哲们曾尝试在鼓岬、上半规管、后半规管及外侧半规管上开窗治疗耳硬化症,这些方法都曾获得短期的听力改善。直至1938年,Lampert首创经外耳道一期完成水平半规管壶腹部开窗术,用耳道皮肤封闭瘘孔,获得了满意和持久的疗效,约有80%的病例术后听力达到应用水平,其中大部分患者听力稳定。此后20多年中,外侧半规管开窗术(fenestration of lateral remicircular canal)成为治疗耳硬化症的常规术式。此术式需要切除乳突气房,摒弃中耳传音结构,手术创伤大,不能消灭骨气导差距,骨导听阈大于30 dB者不宜选用。所以在Roson的镫骨撼动术及Shea的镫骨切除术报道后,逐渐被取代。目前,仅在镫骨及前庭窗区硬化病灶无法清除或镫骨手术失败之后,才选择性地采用此法。

7)预后

耳硬化症为缓慢进行性侵犯骨迷路壁的内耳病变,可致传导性聋及感音神经性聋,目前尚无有效的药物阻止其发展,手术治疗只能改善传导功能,不能阻止病灶的发展,部分进展较快、多病灶者,最后有成为重度感音神经性聋的可能。

(五)咽鼓管及气房系统病变

咽鼓管功能正常,鼓室、鼓窦、乳突气房的容积及压力正常,是鼓膜、听骨链及圆窗膜随声波活动的重要条件。由于炎症、肿瘤或外伤等因素所致的咽鼓管阻塞,可以造成鼓室气房系统气压下降,鼓膜内陷,鼓室渗出积液,引起听力下降,若继发感染或机化粘连,可造成高达60 dB的听力损失和难以矫治的病理改变。

1. **分泌性中耳炎**

分泌性中耳炎(otitis media with effusion, secretory otitis media)是以中耳积液(包括浆液、黏液、浆-黏液,而非血液或脑脊液)及听力下降为主要特征的中耳非化脓性炎性疾病。本病常见,小儿的发病率较成人高,是引起小儿听力下降的重要原因之一。该病病因复杂,病因学及发病机制尚不清楚,相关研究正在逐步深入。我国目前尚缺乏本病详细的流行病学调查研究。

本病的同义词较多,如分泌性中耳炎、卡他性中耳炎、浆液性中耳炎、黏液性中耳炎(otitis media with effusion, catarrhal otitis media, serous otitis media, mucoid otitis media)等。中耳积液明显黏稠者又称胶耳(glue ear)。

按病程的长短不同,可将本病分为急性和慢性两种,一般认为,分泌性中耳炎病程长达8周以上者即为慢性。慢性分泌性中耳炎是因急性期未得到及时、恰当的治疗,或由急性分泌性中耳炎反复发作、迁延、转化而来。由于急性分泌性中耳炎和慢性分泌性中耳炎的临床表现相似,治疗有连续性,故在此一并叙述。

1) 病因

本病病因复杂,目前证实与多种因素有关:

(1) 咽鼓管功能障碍:咽鼓管具有保持中耳内外的气压平衡、清洁和防止逆行感染等功能。由各种原因引起的咽鼓管阻塞是造成本病的重要原因之一。

一般情况下咽鼓管处于关闭状态,仅在吞咽、打呵欠瞬间开放,以调节中耳内的气压,使之与外界的大气压保持平衡。当咽鼓管受到机械性或非机械性的阻塞时,导致中耳腔逐渐形成负压,黏膜中的静脉扩张,通透性增加,漏出的血清聚集于中耳,形成积液。

(i) 机械性阻塞:传统观念认为咽鼓管咽口的机械性阻塞是本病的主要病因。随着病因学研究的不断深入,以 Salle 为代表的学者们认为,咽鼓管的机械性阻塞并不是分泌性中耳炎的主要病因。研究发现,与本病有密切病因学关系的一些疾病的致病机制并非单纯的机械性压迫、阻塞,如:①腺样体肥大。腺样体肥大与本病的关系密切。过去曾认为此乃因肥大的腺样体压迫、堵塞咽鼓管咽口所致。但最近的研究提示,病变发生的机制与腺样体作为致病菌的潜藏处,即慢性腺样体炎,从而引起本病的反复发作有关。②慢性鼻窦炎。有研究发现,本病患者中慢性鼻窦炎的发病率较高。以往仅将其归因于脓液堵塞咽口及咽口周围的黏膜和淋巴组织因脓液的长期刺激而增生,从而导致咽口狭窄或者开放困难。新的研究发现,此类患者鼻咽部 SIgA 活性较低,细菌得以在此大量繁殖亦为原因之一。③鼻咽癌。鼻咽癌患者在放疗前后常并发本病。除肿瘤的机械性压迫外,还与腭帆张肌、腭帆提肌、咽鼓管软骨及管腔上皮遭肿瘤破坏或放射性损伤,以及咽口的瘢痕性狭窄等因素有关。此外,鼻中隔偏曲、鼻咽部(特别是咽口周围)瘢痕、代谢性疾病(如鼻咽淀粉样瘤、甲状腺功能减退)、特殊性感染(如艾滋病等)等也为病因之一。

(ii) 非机械性阻塞:小儿肌肉薄弱,软骨弹性差,咽鼓管开放困难,中耳容易产生负压;由于中耳负压的吸引,咽鼓管软骨段更向腔内凹陷,管腔进一步狭窄,甚者几近闭塞,如此形成了恶性循环。由于细菌蛋白溶解酶的破坏,咽鼓管内表面活性物质减少,降低了管腔内的表面张力,影响管腔的正常开放。

(2) 咽鼓管的清洁和防御功能障碍:咽鼓管由假复层柱状纤毛上皮覆盖,纤毛细胞与其上方的黏液毯共同组成"黏液纤毛输送系统",借此不断向鼻咽部排除病原体及分泌物。细菌的外毒素或先天性纤毛运动不良综合征(immotile cilia syndrome)可致纤毛运动瘫痪;以往因罹患中耳炎而滞留于中耳及咽鼓管内的分泌物也可能影响纤毛的输送功能。此外,因管壁周围组织的弹性降低等原因所导致的咽鼓管关闭不全,也给病原体循此侵入中耳以可乘之机。

（3）感染：1958 年，Senturia 等首次在中耳积液中检出了致病菌，检出率为 40％，此后各家对致病菌的检出率为 22％～52％。常见的致病菌为流感嗜血杆菌（Haemophilus influenzae）和肺炎链球菌（Pneumostreptococcus），其次为 β-溶血性链球菌（β-haemolytic streptococcus）、金黄色葡萄球菌（Staphylococcus aureus）和卡他布兰汉球菌（Branhamella）等。致病菌的内毒素在发病机制中，特别是在病变迁延为慢性的过程中具有一定的作用。此外，急性化脓性中耳炎治疗不彻底，滥用抗生素，以及致病菌毒力较弱等，也可能与本病的非化脓性特点有关。国内尚未见大批量分泌物样本的细菌学研究报道。应用 PCR 等现代检测技术发现，慢性分泌性中耳炎的中耳积液中可检出如流感病毒（influenza virus）、呼吸道合胞病毒（respiratory synecytial virus）、腺病毒（adenovirus）等病毒，因此，病毒也可能是本病的主要致病微生物，而衣原体的感染也有个别报道。

（4）免疫反应：中耳具有独立的免疫防御系统，出生后随着年龄的增长而逐渐发育成熟。由于中耳积液中的细菌检出率较高，炎性介质的存在，并检测到细菌的特异性抗体、免疫复合物及补体等，提示慢性分泌性中耳炎可能是一种由抗体介导的免疫复合物疾病，即Ⅲ型变态反应，抗原可能存在于腺样体或鼻咽部淋巴组织内。但也有学者认为它是由 T-细胞介导的迟发性变态反应（Ⅳ型变态反应）。Ⅰ型变态反应与本病的关系尚不十分清楚。虽然过敏性鼻炎的患者中，本病的发病率较对照组高，但一般认为，吸入性变应原通常不能通过咽鼓管进入鼓室。

除以上三大学说外，还有神经能性炎症机制学说、胃-食管反流学说（gastroesophageal reflux）等。牙错位咬合、裂腭也可引起本病。被动吸烟、居住环境不良、哺乳方法不当、家族中有中耳炎患者等也属患病的危险因素。

2）病理

病变早期，中耳黏膜水肿，毛细血管增生，通透性增加。继之黏膜增厚，上皮化生，鼓室前部低矮的假复层柱状纤毛上皮变为增厚的分泌性上皮；鼓室后部的单层扁平上皮变为假复层柱状上皮，杯状细胞增多。上皮下有病理性腺体样组织形成，固有层有圆形细胞浸润。恢复期，腺体退化，分泌物减少，黏膜逐渐恢复正常。如病变未能得到控制，病情持续，晚期可出现积液机化，或形成包裹性积液，伴有肉芽组织形成，最终可发展为粘连性中耳炎、胆固醇肉芽肿、鼓室硬化及胆脂瘤等后遗症。

中耳积液为漏出液、渗出液和黏液的混合液体，早期主要为浆液，然后逐渐转变为浆-黏液、黏液。浆液性液体稀薄，如水样，呈深浅不同的黄色。黏液性液体黏稠，大多呈灰白色。胶耳液体如胶冻状。上述各种液体中细胞成分不多，除脱落上皮细胞外，尚有淋巴细胞、吞噬细胞、多形核白细胞，个别可见嗜酸性粒细胞。此外，尚可检出免疫球蛋白（SIgA、IgG、IgA 等）、前列腺素等炎性介质、氧化酶、水解酶，以及 IL-1、IL-6、TNF-α、IFN-γ。

3）症状

（1）听力下降：急性分泌性中耳炎患者发病前大多有感冒史，以后听力逐渐下降，伴自听增强。当头位变动，如前倾或偏向患侧，此时因积液离开蜗窗，听力可暂时改善。慢性者起病隐匿，患者常说不清发病时间。

小儿大多表现为对别人的呼唤声不予理睬，看电视时要调大声量，学习时精神不集中，学习成绩下降等。如小儿的另一耳正常，也可长期不被家长察觉。

（2）耳痛：起病时可有耳痛，慢性者耳痛不明显。

（3）耳内闭塞感：耳内闭塞感或闷胀感是常见的主诉之一，按捺耳屏后该症状可暂时减轻。

（4）耳鸣：部分患者有耳鸣，多为间歇性，如"噼啪"声，或低音调"轰轰"声。当头部运动，打呵欠或擤鼻时，耳内可出现气过水声，但若液体十分黏稠，或液体已完全充满鼓室，此症状不明显。

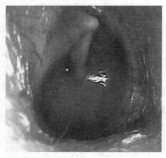

图 3-13　鼓膜急性炎症

4）检查

（1）鼓膜：急性期，鼓膜松弛部充血，或全鼓膜轻度弥漫性充血。鼓膜内陷，表现为光锥缩短、变形或消失，锤骨柄向后上移位，锤骨短突明显向外凸出。鼓室积液时，鼓膜失去正常光泽，呈淡黄、橙红或琥珀色，慢性者可呈灰蓝或乳白色，鼓膜紧张部有扩张的微血管。若液体不黏稠，且未充满鼓室，可透过鼓膜见到液平面。此液面形如弧形的发丝，凹面向上，且患者头前俯、后仰时，该平面与地面平行的关系不变。有时尚可透过鼓膜见到气泡影，作咽鼓管吹张后气泡可增多、移位。积液甚多时，鼓膜向外隆凸，鼓膜活动受限（图 3-13）。

（2）听力测试。

（i）音叉试验：Rinne test（-），Weber test 偏向患侧。

（ii）纯音听阈测试：传导性听力损失。听力下降的程度不一，重者可达 40 dB，轻者 15～20 dB。听阈可随积液量的改变而波动。听力损失一般以低频为主，但由于中耳传音结构及两窗阻抗的变化，高频气导及骨导听力亦可下降。少数患者可合并感音神经性听力损失（图 3-14）

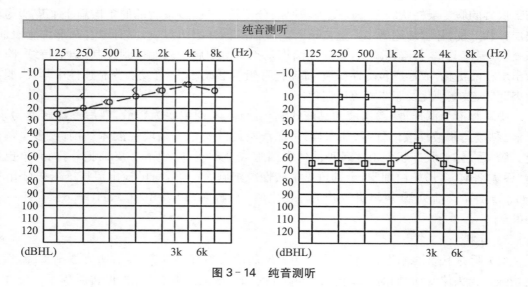

图 3-14　纯音测听

（iii）声导抗测试：声导抗图对诊断有重要价值。平坦型（B 型）是分泌性中耳炎的典型曲线，负压型（C 型）示鼓室负压，咽鼓管功能不良，其中部分中耳有积液（图 3-15）。

（iv）小儿可作 X 线头部侧位拍片：了解腺样体是否增生肥大。

（v）成人做详细的鼻咽部检查：了解鼻咽部病变，特别注意排除鼻咽癌。

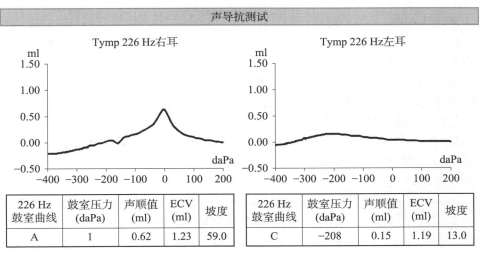

声导抗测试

Tymp 226 Hz右耳

226 Hz 鼓室曲线	鼓室压力 (daPa)	声顺值 (ml)	ECV (ml)	坡度
A	1	0.62	1.23	59.0

Tymp 226 Hz左耳

226 Hz 鼓室曲线	鼓室压力 (daPa)	声顺值 (ml)	ECV (ml)	坡度
C	−208	0.15	1.19	13.0

图 3－15　声导抗测试

5）诊断

根据病史和临床表现，结合听力学检查结果，诊断一般不难。必要时可在无菌操作下做鼓膜穿刺术而确诊。但如积液甚为黏稠，也可能抽不出液体，此时应善加辨识。

6）鉴别诊断

（1）鼻咽癌：因为本病可为鼻咽癌患者的首诊症状，故对成年患者，特别是一侧分泌性中耳炎，应警惕有鼻咽癌的可能。仔细的后鼻孔镜或纤维鼻咽镜检查，血清中 EBV－VCA－IgA 的测定等应列为常规检查项目之一，必要时行鼻咽部增强 CT 或 MRI 检查。

（2）脑脊液耳漏：颞骨骨折并脑脊液漏而鼓膜完整者，脑脊液聚集于鼓室内，可产生类似分泌性中耳炎的临床表现。根据头部外伤史，鼓室液体的实验室检查结果及颞骨 CT 可以鉴别。

（3）外淋巴瘘（漏）：不多见。多继发于镫骨手术后，或有气压损伤史。瘘孔好发于蜗窗及前庭窗，耳聋为感音神经性或混合性。

（4）胆固醇肉芽肿：又称特发性血鼓室。病因不明，可为分泌性中耳炎的晚期并发症。中耳腔内有棕褐色液体，鼓室及乳突腔内有暗红色或棕褐色肉芽，内有含铁血黄素与胆固醇结晶溶解后形成的裂隙，伴异物巨细胞反应。鼓膜呈蓝色或蓝黑色。颞骨 CT 示鼓室及乳突内有软组织影，少数有骨质破坏。

（5）粘连性中耳炎：是慢性分泌性中耳炎的后遗症或终末期。两病症状相似，但粘连性中耳炎的病程一般较长，咽鼓管吹张治疗无效；鼓膜紧张部与鼓室内壁和（或）听骨链粘连，听力损失较重，声导抗图为"B"型、"C"型或"As"型。

7）预后

急性分泌性中耳炎预后一般良好。少数慢性分泌性中耳炎可后遗粘连性中耳炎、胆固醇肉芽肿、鼓室硬化及后天性原发性胆脂瘤等。

8）治疗

采取清除中耳积液，控制感染，改善中耳通气、引流，以及治疗相关疾病等综合治疗方法。

（1）非手术治疗。

（i）抗生素：急性分泌性中耳炎可选用青霉素类、红霉素、头孢呋辛、头孢噻肟、头孢哌酮、头孢唑肟及头孢拉啶等药物口服或静滴。

（ii）糖皮质激素：如地塞米松或泼尼松等作短期治疗。

（iii）保持鼻腔及咽鼓管通畅：减充血剂如 1% 麻黄素、盐酸羟甲唑啉滴（喷）鼻腔。咽鼓管吹张（可采用捏鼻鼓气法、波氏球法或导管法）。成人可经导管向咽鼓管咽口吹入泼尼龙 1 ml，隔日 1 次，共 3～6 次。

（iv）疫苗接种等：国内外尚在研制中。

（2）手术治疗。

（i）鼓膜穿刺术：鼓膜穿刺（auripuncture tympanotomy）抽出积液，必要时可重复穿刺，亦可于抽液后注入糖皮质激素、α-糜蛋白酶等类药物。

（ii）鼓膜切开术（myringotomy）：液体较黏稠，鼓膜穿刺时不能将其吸尽者，或经反复穿刺，积液在抽吸后又迅速生成、积聚时，宜做鼓膜切开术。小儿与其在全麻下做鼓膜穿刺术，不如以鼓膜切开术取代之。

（iii）鼓膜切开加置管术（myringotomy with grommet insertion）：凡病情迁延长期不愈，或反复发作的慢性分泌性中耳炎及胶耳等，可于鼓膜切开并将积液充分吸尽后，在切口处放置一通气管，以改善中耳的通气，有利液体的引流，促进咽鼓管功能的修复。通气管的留置时间长短不一，一般为 6～8 周，最长可达 1～2 年，但不宜超过 3 年。咽鼓管功能恢复后，通气管大多可自行脱出。亦可用激光在鼓膜前下方造孔，但此孔一般在 2～3 周内会自行愈合。

（iv）慢性分泌性中耳炎：特别是成年人，经上述各种治疗无效，又未查出明显相关疾病时，宜做颞骨 CT 扫描，如发现鼓室或乳突内有肉芽或鼓室粘连时，应做鼓室探查术（exploratory tympanotomy）或单纯乳突开放术（simple mastoidectomy），彻底清除病变组织后，根据不同情况进行鼓室成形术。

（v）其他：积极治疗鼻咽或鼻部疾病，如腺样体切除术（3 岁以上的儿童）、鼻息肉摘除术、功能性鼻窦内镜手术及鼻中隔黏膜下矫正术等。其中，腺样体切除术在儿童分泌性中耳炎的治疗中应受到足够的重视。

二、感音神经性聋

感音神经性聋是指耳蜗螺旋器毛细胞病变，不能将声波变为神经兴奋，或听神经及其神经传导途径或各级神经元发生障碍不能将神经兴奋传入，或大脑皮质中枢病变不能分辨语言，称为感音性聋、神经性聋和中枢性聋，由于临床上常规测听方法未能将其区分，因此统称感音神经性聋。

（一）先天性聋

先天性耳聋（congenital deafness）是指因母体妊娠、分娩过程中的异常或遗传因素造成的婴儿出生时即存在的听力障碍。先天性耳聋可分为遗传性聋（hereditary deafness）和非遗传性聋两大类。

1. 遗传性聋

遗传性聋是指由于基因和染色体异常所致的感音神经性聋。由亲代之一将常染色体上的显性致聋基因传给子代引起的耳聋为常染色体显性遗传性聋;由双亲各将在同一个染色体上的隐性致聋基因传给子代引起的耳聋为常染色体隐性遗传性聋;由位于性染色体上的致聋基因引起的耳聋称为性联遗传性聋。在所有耳聋患者中,遗传性聋约占 50%。遗传性聋分为综合征性遗传性聋及非综合征性遗传性聋两大类。综合征性遗传性聋指除了耳聋以外,同时存在眼、骨、肾、皮肤等部位的病变,这类耳聋占遗传性聋的 30%。迄今报道的综合征性遗传性聋已有 400 余种,遗传方式亦包括常染色体显性遗传(DFNA)、常染色体隐性遗传(DFNB)、X-连锁遗传(DFNX)和线粒体突变母系遗传。由于临床表型复杂多样,该型耳聋的遗传背景更为复杂,部分综合征还可分为若干型,从病因学角度现已发现每个型实质上是不同的疾病,其致病基因也存在差异。非综合征性遗传性聋只出现耳聋的症状,在遗传性聋中占 70%,是近几年逐渐被认识的一种单基因病,发病率为 $1/800 \sim 1/1\,000$。其遗传方式主要有:①常染色体显性遗传,约占 22%;②常染色体隐性遗传,约占 77%;③X-连锁遗传,约占 1%;④Y-连锁遗传;⑤线粒体突变母系遗传,不足 1%。

2. 非遗传性聋

胚胎发育期、围生期或者由于母体感染、中毒等因素引起的耳聋。在怀孕初期 3 个月内,孕妇若感染风疹病毒、巨细胞病毒、弓形虫、疱疹病毒或梅毒螺旋体等并导致子宫内感染,多会造成胎儿不可逆的感音神经性聋;另外,孕期使用耳毒性药物及止痛药等可通过胎盘导致胎儿听觉系统发育受损。分娩时产钳等造成的外伤、难产导致的严重窒息、新生儿核黄疸、母婴血型 Rh 因子不合或 ABO 溶血、早产低体重儿、胎儿期病毒或其他非细菌感染,都可引起听力损害。

(二)老年性聋

人体随着年龄增长会出现一系列衰老现象,老年性聋(presbyacousis)是因为听觉系统衰老而引发的听觉功能障碍。临床上将与年龄相关的、双耳对称的、渐进性的神经性耳聋称为老年性耳聋。老年性退变是最常见的耳聋原因。2001 年,于普林等对我国部分城市老年人的听力调查发现,老年性听力损失患病率为 33.7%。最近 WHO 在江苏省进行的一项大规模流行病学调查显示,60 岁以上人群中 60.9% 患有不同程度的听力损失,其中轻度 33.1%,中度 17.8%,重度 5.9%,极重度 1.3%,并且推测全国老年性听力损失标准化患病率为 59.5%。目前我国老龄人口达 1.3 亿,由此推算我国老年性聋患者达 8000 万之多。另一方面,大量研究表明,听力减退严重影响老年人的生活质量,老年性聋患者的日常生活能力明显低于非老年性聋者。听力减退导致的交流障碍使老年人游离于主流社会之外,显得更加孤独和自闭,会对老年人造成严重的身心损害。

老年性聋主要系耳蜗毛细胞退行性变所致。作为终极发育的细胞,毛细胞不能通过有丝分裂来更新,因此,毛细胞死亡将导致永久性的感音神经性聋。尽管存在各种各样的因素可以导致老年性聋的发生,然而,近年来越来越多的研究证实这些因素最终都是通过凋亡方式引起毛细胞死亡。因此,凋亡是老年性聋患者毛细胞死亡引起听力下降的主要原因。同其他细胞一样,毛细胞的凋亡可由多种细胞内外因子触发,通过一系列的程序化过程激活凋亡蛋白来执行细胞死亡。凋亡发生的分子生物学途径分为死亡受体途径及线粒体途径。无论是哪种途径,均由下游的凋亡蛋白(cysteine-contained aspartate-specific proteinase, Caspase),包括 caspase-3、caspase-6 和 caspase-7 执行对细胞的杀伤。

老年性耳聋大多是双侧感音神经性耳聋,双侧耳聋程度基本一致,呈缓慢进行性加重。听力下降多以高频听力下降为主,老人首先对门铃声、电话铃声、鸟叫声等高频声响不敏感,逐渐对所有声音敏感性都降低。有些老人则表现为言语分辨率降低,主要症状是虽然听得见声音,但分辨很困难,理解能力下降,这一症状开始仅出现在特殊环境中,如公共场合,有很多人同时谈话时,但症状逐渐加重引起与他人交谈困难,老人逐渐不愿讲话出现孤独现象。部分老人可出现重振现象,即小声讲话时听不清,大声讲话时又嫌吵,他们对声源的判断能力下降,有时会用视觉进行补偿,如在与他人讲话时会特别注视对方的面部及嘴唇。多数伴有一定程度的耳鸣,多为高调性,开始时仅在夜深人静时出现,以后会逐渐加重,持续终日。

(三)传染病源性聋

传染病源性聋(deafness due to infective disease)指由各种急、慢性传染病导致的感音神经性聋。该病的发病率近年逐渐减少。目前认为,对听觉功能损害严重的传染病有流行性脑脊髓膜炎、猩红热、白喉、伤寒、斑疹伤寒、布鲁杆菌病、风疹、流行性感冒与腮腺炎、麻疹、水痘和带状疱疹、回归热、疟疾、梅毒与艾滋病等。病原微生物或其毒素可通过血-迷路屏障或内耳道内血管神经周围间隙等渠道进入内耳,破坏内耳不同部位的组织结构,导致相应的耳聋发生。临床表现为单侧或双侧进行性聋,伴或不伴前庭受累症状。有的耳聋程度轻,或只累及高频听力,或被所患传染病的主要症状掩蔽,待到传染病痊愈后方被发现,届时与传染病之间的因果关系常被忽视。此种耳聋,轻者可随传染病的恢复而自行恢复,但少数患者耳聋持续加重,可导致严重的永久性耳聋。

流行性脑膜炎是引起耳聋的重要原因,细菌感染侵入内耳,使螺旋神经节、螺旋器发生萎缩、变性,内耳骨壁增生,半规管、蜗管闭塞失去正常结构。耳聋多为双侧性,程度较重,常伴有耳鸣。由于预防工作的重视,疫苗和抗生素的应用,流行性脑膜炎的发病率明显下降,然而,人们仍应该对该病予以重视,因为该病一旦发生,康复十分困难,内耳骨化常致人工耳蜗手术无法进行。

麻疹引起耳聋在过去发病率很高,但自麻疹疫苗问世以后麻疹发病率急剧下降,耳聋发生率已极少。麻疹病毒可直接进入内耳,造成内淋巴系统炎性退变。本病常侵犯双耳,轻重可不一致,轻者变现为高频听力下降,重者可以为全频听力下降,严重影响言语交流。幼儿疫苗接种是最有效的预防方法。

流行性腮腺炎可合并耳聋,病毒由血液渗入内耳,由于腮腺炎常为一侧耳聋,容易被忽略,待家长或患儿发现一侧耳听不见,多数为时已晚。应注意腮腺炎患儿双耳听力,如发现听力不好,应及时检查,早期治疗。早起注射腮腺炎疫苗是最有效的预防手段。

(四)突发性聋

突发性聋(sudden deafness)又称突发性感音神经性聋(sudden sensorineural hearing loss,SSNHL)指 72 h 内突然发生的、原因不明的感音神经性听力损失,至少在相邻的两个频率听力下降 20 dB。至今为止对突发性聋尚无统一定义,部分学者认为突发性聋是一个综合征,许多疾病都可以引起突发性聋的发生。

1. 发病率

突发性聋发病率近年有上升趋势,但目前尚缺乏大样本流行病学数据。美国报道突发性聋发病率为(5~20)人/10 万,每年新发 4 000~25 000 例。日本报道突发性聋发病率为14.2 人/10 万(1987 年)、19.4 人/10 万(1993 年)、27.5 人/10 万(2001 年),呈逐年上升趋势。

2. 病因

突发性聋的病因尚未完全阐明,局部因素和全身因素均可能引起突发性聋的发生,常见的病因包括:血管性疾病、病毒感染、自身免疫性疾病、传染性疾病、肿瘤等。一般认为,精神紧张、压力大、情绪波动、生活不规律、睡眠障碍等可能是突发性聋的主要诱因。

3. 病理

突发性聋的病理生理机制尚未完全阐明。目前较公认的可能发病机制包括:内耳血管痉挛、血管纹功能障碍、血管栓塞或血栓形成、膜迷路积水以及毛细胞损伤等。不同类型的听力曲线可能提示不同的发病机制,在治疗和预后上均有较大差异:低频下降型多为膜迷路积水;高频下降型多为毛细胞损伤;平坦下降型多为血管纹功能障碍或内耳血管痉挛;全聋型多为内耳血管栓塞或血栓形成。

4. 诊断

根据其定义,对突发性聋作出诊断并不困难,但应仔细收集患者病史和发病情况,完善各种必要的检查,如耳科查体、音叉试验、纯音测听、声导抗检查、耳声发射以及必要的影像学检查等。

突发性聋首先需要排除脑卒中、鼻咽癌、听神经瘤等严重疾病,其次需除外常见的局部或全身疾病,如梅尼埃病、各种类型的中耳炎、病毒感染如流行性腮腺炎、耳带状疱疹(Hunt综合征)等。双侧突发性聋需考虑全身因素,如免疫性疾病、内分泌疾病、感染性疾病、血液系统疾病、遗传性疾病、外伤、药物中毒、噪声性聋等。

5. 治疗

改善内耳微循环药物和糖皮质激素对突发性聋均有效,合理的联合用药比单一用药效果要好;低频下降型疗效最好,平坦下降型次之,而高频下降型和全聋型效果不佳。

突发性聋及早治疗效果明显要好。建议采用糖皮质激素、血液流变学治疗及营养神经药物的综合治疗。激素治疗首先建议全身给药,局部给药可作为补救性治疗,包括鼓室内注射或耳后注射。高压氧的疗效国内外尚有争议,不建议作为首选治疗方案。如果常规治疗效果不佳,可考虑作为补救性措施。

(五)自身免疫性聋

自身免疫性聋(autoimmune deafness)又叫自身免疫性感音神经性聋(autoimmune sensorineural heating loss,ASNHL)是由于自身免疫障碍致使内耳组织受损而引起的感音神经性的听力损失。可以分为两大类:即全身性自身免疫疾病在内耳的表现和自身免疫性内耳病。这种听力损失可是进行性和波动性的,可累及单耳或双耳,如为双耳,其听力损失大多不对称。1979 年美国学者 McCabe 首次提出了自身免疫性感音神经性聋的概念。1984年他观察到此病还可累及前庭,将其称为自身免疫性内耳病(autoimmune inner ear disease,AIED)。后来的研究发现,该病不仅损伤耳蜗,而且可损伤蜗后的听觉通路,因此,称该病为自身免疫性感音神经性听力减退更加准确。

1. 发病机制

内耳血管纹血管结构类似肾小球毛细血管和脑脉络丛,血流至此变缓。一些形成免疫复合物的疾病如红斑狼疮、风湿性关节炎、慢性全身感染性疾病,由于血流动力学原因,抗原抗体复合物可非特异性沉积在血管纹,引起内耳免疫病理改变、血管纹萎缩和一些内耳代谢性损伤。内淋巴囊的毛细血管为有孔毛细血管,可能有滤过功能,体循环中的抗体可循此途径入内耳。研究显示,内淋巴囊内含有淋巴细胞和巨噬细胞,其周围有多种免疫细胞如巨噬细胞、T 淋巴细胞和 IgG、IgM、IgA 免疫球蛋白结合细胞,提示该部位在内耳局部免疫方面起着重要作用。外淋巴中的抗体如 IgG 大部分直接来自内淋巴囊,内耳免疫应答是其保护机制一部分,正常是保护作用,但是如果免疫应答过于强烈,则可损伤内耳,产生内耳自身免疫性疾病。

在 ASNHL 的发病过程中,受累的组织均来源于外胚层或内胚层,该组织可被中胚层来源的免疫系统视为异物,与特异性免疫细胞接触而启动免疫应答。在外伤、手术情况下,血-迷路屏障破坏、内耳隐蔽抗原与免疫细胞接触,被视为"异己",启动免疫应答。在物理、化学或生物学因素作用下,会改变内耳组织抗原决定簇,使之成为"异己"物质,从而启动免疫应答反应。动物实验发现,用同种或异种动物内耳组织抗原免疫动物,可导致自身免疫性内耳损伤。临床上从自身免疫性聋患者血清中可检测到抗内耳组织特异性抗体,从临床和实验均证实内耳组织抗原的存在。自身免疫性聋自身抗原的确定是该病确实存在的最有力证据,但是由于各种原因,尚未确定免疫系统攻击的内耳特异性抗原。近年来的实验研究显示,有些内耳自身抗原在自身免疫性聋发病中起作用。

2. 诊断

ASNHL 的诊断主要依靠病史,结合听力学检查及实验室检查。由于临床医生对 ASNHL 的诊断还缺乏足够的认识而易出现漏诊,并且 ASNHL 会与一些原因不明的感音神经性聋难以鉴别,主要是缺乏高度特异性和灵敏性的实验室检查方法和手段,使得诊断较为困难。归纳起来,ASNIIL 的临床表现主要是进行性听力减退,可以是耳蜗性,也可以是蜗后性,可为单耳,但多半为双耳,双耳可同时或先后发病,多半患者伴有耳鸣,少数患者可出现面瘫,本病亦可伴有眩晕,间歇期仍有共济失调,或伴有其他自身免疫性疾病。ASNHL 的病程较长,可持续数周或数月数年。诊断时需除外噪声性聋、药物中毒性聋、外伤性聋、遗传性聋、早老的老年性聋、小脑脑桥角占位疾病和多发性硬化。血清免疫学参数的改变,要综合判断,检查项目包括组织的非特异性抗体、抗内耳组织的特异性抗体、淋巴细胞亚群、白细胞移动抑制试验、淋巴细胞转化试验等。这些检查对诊断只有参考价值。血清免疫球蛋白、红细胞沉降率、类风湿因子、循环免疫复合物等的检测也有一定参考价值,但是强调综合判断;伴有其他免疫性疾病,如关节炎、血管炎、慢性淋巴细胞性甲状腺炎、肾小球肾炎等;可疑病例可行试验治疗,一定剂量类固醇药物和免疫抑制剂应用 3 周应有一定疗效。

由于 AIED 临床表现的多样性及缺乏特异性的实验室检查,目前没有能达成公认的诊断标准。一般来说,所有进行性、波动性、单或双侧感音神经性聋都可能是 AIED,但仍需排除其他原因引起的感音神经性聋;大剂量类固醇药物和免疫抑制剂治疗有效的话,也表明 AIED 的可能。另外,特异性及非特异性抗体的检查也为该疾病的诊断提供一定的支持。非内耳特异性自身抗体,包括抗核抗体、抗线粒体抗体、抗血管内皮抗体、抗平滑肌抗体、抗内质网抗体等,其中抗核抗体可能更具有辅助诊断意义。

特异性的免疫学检测,主要包括 HSP70、Cochlin、Beta-tectorin 等。针对 47 例 AIED 进行回顾性分析显示,HSP70 对 AIED 诊断的敏感性达到 54.5%,特异性达到 42.9%。此外,HSP70 抗体也常用来预测 AIED 对类固醇激素的反应性。

淋巴细胞抑制试验。McCabe 认为淋巴细胞抑制试验为 AIED 提供了一个有力的诊断依据。淋巴细胞转化实验被用来证明细胞介导的自体免疫反应对内耳抗原的反应。该试验是通过分离被怀疑有 AIED 患者的淋巴细胞,并将其暴露于内耳抗原中进行的。如果淋巴细胞对抗原敏感,淋巴细胞就会被激活并释放淋巴因子。

关于 AIED 尚无明确诊断标准,可以通过分类标准来诊断,主要标准:①双侧听力损失;②系统性自身免疫性疾病;③ANA>1∶80;④自身 T 细胞的减少;⑤听力回复速率>80%。次要标准:①单方面听力损失;②年轻或中年;③女性;④听力回复率<80%。当满足两个主要标准和两个次要标准时则可被怀疑为 AIED。

3. 治疗

(1)类固醇激素:初始剂量方案为每天 60 mg 或 1 mg/kg 泼尼松或甲泼尼龙 4 周。短疗程或低剂量已被证明无效,并增加复发的风险。对激素治疗有效者应维持该剂量至纯音听力稳定,且耳鸣及耳胀满感等伴随症状好转,然后在维持剂量的 8 周内逐渐降至 10 mg。

(2)细胞毒性药物:单独使用激素效果欠佳时可联合应用细胞毒性药物,如环磷酰胺。

(3)人工耳蜗植入:由 AIED 导致得双耳极重度感音性聋,可考虑人工耳蜗植入。即使存在先天性内耳畸形,只要耳蜗仍存在一定的残余功能,人工耳蜗植入就能获得较为满意的听觉效果。

(4)其他尚可考虑血浆置换、鼓室内治疗及分子靶向药物和生物制剂。

(六)全身性疾病引起的耳聋

引起耳聋最常见的疾病为高血压与动脉硬化。其致聋机制尚不清楚,可能与内耳的供血障碍、血液黏滞性升高、脂质代谢紊乱等有关。病理改变表现为血管纹萎缩、毛细胞缺失以及螺旋神经节细胞减少。临床表现常常表现为双侧对称性高频感音性聋伴持续性高调耳鸣。

糖尿病导致的微血管病变可波及耳蜗血管,使其管腔狭窄而致供血障碍。原发性与继发性神经病变可累及螺旋神经节细胞,螺旋神经纤维、第Ⅷ脑神经、各级神经元和大脑听皮质等,使之发生不同程度的损害。糖尿病引起的听觉减退的临床表现差异较大,可能与患者的年龄、病程长短、病情控制状况、有无并发症等因素有关。一般以蜗后性聋或耳蜗性与蜗后性聋并存的形式出现。

临床上各种肾炎以及肾衰竭、透析与肾移植患者均可合并或产生听力障碍。肾小管祥与耳蜗血管纹在超微结构、泵样离子交换功能非常相似,因此,表现出相似的药物的毒性反应。此外,研究发现两者尚有共同的抗原和致病因子。目前肾病导致耳聋原因的争论甚多,更多认为是多种因素总和的结果。可能与低血钠所引起的内耳液体渗透压平衡失调、血清尿素与肌酸酐升高、祥利尿剂和耳毒性药物的应用、低血压与微循环障碍、动脉硬化与微血栓形成、自身免疫反应等体内外多种因素有关。听力学表现无特异性,通常表现为双侧对称性高频感音神经性聋。

甲状腺功能低下,特别是地方性克汀病患者几乎都有耳聋。主要是由于严重缺碘致胎儿耳部发育期甲状腺激素分泌不足所致。病理表现为中耳黏膜水肿性肥厚、鼓岬与听小骨骨质增生、镫骨与前庭窗融合、蜗窗狭窄或闭锁、耳蜗毛细胞和螺旋神经节细胞萎缩或发育不良等。临床上表现为不同程度的混合性聋,伴智力低下与言语障碍。

除此之外,白血病、红细胞增多症、镰状细胞贫血、巨球蛋白血症、结节病、组织细胞病、多发性结节性动脉炎等多种疾病都可导致感音神经性聋的发生。

(七)耳毒性聋

耳毒性聋(ototoxic deafness):指服用某些药物或长期接触某些化学制品所致的耳聋。目前已知的耳毒性药物近百种,常见者包括链霉素、卡那霉素、新霉素、庆大霉素等氨基糖苷类抗生素;水杨酸类止痛药;奎宁、氯奎等抗疟药;长春新碱、2-硝基咪唑、顺铂等抗癌药;呋塞米、依他尼酸等袢利尿药;抗肝素化制剂保兰勃林;铊化物制剂反应停(thalidomidum)等。另外,铜、磷、砷、苯、一氧化碳、二硫化碳、四氯化碳、酒精、烟草等中毒也可以导致耳聋。这些药物与化学制品无论全身或局部以任何方式应用或接触,均有可能经血循环、脑脊液或圆窗膜等途径直接或间接进入内耳而造成听觉器官损伤。孕妇应用后则可经胎盘进入胎儿体内损害听觉系统。

药物导致内耳损伤的机制尚不明确,除了取决于药物本身的毒性、剂量、疗程外,与个体敏感性明显相关,表现出明显的遗传特征。许多耳毒性药物同时具有肾毒性。肾功能不全者,药物因代谢不良而造成血浆浓度升高,进入内耳也相应增多。药物进入内耳后,通常首先损害血管纹,使得血-迷路屏障遭到破坏,使药物更容易进入内耳。进入内耳的药物还能使内淋巴囊受损,致其吸收与排出功能障碍。药物在内耳高浓度的长时间聚集,终将使听觉和前庭的感觉上皮细胞、神经末梢、神经纤维、神经元细胞等发生不可逆的损伤。临床上表现为耳聋、耳鸣、眩晕、平衡紊乱共同存在。耳聋呈双侧对称性感音神经性,多由高频向中、低频发展。前庭受累程度两侧可有差异,与耳聋的程度亦不相关。症状可在用药过程中始发,更多在用药后出现,停药并不一定能制止病程进展。前庭症状多可逐渐被代偿而缓解。耳聋与耳鸣除少数早发现早治疗者效果较好外,其余多难以完全恢复。

化学物质中毒致聋的机制也不清楚,受损部位多在蜗后,常同时累及前庭系统。临床上可有耳鸣、耳聋与眩晕,一般为暂时性,少数为永久性。

(八)创伤性聋

创伤性聋(traumatic deafness):头颅闭合性创伤,若发生于头部固定时,压力波传至颅底,因听骨惯性引起镫骨足板相对动度过大,导致迷路震荡、内耳出血、内耳毛细胞和螺旋神经节细胞受损。若创伤发生于头部加速或减速运动时,因脑与颅骨相对运动引起脑挫伤或听神经的牵拉、压挤和撕裂伤。而且通过继发性脑损伤及内耳自身的缺血再灌注、造成内耳损伤及听功能改变,主要表现为脑组织及内耳循环障碍、自由基反应、兴奋性神经递质增加、细胞内钙离子超载、内耳相关酶学改变及毛细胞凋亡等一系列继发性损伤,临床表现多为双侧重度高频神经性聋或混合性聋,伴高调耳鸣及眩晕、平衡紊乱。症状多能在数月后缓解,但难以完全恢复。

颞骨横行骨折时,骨折线常起自颅后窝的枕骨大孔,横过岩锥至颅中窝。与岩部长轴垂直走行的骨折线常跨越骨迷路或内耳道使其内含的诸结构受到伤害,从而发生重度感音神经性聋以及眩晕、面瘫和脑脊液耳漏等。

潜水人员由于上升出水时减压过快,原溶于组织或体液中的气体未及弥散而形成微小气泡;另外,深潜时血液多呈高凝聚状态而易产生微血栓;以上两者同时或其中之一出现于内耳,就会阻断耳蜗微循环、造成供血减少、代谢紊乱,继之累及听和前庭感觉上皮,导致潜涵性聋(caisson deafness)。

爆炸时强大的空气冲击波与脉冲噪声的声压波能共同引起中耳和内耳各种组织结构的损伤,引起眩晕、耳鸣与耳聋(爆震性聋),后者常为感音性或混合性,能部分恢复。若长期暴露于持续噪声环境中可导致噪声性聋。

此外,常与可听声混在一起的次声(infrasound)、放射线和微波辐射等物理因素也可使中耳和(或)内耳致伤,引起感音神经性聋或混合性聋。

第四节　皮质可塑性和听力损失后的多感觉整合

一、听觉皮质可塑性

皮质可塑性是指大脑对于内在或外在信号输入时解剖结构或功能发生改变的一种能力。从耳蜗到皮质,神经元可塑性的表达逐渐增加,因此,听觉皮质和丘脑相比于离心结构(如下丘或耳蜗核)具有更高的可塑性。同时高级听觉皮质相比于初级听觉区域有更高的可塑性重组能力。

神经元细胞能发生最大程度可逆性变化的时期称为敏感期或关键期,其与神经元突触飞速发展的时期一致,此时听觉中枢系统保持最大的神经可塑性,之后外部因素如感觉刺激引起中枢听觉通路的精细化和修剪。

婴儿在出生后 3.5 年内,听觉中枢系统都保持最大的可塑性,在部分儿童中神经可塑性可延长到 7 岁,7 岁以后可塑性大大降低。如果在关键期缺乏充分的听觉刺激,会导致听觉中枢系统的广泛退化,这些变化包括:螺旋神经节、耳蜗前腹核和耳蜗腹核的细胞密度降低;脑干核团间神经投射的改变;皮质-皮质和皮质-丘脑连接中的皮质突触活性降低;皮质锥体细胞中初级树突数量减少,并通过视觉功能接管听觉皮质区域。不同的行为和功能对应着不同的敏感时期,其部分原因是不同神经网络的构成、功能和成熟速率的不同。

听觉皮质重组最初始的原因是听觉剥夺。在听觉剥夺一段时间后,听觉皮质对视觉和躯体感觉输入做出反应,处理听觉的区域被重新赋予了新的功能。耳聋后听觉皮质发生重组,但是充分训练或者重新恢复听觉刺激输入后(如人工耳蜗植入),可能会重新恢复对听觉处理的功能,反映了听觉中枢经过学习后加工处理能力的改进,皮质和皮质下都参与了该过程。绝大多数听觉皮质的敏感期都有终点(该时间点以后的学习效率低下),但最近有证据表明,通过特定的感觉刺激(如长时间持续性声音信号刺激)后,有些敏感期是可以延长的。

动物研究发现,听觉剥夺会影响大脑皮质的各层级以及皮质-皮质回路的功能,并可延长至敏感期之后,如果能在敏感期内恢复听力,这些改变就有可能反转。如果过了敏感期,会改变听觉系统内、感觉系统之间、听觉系统与高级神经认知中心之间的功能连接性,从而导致大脑和行为的明显缺陷(包括序列处理、工作记忆、执行功能和概念形成)。

曾有报道,一位 71 岁的男性患者,人工耳蜗植入 4 年,这位患者不用视觉提示就可以很流畅地与人交流。他从 4 岁开始听力就逐渐下降,一半的时间都伴随着严重的听力损失,且助听器没有很好的效果,在 65 岁时进行了人工耳蜗植入,几个月内便恢复了言语感知,值得注意的是,在脑电图(EEG)实验中,发现了接近正常的、与年龄相适应的、延迟的皮质听觉诱发电位。这个案例是特例,但它提醒人们,即使在晚年,甚至在数十年的感觉剥夺之后,人类仍保持着明显的大脑可塑性能力。

二、交叉模式重组

交叉模式重组是一种神经结构的适应性和补偿性重组,以整合两个或多个感觉系统的功能,在对发生听觉剥夺的人和动物进行研究时发现,听觉信号无法在听觉皮质间正常传递,听觉中枢可以被其他的感觉模式占用。

一项关于先天性聋猫视觉-听觉交叉模式重组的著名研究显示,与正常猫相比,其视觉能力有所增强。这项研究显示并不是所有先天性聋猫的视觉能力都得到了增强。然而,与正常听力对照组相比,先天性聋猫的周边视觉定位和运动检测结果更好。最近,几项对耳聋个体的研究也提供了令人信服的行为、电生理和神经成像证据,证明了视觉功能的能力增强和代偿性扩张。此外,耳聋患者已经被证明比正常听力人群表现出更大的周边视野。

目前,普遍的观点认为,人工耳蜗植入的预后因素包括植入时的年龄(对于先天性聋)和极重度感音神经听力损失的持续时间(对于语后耳聋)。然而,最近的几项研究报道,视听交叉模式重组可能是有助于预测儿童和成人人工耳蜗使用者言语感知结果的关键因素。听觉处理区域被视觉活动侵占比重过高的耳聋患者较难从人工耳蜗植入中受益。

研究发现,交叉模式重组不仅发生在先天性耳聋患者,也可见于迟发性耳聋者。在敏感期内特别是言语和语言技能成熟之前,听觉皮质若接受不到足够的听觉信号输入,该大脑区域就容易受到其他感觉模式的入侵,比如视觉,会出现视觉皮质重组占用听觉皮质脑区进行视觉信息处理。

言语识别的改进伴随着听觉皮质对复杂声音反应的增多。一些听觉输入被剥夺或听觉皮质被其他感觉模式(如视觉或本体觉)占用的患者,在植入人工耳蜗后都恢复了听觉功能,表明听觉系统保留着处理声音事件的能力,且能够在相对较短的时间(1 年以内)达到适应。研究发现,尽管视觉和躯体感觉的可塑性变化均发生在听觉剥夺之后,但视觉交叉模式重组的反转可能比躯体感觉需要更长的时间,因为视觉处理在人类交流中发挥着重要作用。

三、模式内可塑性

模式内可塑性(intra-modalplasticity),即在某种特定的感觉模式内由于皮质输入改变(增加或减少)而发生的可塑性变化。例如人工耳蜗植入后言语能力良好的成人与正常听力者或耳蜗植入效果欠佳者相比,其皮质视觉诱发电位的 P2 波振幅明显增大。进一步的研究发现,表现不佳的受试者对视觉刺激的反应表现出弥散的皮质来源,包括听觉颞区,而耳蜗效果较好者的皮质来源主要集中在视觉皮质区域。耳蜗效果较好者增强的视觉 P2 波幅和局限于视觉皮质的皮质来源,提示发生了模式内重组,且耳聋导致视觉模式的代偿性提高。

在植入前的语音处理任务中,视觉皮质中重要信号源的存在与人工耳蜗使用 6 个月后的言语感知表现之间存在正相关。综上所述,这些研究表明,通过视觉进行的模式内重组在本质上可能是协同的,从而促进植入后言语识别能力的改善。

四、高级认知功能

婴儿通过与环境中的物体和其他人进行多模式互动来了解世界。一个感觉系统的功能损伤可能会导致跨多个感觉模式和认知领域的广泛影响。特别是听觉系统，被认为在塑造认知系统方面起着关键作用。

有研究表明，与听力正常的同龄人相比，聋哑儿童在多种非语言认知技能上的表现较差，包括视觉控制注意力、序列处理和工作记忆。其他研究也报告了需要认知技能的运动能力的差异，如空间协调和视觉-运动整合技能。聋儿和正常听力儿童的一般认知能力不同，然而，这些差异的潜在来源仍然未知。

Smith 等提出一种假设，即听力损失会导致较差的多感觉整合，而这反过来又会导致视觉选择性注意力和认知控制的缺陷。部分研究认为，多感觉整合对于每个个体感觉通道的注意技能的发展是必不可少的。为了支持这一假设，有数据显示，聋哑儿童的认知控制和视觉选择性注意力在植入人工耳蜗后有所改善。

另一种解释是，聋哑儿童在认知和注意任务上的表现与听力正常的儿童有所不同，因为他们的语言经验有限，而不是认知能力较差。早期的语言和交流经验对于社交和认知技能的发展至关重要。但是，大多数失聪婴儿与听力正常父母的沟通不匹配，也就是说，当婴儿的听力状态与父母的听力状况不匹配时，父母与婴儿互动中的双向交流方式会受到干扰，因此会遇到语言发展障碍。结果显示，早期的语言延迟可能会引起注意力任务表现不佳。聋人父母的聋哑儿童的证据支持了这一假设，这些孩子从出生开始就接触美国本土手语，并可以达到正常社交和语言沟通。

不同于双耳聋患者，单侧耳聋患者听觉功能仅部分被剥夺且没有言语功能的缺失，因此单侧耳聋患者的结构以及功能上的中枢重塑可能更加复杂。单侧耳聋由于缺少了一侧外周声信号的传入，因此对复杂声信号识别能力显著降低，如乐感、言语交流、空间定位及瞬时声源信息的加工。这些高级听觉处理过程涉及了很多认知相关脑区，包括前额叶、顶叶、脑岛等脑区在这一过程中都发挥了重要作用。当声音环境难度增加或输入声信号复杂时，正常听力人群通过听努力度增加，来调动更多高级脑区资源，进行声信号的识别，但单侧聋患者由于声音信号传入较少导致中枢资源调动改变。

研究同时发现，单侧聋患者负责目标导向行为灵活控制、情绪处理相关、管理自我参照心理活动以及与记忆检索相关区域的功能连接增强，这种功能连接的改变可能是由于单侧耳聋患者听觉能力下降从而削弱了听皮质对声刺激的反应能力，影响了大脑功能网络的认知过程。

脑的认知功能依赖于外周神经系统的感觉输入，在听觉系统中，外周听器损伤可以立即导致与损伤程度密切相关的听觉功能障碍，从而严重影响言语识别能力。例如，对称性听力损失患者如果单耳佩戴助听器一段时间以后，助听耳的言语识别能力将得以改善，但这种改善并非在佩戴助听器后立即发生，因此不能简单归因于听觉放大本身，相反，非助听耳的言语识别能力却发生与听力损失无关的进一步下降。这种迟发性听觉剥夺效应源于外周信号输入改变后听觉中枢功能的改变，是使用依赖性认知功能重塑的结果，特别是与语言和言语相关的皮质区。但迟发性听觉剥夺效应不会发生在双耳佩戴助听器的患者。

五、评估听觉皮质可塑性的电生理方法

前期人类听觉系统可塑性的证据都是从动物研究中推断出来的。在动物身上,侵入性技术可以用来测量听觉通路和大脑皮质不同部位的功能变化。显然,这些技术不完全适合研究人类听觉系统的可塑性。无创性如听觉诱发电位、脑磁图、功能磁共振成像和功能性近红外光谱(functional near-infrared spectroscopy,fNIRS)等使研究人类中枢听觉系统可塑性成为可能。

(一)皮质听觉诱发电位

在婴幼儿中,皮质听觉诱发电位(cortical auditory evoked potentials,CAEP)反应可作为评估中枢听觉通路发育的生物标志物。对于听力正常的婴幼儿,CAEP 反应的形态主要为一个 P1 正峰波。在儿童早期,P1 波反应发生在 200 ms 和 300 ms 左右。在发育过程中,听觉皮质出现了一段突触飞速发展的内在调节期,其高峰期发生在 3.5 岁到 4 岁之间,在此之后,外部驱动因素如感官刺激会导致中枢听觉通路的细化和修剪。当儿童的听觉系统因内在和外在的输入而变得精炼时,P1 波反应在童年早期迅速下降,然后逐渐下降到与成年相似的程度,最终达到 50~70 ms 的峰值潜伏期。P1 潜伏期的减少反映了沿着中央听觉通路到听觉皮质的声音传输效率的提高。在青春期前,CAEP 波形的形态变化也是可观察到的,可看到之后的 CAEP 成分出现,称为 N1 和 P2。与 P1 成分不同,N1 和 P2 成分的皮质来源在初级听觉皮质和丘脑,N1 和 P2 成分反映了更高级的听觉加工,皮质来源在初级和次级听觉皮质。

该检测可以对人工耳蜗植入效果进行预测,以及对植入后中枢听觉通路再发育有一个较好的评估。

(二)功能磁共振成像

功能磁共振成像是一种间接测量神经活动的方法。神经活动增加引起血氧水平的变化与听觉刺激的呈现有关。功能磁共振成像测量技术可以用来定位大脑活动,但时间分辨率很差。

(三)功能性近红外光谱

功能性近红外光谱是一种新兴的用于研究大脑皮质活动的非侵入性脑成像技术,在许多关于人类听觉和非听觉研究中,用于测量皮质血流动力学活动。该项技术检测时,几乎没有噪声且与人工耳蜗兼容,这有助于将 fNIRS 确立为研究听觉皮质以及成人和儿童发育过程中涉及听力和语言处理时的重要工具。

Sevy 等首次发现 CI 使用者对语言的血流动力学反应,植入当天显示对语言的血流动力学反应。Bisconti 等发现语后失聪的成年人,其听觉语言处理通常在儿童时期发育,对他们来说,CI 对语言恢复是有效的,他们可以重新激活典型的听觉皮质区域。

六、听觉-视觉交叉模式重组

第一个对听觉剥夺引起皮质组织改变的证据来自对先天性聋患者的研究。多项研究发现,与听力正常对照组相比,这些患者听觉皮质对视觉刺激的激活程度更高,由于听觉完全剥夺使患者中枢发生代偿性的改变,即视觉处理征用更多的脑资源,提高视觉能力以代偿听力感官的缺失,这表明耳聋导致听觉皮质的视觉接管或听觉-视觉交叉模式重组。

除了视觉对听觉皮质的占用，先天性聋患者视觉皮质中的视觉反应也被发现不同于听力正常对照组，这表明缺乏听觉输入可能还会诱导先天性聋患者视觉皮质的模式内重组。双侧极重度聋患者中，听觉皮质参与了其他的感觉处理任务，如视觉记忆处理、视觉变化检测、本体觉检测和手语任务。

（一）成人和儿童人工耳蜗植入的跨模式可塑性

对于双侧先天性聋人工耳蜗植入患者而言，越来越多的证据表明，交叉模式重组可用来解释较差的人工耳蜗植入效果，即一种感觉通道（视觉或躯体感觉）可占用另一种感觉通道（听觉）来补偿被剥夺通道（听觉）的感觉缺失。其他感觉系统对于人工耳蜗植入后听觉皮质重组在本质上是不适应的，从而抑制对通过植入体传入的听觉信息的处理。人工耳蜗植入后，听觉皮质对视觉加工的持续激活对言语知觉表现有负面影响。为了获得成功的人工耳蜗植入效果，听觉皮质及相关区域只接受人工耳蜗植入后恢复的听觉输入。然而，如果耳蜗和听皮质之间的这种听觉回路不能成功恢复，听皮质及其周围的视觉-听觉交叉模式重组可能会保持，从而导致人工耳蜗植入后的负面表现。在对人工耳蜗植入前颞叶皮质静息代谢率的研究中，进一步支持了交叉模式对人工耳蜗植入后言语感知结果的影响。

Kim 等研究发现语后聋成人人工耳蜗使用者的言语感知能力与右侧颞叶皮质的视觉-听觉交叉模式重组之间存在相关性。此外，通过视觉诱发电位分析，发现枕叶皮质对视觉刺激的反应性降低与人工耳蜗植入术后较差的言语知觉结果相关。Doucet 等人报道，表现不佳的人在大脑皮质上表现出更宽、更靠前的高 VEP 振幅，而表现好的人在视觉枕区上的 VEP 振幅明显更高。他们认为，在表现不佳的人中存在更为深刻的交叉模态重组，在表现好的人中存在模态内重组。最近的研究也报道了视觉-听觉跨模态可塑性与言语感知能力之间的密切联系，即使是在语后聋成人人工耳蜗使用者中也是如此。Sandmann 等报道，效果不佳的人工耳蜗使用者在视觉诱发电位分析中显示右侧听觉皮质激活，P100 波幅较小，但视觉皮质激活减少。

但同时通过关注经处理的面孔，人工耳蜗植入者视觉关注面孔激发的听觉皮质活跃性与面部识别和唇读表现呈正相关，这又显示与人工耳蜗植入者的日常交流相适应。有研究显示，听力剥夺后产生的皮质重组不仅限于听觉皮质。视觉皮质的皮质重组似乎对植入后的言语感知恢复有积极影响。在听觉剥夺过程中，交叉模式重组的代偿性变化可能同时发生在视觉和听觉感觉系统中。语后聋的人工耳蜗植入比听力正常者表现出更强的视觉和听觉语言整合。视听语音处理可能与听觉皮质的交叉模式重组有关。

Doucet 等评估了一组接受人工耳蜗植入的成年人的高密度脑电图，这些成年人使用人工耳蜗的效果各不相同。结果显示，效果差的使用者表现出更多的交叉模式重组（在视觉刺激的反应下，在视觉、听觉和多感觉皮质区域表现出皮质来源），而效果较好的使用者表现出非常少的交叉模式重组（皮质来源仅限于视觉处理区域对视觉刺激的反应）。

单侧耳聋是指单耳听力正常，对侧严重感音神经性聋。单侧聋儿童在言语和语言发育迟缓、学习和行为困难的风险更大，进行有效和及时干预非常必要。单侧聋患者治疗选择包括助听器、对侧传导助听器、骨锚式助听器和调频（FM）系统。但由于部分患者听力损失较严重，这些治疗手段往往不能产生较好的疗效，同时对于语音识别和空间定位等的帮助有限。目前 FDA 仍未批准将人工耳蜗植入作为治疗单侧聋患者的手段。

有一例单侧聋儿童人工耳蜗植入前后神经可塑性研究，该女童 5 岁时右耳发生进行性特发性听力损失,随着听力损失的逐渐严重,不再从助听器受益,最后选择右侧人工耳蜗植入。视觉刺激皮质激活结果显示,尽管人工耳蜗植入后听觉处理区域仍有部分用于处理视觉信息,但主要的激活发生在视觉处理区域,听觉-视觉交叉模式重组发生了显著但不是完全的逆转。也有其他研究显示儿童人工耳蜗植入后,视觉对听觉处理区域的补偿性交叉模式重组仍然存在。

有研究报道,考虑到左右听觉区域似乎没有经历过类似的可塑性变化,因此选择哪个半球对人工耳蜗植入的适应机会更大这一点也很重要。在研究中,视觉刺激似乎优先激发右侧听觉皮质的活动,这表明左侧听觉皮质可能最适合接受人工耳蜗植入体听觉信息的输入。

耳聋患者视觉通道的功能水平与人工耳蜗植入后 6 个月的听觉恢复有关,提示听觉-视觉协同可能促进人工耳蜗植入后更好的言语感知能力。在动物模型中,也有一些证据支持使用多感觉训练来改善双侧人工耳蜗植入后的声音定位。从临床角度看,这一领域的研究可能会为接受听力干预的成人和儿童开发更有针对性和更有效的康复方案,并可能帮助临床医生为不同的患者选择个性化的康复方案。

(二)老年性聋患者的跨模式可塑性

交叉模式重组的证据不仅表现在成人和儿童长期极重度耳聋的极端情况下,听力损失程度较轻的成人中也存在这种现象。有研究记录了一组听力正常的成年人和一组早期轻中度下降型听力损失($2\sim8\,k\,Hz$)的成年人的皮质视觉诱发电位,听力损失组中的许多成年人在参加研究时并没有意识到他们的听力损失,这表明听力损失是相对较轻的。结果显示,正常听力者在高阶视觉和小脑区域对视觉运动刺激表现出预期的皮质来源,而轻中度听力损失的听者对相同的视觉刺激表现出额外的颞叶(听觉)皮质区域的占用,提示着跨模式的重组。此外,N1 视觉诱发电位潜伏期与受试者在噪声背景中的言语识别能力之间存在负相关,这表明在听力损失早期发生的视觉-听觉交叉模式重组可能会对这一人群的言语知觉结果产生负面影响。

除了交叉模式感觉重组,也有越来越多的证据表明,在老年人和患有早期、年龄相关性听力损失的成年人中,皮质资源分配发生了代偿性变化。有研究记录了听力正常的成年人和有轻中度早期听力损失的成年人的皮质听觉诱发电位。在听力正常的成人中,听觉刺激在听皮质(颞上回和颞中回)激发出皮质资源,而早期听力损失的成年人除了额叶和前额叶皮质有明显的皮质资源外,还表现出比颞叶皮质更少的皮质资源。考虑到额叶和额前区具有工作记忆和执行任务的作用,在早期听力损失中占用额叶区域可能会导致一定程度的听觉困难和认识负荷的增加。

鉴于老年人的听力损失与认知能力下降之间存在很强的相关性,可推测,在听觉任务中,这种皮质资源的重新分配可能会对听力受损人群的认知储备产生负面影响,从而可能导致认知能力下降。

Mosnier 等在一组老年患者的研究中发现,在认知测量得分较低的成年人中,81% 的人在植入人工耳蜗后的 6 个月内整体认知功能有了显著改善。未来的研究应该系统地检查听力干预对年龄相关性听力损失临床人群的认知、跨模式可塑性和皮质资源分配变化的影响。

七、听觉-躯体感觉交叉模式重组

大多数关于听觉剥夺后听觉皮质交叉模式重组的研究都是在视觉模式中进行的,听觉-视觉交叉模式重组这种关系看起来比听觉-躯体感觉交叉模式重组的关系更直观。因为随着听觉能力的下降,个体通常严重依赖视觉输入来加强如语音理解等的能力。同样,听觉剥夺也可能导致对躯体感觉信息的依赖增加,从而改善行为表现。听觉-躯体感觉交叉模式重组更容易逆转。有研究显示,单侧聋儿童在植入人工耳蜗后,听觉皮质被躯体感觉占用的资源在较短时间内发生逆转,恢复了处理听觉信息的功能。

Allman 等提出了成年起病深度耳聋雪貂听觉-躯体感觉交叉模式重组的证据。Meredith 等也提出了成年起病的部分听力损失雪貂的触觉-听觉跨模式重组的证据。来自动物研究的证据描述了听觉和躯体感觉皮质之间已建立的解剖学联系,表明触觉系统存在与听觉系统进行跨模式重组的潜在可能。Cardon 等于 2018 年使用高密度脑电图(EEG)研究了听觉和躯体感觉在正常听力和轻中度老年性聋患者中对振动触觉刺激的交叉模式重组。结果显示,听力正常和听力损失患者的躯体感觉皮质均被激活。然而,轻中度老年性聋患者也表现出听觉皮质区域对躯体感觉刺激的强烈激活。神经生理学数据显示,噪声背景中的言语知觉与神经生理学数据显著相关,提示交叉模式重组的程度可能与功能表现有关。该研究首次证明了早期、轻-中度老年性聋患者听觉皮质的听觉-躯体感觉交叉模式重组。同时发现,即使是与沟通困难相关的轻度老年性聋也会导致根本性的皮质改变。

Cardon 等于 2019 年用高密度脑电图记录听力正常儿童和人工耳蜗植入儿童对振动触觉刺激的皮质反应。首先研究了听力正常儿童的皮质触觉诱发电位(cortical somatosensory evoked potentials,CSEP),以建立 CSEP 波形形态的正常模式和皮质活动的来源。然后,比较听力正常儿童和人工耳蜗植入儿童的 CSEP 波形和对皮质来源的估计,以评估听觉-躯体感觉交叉模式重组的程度。结果显示,听力正常儿童表现出预期的 CSEP 和电流密度重建模式,刺激对侧中央后皮质被激活。人工耳蜗植入者也表现出这种活动模式。然而,除此之外,人工耳蜗植入者还表现出听觉皮质区域对触觉刺激的反应。此外,人工耳蜗植入组的部分 CSEP 波形成分明显早于听力正常组。这些结果被认为是人工耳蜗植入儿童听觉-躯体感觉交叉模式重组的证据。在人工耳蜗植入组中,噪声得分中的言语感知与 CSEP 波形成分潜伏期呈负相关,提示交叉模式重组的程度与言语感知结果有关。这些发现可能对植入人工耳蜗的儿童的临床康复有一定的指导意义。

📖 [参考文献]

［1］孔维佳,周梁,许庚,等.耳鼻咽喉头颈外科学[M].北京:人民卫生出版社,2013.

［2］Jack Katz.临床听力学[M].5 版.韩德民.主译.北京:人民卫生出版社,2006.

［3］王永华,徐飞.诊断听力学[M].杭州:浙江大学出版社,2015.

第四章 平 衡 觉

平衡系统是一种非常复杂的、多种感觉整合系统,包括外周感觉信息的传入、中枢处理、传出并实现特定的功能以及平衡的反馈调节等多个方面。外周感觉信息的传入来自前庭、视觉、本体感觉 3 个系统,并在脑干前庭神经核等核团、小脑、大脑皮质等中枢神经系统处理,经前庭眼束、前庭脊髓束等通路传至眼外肌、躯体骨骼肌,实现视觉稳定和姿势稳定等功能。

前庭系统生理学是理解眩晕的发病机制、明确诊断和选择治疗方法的前提条件;反之,眩晕的临床体征如眼震的观察也有助于验证和巩固各种前庭解剖学和生理学知识。在了解半规管的空间解剖、囊斑结构和必要前庭中枢神经系统等基础上,本章进一步介绍平衡功能评估技术和常见平衡障碍疾病的诊断和处理。

第一节 前庭系统的构成

一、前庭系统的解剖组成

（一）内耳

内耳又称迷路,位于颞骨岩部内,含有听觉与位置觉的重要感受器。迷路分骨迷路与膜迷路,两者形状相似,膜迷路位于骨迷路之内。膜迷路含内淋巴,内淋巴含细胞内液样离子成分,呈高钾低钠。膜迷路与骨迷路之间充满外淋巴,外淋巴含细胞外液样离子成分,呈高钠低钾。内、外淋巴互不相通。骨迷路由致密的骨质构成,包括耳蜗、前庭和骨半规管 3 部分(图 4-1),膜迷路由蜗管、椭圆囊、球囊和膜半规管等组成。

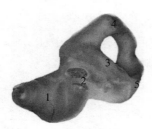

图 4-1　内耳（豚鼠）
1. 耳蜗　2. 前庭　3. 水平半规管　4. 上半规管　5. 后半规管

（二）外周前庭

骨性前庭容纳椭圆囊和球囊,骨半规管容纳膜半规管。

1. **骨迷路：前庭和骨半规管**

前庭位于耳蜗和半规管之间,略呈椭圆形。前壁有一椭圆孔与耳蜗前庭阶相通,后壁有3个骨半规管的5个开口通入。

骨半规管位于前庭的后上方,包括水平(外)、上(前)、后半规管,三者大致相互垂直,但半规管间夹角并非完全90°。每个半规管的两端均开口于前庭,其一端膨大为骨壶腹,内径约为管腔的2倍。上半规管内端与后半规管上端合成一总骨脚,外半规管内端为单脚。

2. 膜迷路:椭圆囊、球囊和膜半规管

由椭圆囊、球囊和膜半规管组成,借纤维束固定于骨迷路内,各部相互连通形成一连续的、含有空腔的、密闭的膜质结构。

椭圆囊位于前庭后上部的椭圆囊隐窝中。后壁借5孔与3个半规管相通。前壁内侧有椭圆球囊管、连接球囊与内淋巴管。囊壁上端底部及前壁上有感觉上皮,呈白斑状卵圆形,称为椭圆囊斑,有前庭神经椭圆囊支的纤维分布。

球囊位于前庭前下方的球囊隐窝中,较椭圆囊小,球囊前下端经连合管与蜗管相通,球囊后下部接内淋巴管及椭圆球囊管。其内前壁有感觉上皮,呈长圆形的增厚区,称球囊斑,有前庭神经球囊支的纤维分布。

膜半规管附着于骨半规管的内侧壁,骨半规管的内径约为1mm,膜半规管内径约为0.3mm。膜壶腹内有一横位的镰状隆名为壶腹嵴。壶腹嵴上有高度分化的感觉上皮,由毛细胞和支持细胞所组成。毛细胞顶部的纤毛插入圆顶形的胶体层,后者称为终顶或嵴帽(图4-2)。

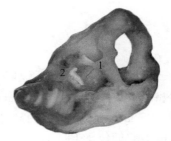

图4-2 耳蜗膜迷路及囊斑(豚鼠)
1. 椭圆囊斑 2. 球囊斑

3. 内淋巴的产生和吸收

通常认为内淋巴产生于耳蜗中阶的血管纹以及位于半规管壶腹嵴和椭圆囊斑神经上皮周围的暗细胞,而在内淋巴囊吸收。

4. 前庭毛细胞与机械电转换

壶腹嵴和囊斑超微结构研究表明,囊斑与壶腹嵴的感觉毛细胞有两种类型:一为呈杯状的毛细胞,形态与耳蜗的内毛细胞相似,称Ⅰ型毛细胞;二为呈柱状的毛细胞,与耳蜗的外毛细胞相似,称Ⅱ型毛细胞(图4-3)。

位觉纤毛较听觉纤毛粗且长,纤毛由低到高呈管风琴样排列。每个位觉毛细胞顶端有1根动纤毛(kinocilia)与50~110根静纤毛(stereocilia)。动纤毛位于静纤毛较高一侧的边缘,最长,较易弯曲;静纤毛以动纤毛为排头,按长短排列,距动纤毛愈远则愈短。壶腹嵴毛细胞的纤毛长50μm,插入由胶状物构成的嵴帽内,嵴帽主要由黏多糖构成,其密度约为1.003,与内淋巴液密度接近,随内淋巴液流动而摆动。椭圆囊斑和球囊斑互成直角,其毛细胞顶端的纤毛较短,长20~25μm,囊斑表面覆盖一层胶质膜,较薄而平阔,称为耳石膜,毛细胞纤毛插入其中。耳石膜表面有一层棱形小结晶体,大小约为3μm×5μm,由碳酸钙晶体所组成,比重为2.93~2.95,远远大于内淋巴液比重,可在纤毛上施加压力,内淋巴液流动时可由于惯性产生与内淋巴液运动方向相反的相对运动。

动纤毛和静纤毛分别以微管蛋白和F-肌动蛋白为骨架,静纤毛之间自顶部到踝部存在顶部连接(tip link)、侧连接和踝连接,顶部连接参与机械电转换过程。顶部连接的两种主要成分:钙黏蛋白23(cadherin 23,CDH23)以及原钙黏蛋白15(protocadherin 15,PCDH15)。CDH23与较长的静纤毛连接,而PCDH15与较短的静纤毛顶部连接,顶连接呈

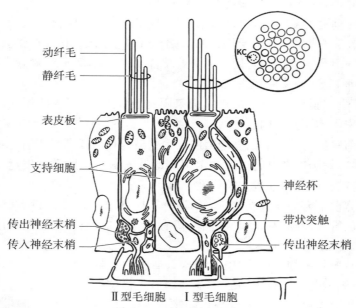

图 4-3 Ⅰ型毛细胞和Ⅱ型毛细胞

铰链状,易于拉伸或缩短,而机械电转换通道(mechano-electrical transduction channels,MET channels)包括蛋白跨膜通道样蛋白(transmembrane channel-like proteins,TMC)1 和 2,它们位于 PCDH15 与静纤毛连接处的附近,即机械电转换通道存在于较短静纤毛顶端。

当静纤毛向动纤毛一侧偏斜时,顶部连接伸长使 MET 通道开放,引起内淋巴液 K^+ 内流,毛细胞去极化,进一步激活细胞侧壁中电压依赖性 Ca^{2+} 通道引起 Ca^{2+} 内流,使毛细胞进一步去极化,毛细胞底部兴奋性递质释放增多,从而引起初级前庭神经元的兴奋。反之,静纤毛背离动纤毛方向偏斜时,毛细胞超极化,初级前庭神经元兴奋性降低。

5. 半规管的空间定位

人直立时,水平半规管所处平面与水平面成 24°~30°角,壶腹端位于前内侧,非壶腹端位于后内侧,壶腹端略高于非壶腹端。嵴帽位于壶腹内,水平半规管嵴帽前内后外走行,与矢状面成 20°角左右。

上半规管和后半规管称为垂直半规管,与水平面垂直,垂直半规管并非与矢状面成 45°角,上半规管与矢状面夹角小于 45°,而后半规管与矢状面的夹角大于 45°。上半规管壶腹端位于前外侧,非壶腹端位于后下内侧。后半规管壶腹端位于管腔下端较低位,非壶腹端位于上端较高位,后半规管的弓形大致凸向后外侧。

根据 MRI 半规管影像测量的半规管空间方向显示,后半规管与矢状面夹角为 53.31°±4.29°,上半规管与矢状面夹角为 37.04°±3.53°。这可以解释上半规管兴奋后以下跳性眼震为主,且双侧 Dix-Hallpike 均可诱发出上半规管良性阵发性位置性眩晕下跳性眼震。

6. 嵴帽的空间位置

半规管嵴帽的空间位置对于理解嵴帽病的眼震机制有重要意义。Epley 等提到对后半规管嵴帽结石症的测试方法为 Half-Hallpike 试验,即坐位头向一侧偏 45°后仰 60°,使后半规管嵴帽处于最大诱发位置,因此推测后半规管嵴帽与水平面成 60°角左右。该空间位置也符合后半规管壶腹的解剖特点,即壶腹位于后半规管最低点的内侧,与壶腹外侧缘垂直的方向大约与水平面成 60°角。

而水平半规管嵴帽的空间方向多来自对嵴帽病的研究,当水平半规管嵴帽和重力线在同一平面时,嵴帽不再向椭圆囊一侧或另外一侧发生偏斜,无位置性眼震发生,即零平面。通常认为由前内向后外方向 20°±5°,但 Hiruma 等测得的零平面角度是 28.7°±14.58°,Ichijo 等测得的嵴帽零平面的角度是 44.4°±20.5°,最小是 5°,最大是 85°。该空间位置也符合水平半规管壶腹的解剖特点,其位于水平半规管的前内侧,与壶腹外侧缘垂直的方向由前内向后外,与矢状面夹角呈 20°左右。

(三)初级前庭神经元

初级前庭神经元在内听道底部形成前庭神经节(scarpa 神经节),分为上前庭神经节和下前庭神经节两部分,两个神经节之间有神经分支相联系(图 4-4)。前庭上神经分支分布于上半规管壶腹嵴、水平半规管壶腹嵴、椭圆囊斑,另有一细小分支分布于球囊斑前上部即 Voit 神经。前庭下神经分布于球囊斑(球囊神经)和后半规管壶腹嵴(后壶腹神经)。前庭上神经穿过上筛斑,前庭下神经穿过中筛斑与下筛斑后会合为第八对脑神经前庭支,进入前庭神经核、前庭小脑或更高级前庭中枢。

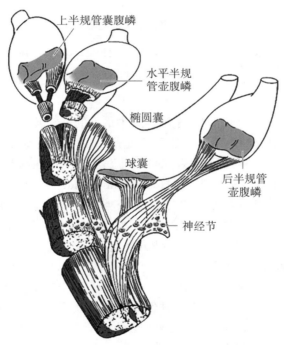

上半规管囊腹嵴
水平半规管壶腹嵴
椭圆囊
球囊
后半规管壶腹嵴
神经节

图 4-4　前庭末梢器官和前庭神经

初级前庭神经元按自身兴奋性的规律与否分为三种类型:规则性、不规则性和中间放电神经元,规则性放电神经元与Ⅱ型毛细胞发生突触联系,不规则性放电神经元与Ⅰ型毛细胞发生突触联系,中间神经元与Ⅰ、Ⅱ型毛细胞均发生联系。规律性放电神经元放电率变异小,约 90 次/秒,而不规则性放电神经元变异非常大,中间神经元居中,见图 4-5。

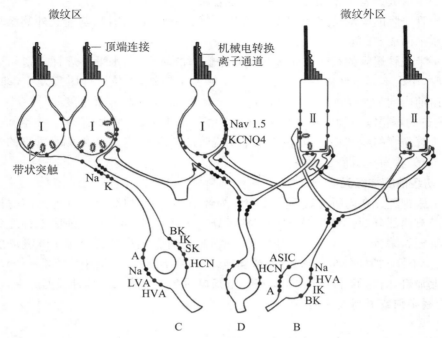

图 4-5 前庭神经元及前庭毛细胞

Ⅰ型毛细胞多分布于微纹区，Ⅱ型毛细胞多分布于微纹外区。Ⅰ为Ⅰ型毛细胞，Ⅱ为Ⅱ型毛细胞。B为规则放电神经元，C为不规则放电神经元，D为中间神经元。不同神经元表面离子通道类型略有不同

（四）前庭神经核

前庭神经核位于脑桥和延髓部分，是脑神经中最大的神经核团。每侧有4个部分，是一个成对的组合：由上核、内侧核、下核和外侧核组成。另外，还有些散在的小细胞组合，即 X、Y、Z、F 等核群也称为前庭神经间质核。其中，前庭上神经核在高等哺乳动物较大，而在低等脊椎动物非常小，是半规管前庭眼反射（vestibulo-ocular reflex，VOR）通路的主要转接站。前庭外侧核在低等脊椎动物则体积较大，在人类较小，是前庭脊髓反射的主要中转站。

双侧前庭神经核之间存在交叉神经纤维，一侧的Ⅱ型神经元发出抑制性神经纤维到对侧Ⅰ型神经元，在前庭眼反射调节、前庭代偿方面起重要作用。

（五）前置舌下核和 Cajal 间质核

前置舌下核（nucleus prepositus hypoglossi，NPH）位于脑桥第四脑室底部、前庭神经内侧核的内侧、展神经的下方，NPH 与多个神经核团发生联系，是水平 VOR 和视眼动的整合中枢。NPH 交叉兴奋对侧前庭神经核，因此一侧前置舌下核受损表现出与对侧前庭核受损一致性的表现，包括快相朝向同侧的自发性眼震，头脉冲实验时（vedio head impulse test，vHIT）水平半规管对侧降低，上半规管增益升高以及异常眼动等表现。

Cajal 间质核（interstitial nucleus of cajal，INC）位于中脑动眼神经核和滑车神经核的上方，是垂直和扭转 VOR 的整合中枢。Cajal 间质核受损，可以引起垂直凝视性眼震异常。

（六）前庭小脑

前庭小脑包括小脑绒球、小结、蚓垂和腹侧旁绒球等结构，与前庭神经核发生双向直接

或间接联系,参与眼球运动的控制,其功能在高等脊椎动物更加重要。前庭小脑接受前庭外周的初级前庭神经纤维和前庭神经核发出的次级前庭神经纤维。同样,前庭小脑的传出纤维分布到整个前庭神经核。前庭小脑参与前庭眼反射和前庭脊髓反射的调节,小脑Purkinje细胞是抑制性神经元,负向调控前庭神经核神经元的兴奋性。如小脑绒球参与上半规管 VOR 的调节,接受上半规管信息传入的前庭神经核神经元,同样接受来自小脑绒球的抑制性神经元,起负向调节作用。当小脑绒球受损时,这种抑制作用消失,从而表现出与上半规管兴奋类似的眼震,即下跳性眼震。但是,小脑传出并非全是抑制性的,顶核到前庭神经核的纤维为兴奋性,起正向调节作用。

（七）高级中枢

前庭大脑皮质的位置仍待进一步确认,目前多认为在颞叶外侧裂附近的雪氏前回(ectosylvian)和上雪氏回(sypralyslvian)。前庭大脑皮质代表区不但参与空间感知的形成,而且还参与眼动、头眼动协调等功能。

二、平衡系统功能

个体本身和周围环境总是处于绝对运动和相对静止的状态,个体对自身运动或周围环境运动的信息进行处理,对自身加速度包括直线和角加速度以及重力的感知始于位于内耳的前庭外周感受器,对自身静止、匀速运动和外界环境运动的始于视觉,两种系统单独或者相互作用,完成重要的生理功能如凝视稳定、自身运动和空间位置的感知。

（一）平衡系统功能概述

外周平衡信息的传入来自前庭、视觉、本体感觉三个系统,并在脑干前庭神经核等核团、小脑、大脑皮质等中枢神经系统处理,经前庭眼束、前庭脊髓束等通路传至眼外肌、骨骼肌,实现空间感知、视觉稳定和姿势稳定等功能,见图 4-6。

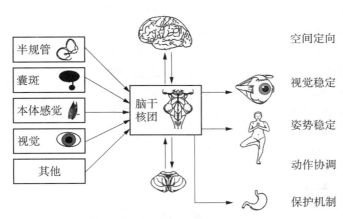

图 4-6　平衡系统的构成和功能

（二）前庭毛细胞

前庭毛细胞是感觉细胞,感受头部的角加速度(半规管)或线性加速度/重力(椭圆囊和球囊)。每个毛细胞有一个长的动纤毛和一些较短的静纤毛。前庭毛细胞对刺激的反应是相同的,即静纤毛向动纤毛偏斜导致细胞的放电率的增加,毛细胞去极化,处于激活状态。

相反,静纤毛偏离动纤毛导致细胞放电率下降,毛细胞超极化,处于抑制状态(图4-7)。在任何方向上引起纤毛的相对运动都可以被半规管和耳石器内特定的毛细胞编码。

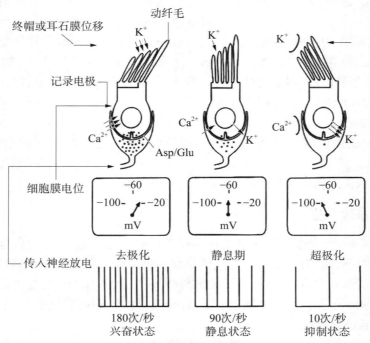

图4-7 前庭毛细胞对刺激反应特性

(三)半规管生理学

半规管主要感受正负角加速度的刺激。当头位处于静止状态时,嵴帽两侧的液压相等,壶腹嵴帽处于中间位置。在正或负角加速度的作用下,膜半规管内的内淋巴因惰性或者惯性作用产生逆旋转方向或者顺旋转方向的流动。故壶腹嵴帽可随内淋巴的流动而倾斜位移,继之使埋于嵴帽内的毛细胞纤毛倾斜位移而刺激毛细胞,实现机械-电转换功能。

在水平半规管,由于毛细胞动纤毛朝向囊斑侧,静纤毛远离囊斑侧,内淋巴液流向壶腹导致神经元放电率的增加(兴奋),而在上和后半规管正好相反(图4-8)。对处于共轭平面内的一对半规管,在共轭平面内向一侧旋转导致一侧半规管放电率增加,而另一侧半规管放电率降低。所以,在任何平面上的运动,引起至少有两个半规管编码并提供给中枢神经系统。

(四)耳石器生理学

椭圆囊和球囊又称耳石器,其主要功能是感受直线加速度运动的刺激,并可感受重力的变化,由此引起位置感觉,反射性地产生眼球运动以及体位调节运动等,维持人体静平衡。

椭圆囊斑略与外半规管平行,球囊斑略与同侧上半规管平行。椭圆囊斑和球囊斑的空间排列形式、以及耳石器毛细胞沿着弧形微纹(striola)极性排列的特性,使耳石器可感受各个方向的直线加速度运动的刺激,重力也是直线加速度运动的一种形式。但毛细胞的极性排列在两个囊斑不同,椭圆囊斑毛细胞的极性是朝向微纹区,即动纤毛靠近微纹区,球囊斑毛细胞极性是背离微纹区的,即动纤毛远离微纹区(图4-8)。当人体直立时,椭圆囊斑多位

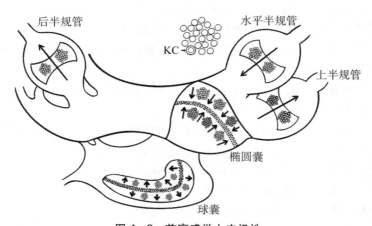

图 4-8　前庭感觉上皮极性

半规管壶腹嵴及囊斑表面毛细胞极性分布不同,可感受来自各个方向的加速度刺激。KC 为动纤毛

于水平位,可感受左右、前后方向直线加速度运动的刺激。球囊斑大多位于矢状面,在人体直立体位时则感受头-足轴向直线加速度运动的刺激,以及前后方向直线加速度运动的刺激。由于每个囊斑都有多个方向极性的毛细胞,加之双侧囊斑同时收集加速度信号传递至中枢,人体感受到的运动最终是双侧传入刺激的总和,并且多方向极性毛细胞的存在也给了在一侧前庭外周感受器损伤之后的代偿提供了生理基础。

在耳石器,毛细胞埋于囊斑中,被一层胶质膜覆盖,胶质膜上有一层由碳酸钙结晶组成的耳石,称为耳石膜,因此,两个囊斑结构也被称为耳石器。当直线加速或位置对于重力发生改变时,耳石膜位置移动,弯曲静纤毛并引起感觉细胞去极化。当运动减退时,在半规管的电活动也减退;而在耳石器,与重力相关的头位偏斜引起神经活动持续存在。此外,耳石器感受到瞬态线性力和重力方向的变化,大脑使用耳石刺激的细微差别来区分短暂的加速度和与重力有关的头部位置的变化。

直线加速度运动刺激耳石器可反射性地产生眼球运动和体位调节运动。耳石器受刺激引起的眼球运动可使头部运动时眼球向相反方向移动,这在保持视觉清晰方面有重要意义;而耳石器受刺激时的体位调节是通过改变四肢肌张力调整身体的姿势和体位,这在维持身体平衡方面有重要作用。

（五）前庭眼反射

刺激半规管和耳石器都可通过前庭眼束引起眼球运动,称为前庭眼反射。前庭眼反射的功能意义是在头部运动时,使眼球向与头部运动相反的方向移动,以便保持清晰视力。这样,在一定限度的运动速度范围内能使人们看清眼前的物景。来自半规管毛细胞兴奋信息通过前庭上或下神经传递到脑干的前庭神经核。二级神经元经同侧和对侧内侧纵束到达动眼神经核、滑车神经核或展神经核。第三个神经元再支配相应的眼外肌,引起共轭眼球运动,这即是直接前庭眼反射。另存在多突触 VOR 途径,和直接途径协同作用,参与视觉和本体感觉调节和整合的作用。

1. **水平半规管 VOR**

有关前庭眼反射的详细研究来自电刺激鸽子单根半规管神经所引起的眼球运动。电刺激一侧水平半规管神经导致双眼向对侧偏斜,通过三级神经元介导反射弧完成,见图4-9。一侧水平半规管受刺激后,引起眼外肌兴奋收缩的通路包括(图4-9实线部分):

(1)一侧水平半规管→同侧前庭上神经→同侧前庭神经核中间神经元→对侧展神经核(Ⅵ)→对侧外直肌,兴奋收缩。

(2)一侧水平半规管→同侧前庭上神经→同侧前庭神经核中间神经元→同侧动眼神经核(Ⅲ)→同侧内直肌,兴奋收缩。

眼睛总是以推-拉的方式运动,通过两个独立的抑制通路引起眼球的拮抗肌肉松弛。当水平半规管兴奋时,引起眼外肌抑制松弛的通路包括(图4-9虚线部分):

(1)一侧水平半规管→同侧前庭上神经→同侧前庭神经核抑制性中间神经元→同侧展神经核(Ⅵ)神经→同侧外直肌,抑制松弛。

(2)对侧抑制通路多一个神经元(四神经反射弧)。一侧水平半规管→同侧前庭上神经→同侧前庭神经核兴奋性中间神经元→同侧前庭神上经核抑制性中间神经元→对侧动眼神经核(Ⅲ)神经→对侧内直肌,抑制松弛。

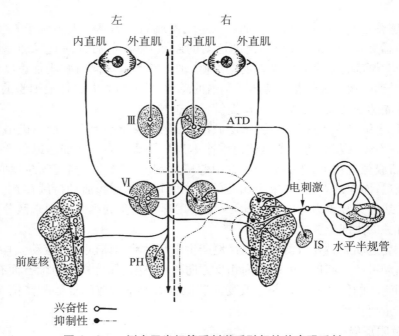

图4-9 一侧水平半规管受刺激后引起的前庭眼反射

2. 后半规管 VOR

电刺激后半规管神经引起双侧眼球下转伴双眼的上极向对侧旋转,旋转方向与刺激同侧上半规管一致。旋转成分在同侧眼球明显,而下转在对侧眼球明显。这些运动是通过同侧上斜肌和对侧下直肌收缩完成。传导通路:同侧前庭内侧核→对侧动眼神经核(Ⅲ)、对侧滑车神经核(Ⅳ)→同侧上斜肌、对侧下直肌,兴奋收缩。这些收缩肌肉(同侧上斜肌、对侧下直肌)的拮抗肌松弛通过位于同侧动眼神经核运动神经元的抑制完成。传导通路:前庭神经上核→同侧动眼神经核(Ⅲ)→同侧下斜肌、对侧上直肌,引起抑制、松弛。

3. 上半规管 VOR

电刺激上半规管神经导致双眼上转,伴双眼的上极向对侧旋转。

当眼睛位于原位,同侧眼球上转明显,而对侧眼向对侧旋转明显。上转和对侧旋转均由同侧上直肌和对侧下斜肌的肌肉收缩完成。这些肌肉拮抗肌即同侧下直肌和对侧上斜肌的松弛是通过同侧滑车神经核(Ⅳ)和同侧动眼神经核(Ⅲ)下斜肌部分的运动神经元的抑制实现。同侧上直肌和对侧下斜肌的收缩均由一种兴奋性的前庭神经核神经元介导,后者位于前庭神经上核。

每对半规管并不是完全在一个平面内,因此在任何头部的运动都会导致两个以上半规管受到刺激。约40%的二级前庭-眼动神经元接收两对半规管的传入和16%的神经元接受所有三对半规管的传入。眼肌运动的方向也不完全与半规管刺激平面一致。眼外肌的垂直运动依赖于眼睛的位置,例如,上直肌收缩产生的上转和内转的相对量与眼球在眶内的位置有关。不同半规管受到兴奋性和抑制性刺激后引起的眼球运动总结见表4-1。

表4-1 不同半规管兴奋性和抑制性刺激引起的眼球的运动

半规管	兴奋性刺激	抑制性刺激
水平半规管	双眼转向对侧	双眼转向同侧
后半规管	双眼上极向对侧旋转并下转	双眼上极向同侧旋转并上转
上半规管	双眼上极向对侧旋转并上转	双眼上极向同侧旋转并下转

4. 耳石器 VOR

与半规管不同,椭圆囊和球囊提供给前庭中枢直线线性加速度相关信息,包括重力。直线加速度刺激耳石引起眼球的运动,其运动方向与头部的运动相反,目的是保持视觉清晰。以生理状态下头向左侧偏为例,此时产生的直线加速度引起同侧的椭圆囊斑兴奋,进而引起双眼转向对侧、同侧眼抬高、对侧眼降低的反应,以保持双眼尽可能在同一眼位,维持视觉清晰。

(六)视眼动反射

头部运动时,VOR通过间断性固视一个稳定的目标以保持视觉清晰。当视野中出现的一个新目标或连续运动的目标时,视眼动反射开始起作用。视眼动反射包括扫视、跟踪、视动性反射等,具体内容见本书第四章第二节。

(七)视前庭相互作用

前庭和视觉诱发眼球运动的目的是保持视觉对象集中于中央凹,以求最大视敏度。当头部在运动而对象是稳定的并已在视线中时,VOR执行这个任务。当注视目标变化时,所有的视觉跟踪系统包括扫视、跟踪、视动起作用。因此,当头部和视觉世界都在运动时,必须有一个准确的前庭和视动控制之间的相互作用,并且是环境特定的。例如,当跟踪与头部运动一致的目标时,VOR必须被抑制,以保持眼睛直视前方的目标。同样在前庭损伤,平稳跟踪和视动眼动弥补部分损失前庭功能。因此,视觉前庭相互作用对我们在一个复杂的视觉环境中运动是至关重要的。前庭小脑(绒球、旁绒球、小结)在视觉前庭相互作用中起着举足轻重的作用。这些小脑结构的病变导致的各种缺陷,包括固视抑制降低,跟踪和视动反应受损,以及凝视稳定下降。

（八）眼球震颤

眼球震颤简称眼震，是眼球的一种不随意的节律性运动，外周前庭系统疾病、中枢性疾病以及某些眼病均可引起眼震。前庭性眼震由交替出现的慢相和快相运动组成。慢相为眼球向某一方向的缓慢运动，由前庭刺激所引起；快相则为眼球的快速回位运动，为中枢矫正性运动。眼球运动的慢相朝向前庭兴奋性较低的一侧，快相朝向前庭兴奋性较高的一侧。为便于观察，通常将快相所指方向作为眼震方向。

不同半规管兴奋性刺激引起特定的眼球运动，即一侧水平半规管兴奋性刺激引起在水平面内双侧眼球转向对侧；一侧后半规管兴奋性刺激引起双侧眼球的上极向对侧旋转伴双眼下转；一侧上半规管兴奋性刺激引起双侧眼球的上极向对侧旋转伴双眼上转。

前庭性刺激引起的眼球向某一方向缓慢运动，即眼震的慢相，它的产生与前庭刺激直接相关。在临床上眼震的快相容易观察，通常以快相的方向定义为眼震的方向，快相位中枢矫正性运动，因此不同半规管兴奋性刺激引起的眼震方向（快相方向）与上述半规管兴奋本身引起的眼球运动方向相反，即一侧水平半规管兴奋性刺激引起水平性眼震，快相朝同侧；一侧后半规管兴奋性刺激引起的眼震的快相为双眼的上极向同侧旋转伴上跳性眼震；一侧上半规管兴奋性刺激引起双眼的上极向同侧旋转伴下跳性眼震。

眼震的产生与双侧前庭的兴奋性不对称相关。一对共轭半规管中，一侧半规管的兴奋或对侧半规管的抑制，引起方向相同的眼震。如左侧水平半规管兴奋和右侧水平半规管抑制，均诱发快相朝左的水平性眼震。左侧后半规管兴奋和右侧上半规管抑制引起的眼震为旋转性、垂直性的眼震，即双侧眼球双眼的上极转向左侧伴上跳性眼震。左侧上半规管兴奋和右侧后半规管抑制引起的眼震为旋转性、垂直性的眼震，即双侧眼球双眼的上极转向左侧伴下跳性眼震。对一具体半规管而言，兴奋性刺激和抑制性刺激均引起眼震，但是方向相反，并且兴奋性刺激引起的眼震强度大于抑制性刺激所引起，两者之比为 2：1～3：2。

正常生理条件下，半规管的适宜刺激为角加速度，在其所在平面内旋转时导致一侧半规管的兴奋性升高，而对侧兴奋性降低，双侧兴奋性的差异引起 VOR。以水平半规管为例，在水平面内向一侧旋转时，该侧传入神经的兴奋性（放电率）增加，而对侧的兴奋性（放电率）降低，相应同侧前庭神经核神经元的兴奋性增加，而对侧降低。双侧前庭神经核兴奋性的不对称性引起前庭眼反射，并在其他中枢的参与下产生规律性的眼球震颤，即出现快相朝旋转侧的水平性眼震。

某些病理情况下，如梅尼埃病早期，患侧处于刺激状态，该侧的兴奋性高，而正常侧的兴奋性没有变化，双侧不对称的神经传入同样引起眼震，即快相朝患侧的眼震。但在梅尼埃病晚期，患侧功能受损，该侧的兴奋性降低，而正常侧的兴奋性没有变化，双侧不对称的神经传入引起眼震，即快相朝健侧的眼震。而在某些急性的一侧前庭功能受损的疾病，如突发性聋伴眩晕、前庭神经炎，患侧兴奋性降低，而正常侧兴奋性没有变化，导致快相朝健侧的眼震的产生。

躯体对于前庭外周传入信息做出的反馈是基于两侧传入信息的总和即双侧前庭外周的兴奋性差异进行的，理解前庭外周及其中枢反馈的生理学机制，将对于理解病理状态下各种床旁检查出现的体征以及对于各项检查结果做出解读提供良好的基础。

第二节 平衡功能评估技术

平衡功能检查是头晕和眩晕患者评价和治疗的重要依据,平衡功能评估是指通过各种检查技术对平衡系统进行评估,明确是否存在功能障碍,以及疾病的定位(侧别和具体部位)、定性和定量等。其中疾病的定位是平衡功能评估的一个重要方面,包括以下几方面。

(1)外周性和中枢性眩晕的定位:前庭疾病外周和中枢的定位是眩晕疾病诊断的最基本要求,所有眩晕疾病的定位诊断始于问诊,贯穿于疾病的诊治全过程,结合眼动测试和基于前庭眼反射、前庭脊髓反射的测试,必要时结合影像学检查,完成病变的外周或中枢定位。

(2)不同平衡感官间的定位:即前庭系统、本体感觉系统和视觉系统间定位,感觉整合试验可以通过消除视觉、本体感或两者参与平衡的维持能力,实现分别评价前庭觉、视觉和本体感觉对维持平衡的贡献,对不同感觉传入系统病变进行定位,并可以评价前庭代偿的状态。

(3)外周前庭系统内定位研究:前庭功能检查技术的进展使得对每侧 2 个囊斑和 3 个半规管及相应神经可以进行精准定位评价。

一、眩晕疾病的床旁查体

眩晕疾病的体征具有发作性、隐匿性、自发性或诱发性等特点,阳性体征间断出现或需要诱发出现,规范的床旁或诊室查体,有助于获得阳性或阴性体征,实现诊断和鉴别疾病目的。此外,规范的床旁查体也能够早期发现有生命危险的疾病,避免漏诊和误诊。眩晕疾病的定位和定性评估,始于床旁查体,是平衡功能评估中不可或缺的一部分。

(一)自发性眼震

眼震是一种眼球有节律的往返运动,自发性眼震是在自然状态下、未施加任何诱发刺激时的眼震,严格意义上眼球处于中间位时出现的眼震为自发性眼震,床旁查体中自发性眼震通常包括多个眼位出现的眼震。特定半规管前庭眼反射引起特定的眼球运动,生理性或病理性双侧半规管兴奋性的不对称性均可引起眼震,根据眼震的方向结合具体疾病和诱发条件可以逆向推导半规管受累情况或双侧兴奋性的差异。

检查者可以直接用肉眼观察自发性眼震,也可以让患者佩戴 Frenzel 镜观察,后者可以消除视觉的影响,此外,佩戴红外视频眼罩则更有利于观察。观察自发性眼震时让患者至少注视 3 个方向,正前方及左、右侧方,并依据是否出现眼震将其为 3 度:Ⅰ度为仅向快相侧注视时出现眼震,Ⅱ度为向正前方和快相侧注视时出现眼震,Ⅲ度为向慢相侧、正前方及快相侧注视均出现眼震。

自发性眼震提示双侧前庭迷路或中枢性兴奋性不同。单侧外周前庭病变时,眼震的水平成分通常朝向健侧,方向不变,但朝向快相侧注视时眼震最强,朝向慢相侧注视时眼震最弱,该现象称之为 Alexander 定律。外周前庭性眼震还存在固视抑制现象,即让患者注视固定目标时眼震强度减弱。中枢性自发眼震通常不能被固视抑制,且眼震方向多变,形式各异。

（二）凝视性眼震

凝视性眼震（gaze-evoked nystagmus，GEN）指的是当患者侧向注视时出现的眼震，且凝视方向不同时眼震方向和（或）强度可发生改变，多不符合 Alexander 定律。凝视性眼震是急性前庭综合征（acute vestibular syndrome，AVS）患者定位中枢病变的最敏感标志之一。

（三）视眼动测试

床旁查体简单易行的两种测试方法为扫视（saccade）和跟踪（pursuit），反映视眼动通路的完整性，出现异常多为中枢病变。

跟踪是较低频率视觉目标运动诱发的较慢眼球运动，可让患者的眼睛在水平或者垂直方向上跟踪一定频率呈正弦摆动的目标，如医师自己的手指等，观察眼球运动与视靶运动的一致性。

扫视是快速视觉目标运动诱发的快速眼球运动，可让患者的眼睛在水平或者垂直方向上在突然出现的 2 个目标间来回移动，观察扫视的速率、准确度和共轭性。

（四）头脉冲试验

头脉冲试验（head impulse test，HIT）或甩头试验（head thrust test，HTT）是检测前庭眼反射通路高频功能是否受损的方法，不受视觉影响，不存在固视抑制现象。

具体操作：要求患者注视眼前的一个目标（如操作者鼻尖），然后操作者快速地以较高频率如 2 Hz 向左或向右水平方向（不可预测方向）移动患者的头，振幅为 $10°\sim20°$。如果前庭眼反射正常，眼球将以相同的振幅、速度向头动相反方向运动，以使得眼球稳定地固视靶点。如果前庭功能减退，前庭眼反射不足以补偿头动，则出现矫正性扫视，观察到扫视提示患者前庭眼反射增益减弱，表明外周前庭功能受损。

（五）摇头试验

摇头眼震（head shaking nystagmus，HSN）检查是评价患者双侧前庭功能的对称性及中枢速度储存机制完整性的方法。

具体操作：患者头前倾 $30°$，使水平半规管处于刺激平面，然后在水平方向上以 $1\sim2$ Hz 的频率摇动 15 s，振幅接近 $20°$。摇头时患者可闭眼或睁眼，摇头停止后，嘱患者睁眼直视前方，观察有无眼震发生。前庭功能受损静态代偿完成后，自发性眼震消失，该阶段行摇头试验，可以把潜在双侧前庭系统的不对称性诱发出来，可观察到摇头后水平眼震，提示外周前庭系统受累。如水平摇头试验出现垂直性眼震，通常提示中枢受累。

（六）位置试验

位置试验是测试良性阵发性位置性眩晕（BPPV）的诊断试验，同时也是许多眩晕疾病排除 BPPV 需要进行的试验，是眩晕床旁查体的重要组成部分，详见本书第三章第二节。

（七）姿势步态试验

1. Romberg 试验

要求患者双脚并拢站立，睁开双眼，然后闭上眼睛去除视觉的校正作用。若睁眼时可以，闭眼时不能保持平衡，提示患者本体感觉受损、单侧前庭疾病或者严重的双侧前庭疾病。若在睁、闭眼时都不能保持平衡，提示小脑功能障碍。值得注意的是，Romberg 试验出现异常提示平衡系统功能受损，在疾病的不同阶段偏斜的方向可以不同，应结合其他检查进行侧别的定位。

2. 原地踏步试验

原地踏步试验是通过扰乱本体感觉的代偿机制来检测前庭功能损伤,检查者要求患者在固定的一个位置,双臂伸展,闭上眼睛,原地踏步 30～50 步。大多数单侧前庭损伤的患者通常会出现患侧转动,如偏斜>45°或侧移>1 m 为异常。

(八)甩头试验＋眼震＋眼偏斜反应组合测试

较多研究表明,甩头试验、自发性眼震和眼偏斜三种测试方法组合(head impulse, nystagmus, test of skew, HINTS)能够快速区分中枢性 AVS 和周围性 AVS。

床旁查体有助于快速诊断和鉴别眩晕疾病,及早发现恶性眩晕,减少误诊,是眩晕疾病诊治的重要环节。

二、半规管和囊斑功能测试

外周前庭系统包括半规管系统和囊斑系统,半规管测试方法较为成熟,特别是水平半规管功能测试,从低频的温度试验,到中高频的摇头和甩头试验,超高频的震动试验等,垂直半规管和囊斑功能测试相对较少。

(一)温度试验

温度试验(caloric test,CT)是基于水平半规管前庭眼反射的测试,可以测试单侧水平半规管。测试原理为利用液体热胀冷缩的原理,外耳道灌水或空气的温度变化可以引起内淋巴液的流动,这种流动相当于旋转频率的 0.003 Hz。灌水的顺序是先冷后热,先左后右,灌水的温度为 30℃ 和 44℃(37±7℃),记录灌水时和灌水后诱发性眼震,并自开始灌水算起100 s 或眼震达到最强后注视前方靶点,记录观察固视抑制的作用。

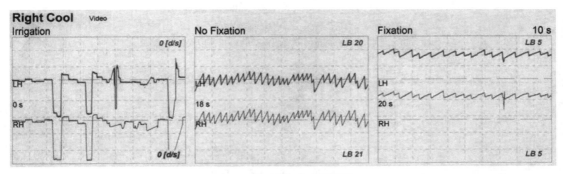

图 4-10　温度试验眼震图

以右耳灌冷水为例,在灌水期间、灌水后和固视后均记录眼震,右耳灌冷水诱发水平朝左眼震,诱发眼震的最大慢相速度为 20°/s

温度试验中用于定位诊断的观察指标为半规管减弱(unilateral weakness,UW,或轻瘫或麻痹),为双侧反应之差与之和的比值,计算方法如下:

$$\frac{(RW+RC)-(LW+LC)}{(RW+RC+LW+LC)} \times 100\%$$

其中 RW、RC、LW、LC 分别为右耳热水、右耳冷水、左耳热水、左耳冷水诱发的最大眼震慢相速度,UW 正常值为 0～25％,排除技术问题和前庭神经及以上前庭眼反射通路的疾病,UW 降低反映一侧水平半规管受损的程度,且为低频受损的程度。

双侧前庭功能的对比也可以用柱状图和蝶形图的方法表示,如图 4-11 和图 4-12 所示。图 4-13 为 1 例前庭功能减退患者检查结果。

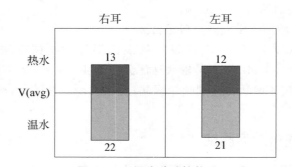

图 4-11　温度试验柱状图

该患者温度试验双耳诱发的眼震最大慢相速度大致相同

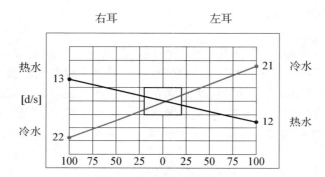

图 4-12　温度试验蝶形图

该患者温度试验诱发的眼震眼震最大慢相速度大致相同

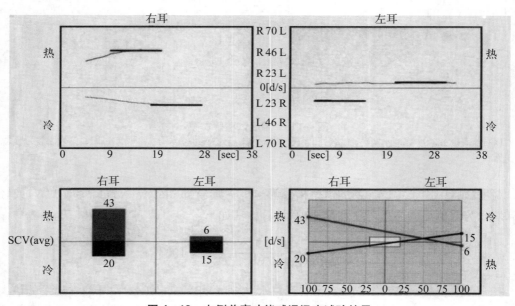

图 4-13　左侧前庭功能减退温度试验结果

UW 示左侧减弱 50%,柱状图和蝶形图更为直观显示左侧功能减退

（二）正弦谐波加速度

正弦谐波加速度（sinusoidal harmonic acceleration test，SHAT）是最为常见的转椅试验刺激模式，其中，最常见的是基于水平半规管前庭眼反射的转椅测试，垂直半规管前庭眼反射的测试因设备复杂应用较少。SHAT 刺激频率多在 0.01～0.64 Hz，类似于头部的慢速旋转。

SHAT 测试结果指标包括增益、不对称性和相位。增益为眼震慢相峰速度与转椅峰速度比值，不同刺激频率其正常值不同，频率越高，其正常值越接近1。不对称性为双侧慢相峰速度之差与之和的比值，用百分比（%）表示，与 CT 中 UW 类似但不同。转椅试验中诱发的眼震为双侧反应之和，因而增益、不对称性等参数不能代表一侧前庭功能状态。如温度试验中 UW 提示一侧半规管功能减退，而转椅试验中单一的不对称性可以为一侧半规管功能减退，也可能是一侧功能亢进。

同温度试验一样，排除技术问题和前庭神经及以上前庭眼反射通路的疾病，结合增益降低和不对称性可一定程度上反映单侧水平半规管受损的程度，且为中低频受损的程度。图 4-14 为一例 SHAT 大致正常结果；图 4-15 为一例增益降低，不对称性为顺时针旋转诱发反应减弱。

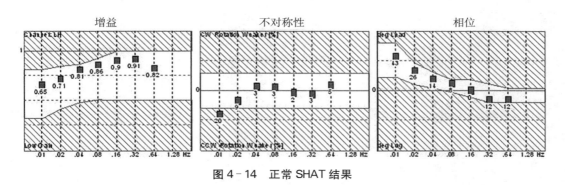

图 4-14　正常 SHAT 结果

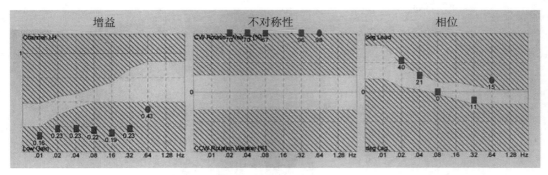

图 4-15　异常 SHAT 结果

0.01～0.64 Hz 增益均降低，不对称性示顺时针旋转反应减弱近 100%，两者结合分析提示该病例右侧水平半规管功能显著减弱

（三）视频头脉冲试验

视频头脉冲试验（video head impulse test，vHIT）为高频前庭功能测试，其基本原理是

在共轭半规管高频即低幅度高速度旋转刺激时,一侧半规管-前庭神经的兴奋性显著升高,而与其共轭的半规管兴奋性显著降低甚至完全一致,因此尽管双侧兴奋性的差值仍是 VOR 产生的基础,但是在一侧为零的情况下 VOR 可以反映兴奋侧生理或病理状态。vHIT 刺激频率多在 2～5 Hz,类似于头部的快速旋转。

vHIT 可以独立检测双侧 6 个半规管的功能,测试结果中重要的是增益和扫视,外周病变时降低的增益必伴有扫视的出现。增益(vHIT gain, vHIT-G)的计算方法有多种,包括前庭眼反射眼动面积/头动面积之比。vHIT-G 正常值在水平半规管为 0.8～1.2,垂直半规管为 0.7～1.2,理想值为 1,如图 4-16 所示。vHIT-G 不同于 SHAT 增益,前者反映单

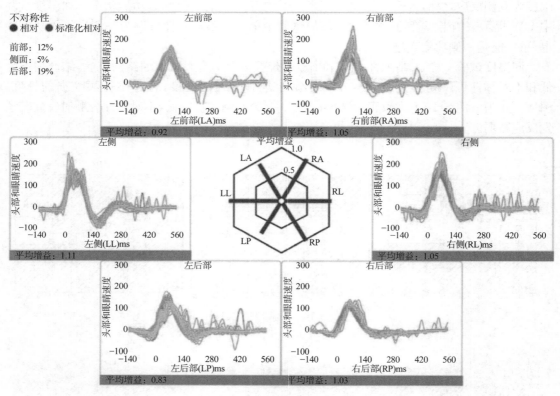

图 4-16 正常人 vHIT 结果
头动和眼动曲线大致相同,增益在正常范围内

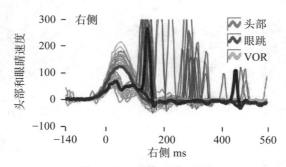

图 4-17 异常 vHIT 结果
右侧水平半规管功能减退可见 VOR 增益降低,伴隐性和显性扫视

个半规管的功能,后者反映双侧水平半规管的功能。补偿性扫视包括显性扫视和隐性扫视,其区分在于扫视位于头动之外还是头动之内。其他可以用于参考的参数包括非对称性、潜伏期、眼动形态等。

同 CT、SHAT 一样,排除技术问题和前庭神经及以上前庭眼反射通路的疾病,结合增益和扫视可以独立评价每个半规管功能,是目前前庭功能检查技术中唯一可以做到单独评价单个半规管功能评价的技术,反映高频受损的程度。

(四)前庭自旋转试验

前庭自旋转试验(vestibular autorotation test,VAT)同样属于高频前庭功能测试,基本原理类似 vHIT 的原理,区别是 VAT 在水平面和垂直平面摇头,而 vHIT 是在三个半规管共轭平面快速甩头。VAT 的测试参数包括增益、不对称性和相位,目前商用 VAT 设备多分析水平 VOR 的不对称性。水平 VOR 不对称性曲线上移是右侧水平半规管功能减退,下移提示左侧水平半规管功能减退;垂直平面摇头时双侧的后半规管和上半规管共同参与,不能区分具体受累半规管。

(五)震动性眼震

震动性眼震(vibration induced nystagmus,VIN)属于超高频前庭功能测试,其基本原理是震动可刺激迷路,引起外周前庭兴奋性传入,当一侧外周前庭受损时,双侧传入和前庭神经核兴奋性的差异导致眼震产生,与摇头性眼震有相似之处,VIN 刺激频率与刺激器有关,可达 100 Hz。

(六)前庭肌源性诱发电位

前庭肌源性诱发电位(vestibular evoked myogenic potential,VEMP)一般认为是囊斑功能检查方法,包括颈源性(cervical VEMP,cVEMP)和眼源性(ocular VEMP,oVEMP),是在强短刺激的情况下,分别在胸锁乳突肌、下斜肌等肌表面记录到的肌源性诱发电位。一般认为 cVEMP 来源于球囊,由前庭下神经传至前庭神经核,经内侧前庭脊髓束传出,引起同侧胸锁乳突肌收缩,反映同侧球囊及前庭下神经功能状态。oVEMP 源于椭圆囊,由前庭上神经传至前庭神经核,经内侧纵束交叉前庭眼束,刺激对侧动眼神经核引起下斜肌收缩,反映刺激侧椭圆囊及前庭上神经功能状态。

cVMEP 主要波为 p13、n23,而 oVEMP 主要波为 n10、p15。VEMPs 的测量参数一般包括引出率、潜伏期、振幅、波间潜伏期、阈值、耳间潜伏期差、耳间振幅、耳间不对称比等。

(七)主观视觉垂直线和水平线试验

主观视觉垂直线(subjective visual vertical,SVV)和水平线试验(subjective visual horizontal,SVH)是椭圆囊斑的一种测试方法,是针对重力垂直线知觉的一种测试。正常人在静态直坐位下视觉垂直线和真实垂直线在 2° 以内,SVV 偏离的原因可能与单侧椭圆囊斑损伤引起眼球偏斜反应(ocular tilt reaction,OTR)有关。

表4-2 不同前庭终末器官与相应检查技术

	温度试验	转椅试验	位置试验	cVEMP	oVEMP	VAT	vHIT	SVV
水平半规管	√	√	√			√	√	
后半规管			√				√	
上半规管			√				√	
球囊				√				
椭圆囊					√			√

综上及自表4-2可见,水平半规管功能测试的方法较多,而垂直半规管的测试包括VAT和vHIT,均属于高频测试,且只有vHIT能够实现针对每个半规管的测试。目前仅存在针对水平半规管从超低频到高频的测试技术,因此半规管频率特性和不同疾病频率受损的特性研究多在水平半规管上进行,这种频率特性也不能反映其他前庭末梢器官的频率特性。

表4-3 不同半规管功能检查技术与测试频率

技术	温度试验	转椅试验	HSN	VAT	vHIT	VIN
频率(Hz)	0.003	0.01~0.64	1~2	2~6	2~5	100

值得注意的是,上述各种检查结果异常反映神经传导通路某一或多个部位异常,外周和中枢均可异常,不一定反映前庭终末器官的病理状态;只有在排除前庭神经及以上部位病变的基础上,才能对前庭终末器官的病变做出精准定位。

三、感觉整合试验

人体姿势平衡的控制是个体在静态和各种动态活动中对抗重力作用且保持姿势平衡的能力,该控制是一项非常复杂的神经肌肉活动过程,由中枢神经系统对来自前庭觉、视觉和本体感觉等感官系统的有关头和身体运动、位置的信息进行整合,然后通过复杂的运动策略实现。前庭系统接受角加/减速度、线性加减速度和重力变化的信息,提供头的运动和位置信息;视觉系统提供周围环境的空间信息和个体的相对运动和位置信息;本体感觉提供姿势和位置信息。由于三者的生理特性和对姿势控制的贡献可以明确,可以通过不同的刺激条件测试不同系统是否存在功能异常,该测试方法即感觉整合试验(sensory organization test,SOT)。

(一)测试目的

评估受试者利用视觉、前庭觉和本体感觉信息进行姿态控制以保持姿态稳定的能力,并明确各种感官系统是否受累。

(二)测试方法

感觉整合试验测试3类感觉相互作用的6种不同状态,以消除或干扰视觉和本体觉,每种状态连续测试3次。

表4-4 三种感觉相互作用状态

状态	力平台	视屏	眼睛
1	不动	不动	睁眼
2	不动	不动	闭眼
3	不动	随动	睁眼
4	随动	不动	睁眼
5	随动	不动	闭眼
6	随动	随动	睁眼

（三）观察指标

包括姿态控制平衡成绩（equilibrium score）、综合平衡成绩（composite equilibrium score）、感觉分析（sensory analysis）、策略分析（strategy analysis）等。

姿态控制平衡成绩对6种感觉状态三次试验的重心变化或姿态不稳给出量化值，用百分数表示，通过比较受检者前后摆动最大值与稳定限度前后的理论值得出，近100分表示摆动很小，0分表示摆动接近稳定限度，超过10 s或失去平衡为0分。综合平衡成绩是对感觉信息是否有效被利用要从6种感觉状态的成绩综合中看出，反映受检者SOT总体水平，是6种感觉状态成绩的平均权重。感觉分析反映受检者感觉异常的特性，是对6种感觉状态的平衡成绩的相对差异加以量化得出的。策略分析指受试者通过踝关节还是髋关节保持姿势稳定，正常人采用踝关节保持平衡，而平衡障碍时受试者通过髋关节移动维持平衡。

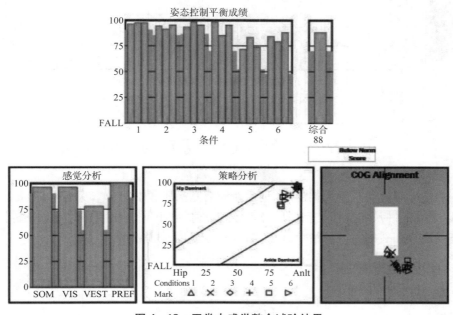

图4-18 正常人感觉整合试验结果

（四）临床意义

感觉整合试验反映平衡功能障碍患者不同感官系统的受累情况，也反映中枢系统对多感官信息处理是否存在异常。前庭神经炎患者 SOT 表现为状态 5 和 6 异常,而前庭性偏头痛多存在中枢系统对自身运动和(或)外界环境运动的信息处理异常,感觉整合试验存在多种异常,存在异质性。图 4-19 为 4 例前庭性偏头痛感觉整合试验结果,可以看到姿态控制平衡得分多种异常、综合平衡成绩正常或偏低,感觉分析中存在视觉异常或视觉依赖等。

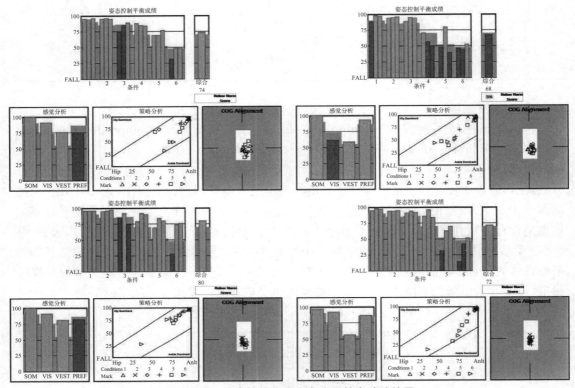

图 4-19　前庭性偏头痛患者感觉整合试验结果

第三节　平衡功能障碍疾病的治疗

平衡功能障碍疾病是一大类疾病,包括外周前庭疾病和中枢前庭疾病,可以是结构性疾病,也可以是功能性疾病。该类疾病病因各异,发病机制不同,治疗方法也不尽相同,但这些眩晕疾病间也存在一些共同的治疗方法,如对症处理、前庭康复治疗等。

一、常见的眩晕疾病

(一)梅尼埃病

梅尼埃病(Ménière disease)是一种特发的内耳病,其病因尚不明确,主要临床表现为波动性听力下降、发作性眩晕、耳鸣和(或)耳胀满感。梅尼埃病的主要病理表现是膜迷路积水,推测其发病机制与内淋巴产生和吸收失衡有关,主要学说包括内淋巴管机械阻塞与内淋巴吸收障碍学说、免疫反应学说、内耳缺血学说、内淋巴囊功能紊乱学说、病毒感染学说、遗传学说等。

1. 临床表现

（1）前庭症状和体征：眩晕是梅尼埃病的主要症状，以旋转性眩晕为主，或乘船时上下颠簸的感觉，可伴有不稳感，走路时偏向一侧，常伴有恶心、呕吐、面色苍白、出汗和血压下降等迷走神经刺激症状。眩晕发作持续时间典型的为 20 min 至 12 h。患者意识清醒，无神经系统神经系症状。

（2）听力下降：为感音神经性听力减退，为单侧性，进行性加重。病变早期常为低频听力减退，具有波动性，发作期过后可恢复到正常，但每次发作会增加永久性听力减退的成分。到疾病后期，发作后听力不再恢复，出现感觉神经性听力减退的特征，并伴有复听和不同程度的重振现象。

（3）耳鸣：常在发作前出现，发作时也常伴有耳鸣存在，发作后也可持续一段时间。常与听力减退和耳内胀满感同时存在，发作后一段时间内耳鸣可消失。

（4）耳胀满感：常伴有的症状，眩晕发作前后可发生变化，其规律可与耳鸣一致。

2. 诊断

典型发作的病史为梅尼埃病诊断的主要根据，包括反复眩晕发作、波动性听力下降以及伴有的耳鸣耳闷等症状。2017 年，中华医学会耳鼻咽喉头颈外科学分会制订了《梅尼埃病诊断和治疗指南（2017）》（简称《指南》），该《指南》中，将梅尼埃病分为临床诊断和疑似诊断，其中临床诊断的标准如下：

（1）2 次或 2 次以上眩晕发作，每次持续 20 min 至 12 h。

（2）病程中至少有一次听力学检查证实患耳有低到中频的感音神经性听力下降。

（3）患耳有波动性听力下降、耳鸣和（或）耳闷胀感。

（4）排除其他疾病引起的眩晕，如前庭性偏头痛、突发性聋、良性阵发性位置性眩晕、迷路炎、前庭神经炎、前庭阵发症、药物中毒性眩晕、后循环缺血、颅内占位性病变等；此外，还需要排除继发性膜迷路积水。

3. 治疗

（1）梅尼埃病饮食治疗和生活习惯的控制：梅尼埃患者应坚持低盐饮食，每天氯化钠的摄入应低于 1.5 g，同时控制水的摄入。所有梅尼埃病患者应有一个健康的生活方式和饮食习惯，执行 CATS 禁则，即禁用咖啡（coffee）、酒（alcohol）、烟（tobacoo）及避免精神紧张（stress）。

（2）药物治疗：①对症处理：对呕吐严重者，给予盐酸氯丙嗪 12.5 mg 或 25 mg 或甲氧氯普胺（胃复安）10 mg 肌注，或 50% 葡萄糖 20 ml 加维生素 B_6 0.2 g 静脉注射等。②糖皮质激素：考虑梅尼埃病多有炎症或免疫因素参与，可考虑类固醇激素治疗。③血管扩张剂：如甲磺酸倍他司汀等。④利尿剂：氢氯噻嗪（双氢克尿塞）50 mg/d，分两次口服，并补钾和检测血钾。⑤镇静剂：如地西泮（安定）等药物，可短期使用但不能长期使用，否则不利于前庭代偿的发生。⑥鼓室内庆大霉素注射：小剂量的庆大霉素、延长给药间歇期，可使眩晕控制良好、听力下降等并发症发生率降低。

（3）手术治疗详见本节"三、平衡障碍疾病的外科治疗"。

（二）良性阵发性位置性眩晕

良性阵发性位置性眩晕是由体位变化而诱发症状的半规管疾病，是由多种病因引起的一种综合征,临床上表现为头部运动在某一特定头位时诱发短暂的眩晕伴眼球震颤。按病因分类,将 BPPV 分为特发性和继发性两类,其中特发性 BPPV 占绝大多数,其病因不明;继发性 BPPV 可能与其他耳科或全身系统性疾病有关,如头部外伤、手术后、梅尼埃病、前庭神经炎、特发性突聋等。

1. 两种假说

(1) 嵴顶结石症(cupulolithiasis)学说:Schuknecht(1962,1969)提出变性的耳石从椭圆囊斑处脱落,此种碱性颗粒沉积于后半规管的嵴顶,引起的内淋巴与嵴顶处密度不同,从而使比重发生差异(正常情况下,两处密度相同),导致对重力作用的异常感知。根据半规管生理学原则,当激发的头位不变时,由于重力作用所引起的嵴顶也偏斜不变,故引起的眩晕及眼震应持续存在。但是,持续性的眩晕和眼震少见,多数眩晕或眼震持续十几秒而停止,因此该假说不能解释多数 BPPV 病例。

(2) 管结石症(canalithiasis)学说:Hall、Ruby 和 Muclure(1979)提出,由于各种原因致耳石脱落,或变性的耳石聚集于后半规管近壶腹处,当头位移动至激发位置(如悬头位)时,半规管成为垂直方向,管石开始受到重力的作用,向离开壶腹的方向移动而牵引内淋巴,从而产生眩晕及眼震。

2. 临床表现

发病突然,患者在头位变化时出现强烈旋转性眩晕,常持续于 60 s 之内,伴眼震、恶心及呕吐。眼震持续过程中,先逐渐增强后逐渐减弱,当从卧位变为坐位时,可出现方向相反短暂低速眼震。症状常发生于坐位躺下或从躺卧位至坐位或出现于在床上翻身时,患者常可察觉在向某一头位侧身时出现眩晕,常于睡眠中因眩晕发作而惊醒。眩晕的程度变化较大,严重者于头部轻微活动时即可出现,眩晕发作后可有较长时间的头重脚轻、漂浮感及不稳定感。整个发作的病程可为数小时至数日,个别可达数月或数年。本病症状的出现,可呈现周期性加剧或自发缓解。间歇期长短不一,有时可 1 年或数年不发病,甚至可长达 10～20 年不发病者。

3. 诊断和治疗

Dix-Hallpike 试验为后半规管 BPPV 重要的常规检查方法,卧侧头试验(supine roll test,SRT)是诊断外半规管最常用的体位诱发试验,耳石复位是最为常用的治疗方法。

(三) 前庭神经炎

前庭神经炎(vestibular neuritis)是指一种由单侧前庭功能减退引起的急性、孤立的、伴自发性眩晕疾病。前庭神经炎的特征症状包括眩晕、恶心、呕吐、震动幻视和不稳定。前庭神经炎患者表现出朝向健侧的自发性水平性扭曲性眼震、异常的头脉冲试验、患侧温度试验半规管轻瘫、患侧 VEMP 反应降低和不稳感伴朝向患侧的跌倒倾向。

前庭迷路可以进一步分为上和下两部分。前庭迷路上部包括前半规管和水平半规管、椭圆囊和它们的传入神经。前庭迷路下部由后半规管、球囊和传入神经组成。头部脉冲测试能够评估每个半规管的功能,VEMP 能够用于反映椭圆囊和球囊的功能。因此可将前庭神经炎分为三种类型,即上、下和全(上＋下)三种类型。由于前庭神经炎最常累及前庭上部,前庭上神经炎(55％～100％)最为常见,其次是全神经炎(15％～30％),最后是前庭下神经炎(3.7％～15％)。

前庭神经炎通常认为是一种病毒感染,23％～100％的前庭神经炎患者发病前有上呼吸道前驱感染病史,患者血清中疱疹病毒抗体滴度增加、部分患者伴有皮肤带状疱疹。其他学说包括前庭血供障碍学说,前庭迷路缺血或感染引起的迷路微循环障碍可能为本病的病因。

1. 临床表现

(1)眩晕:前庭神经炎患者大多表现为亚急性或急性自发性眩晕,伴有恶心、呕吐,症状可能突然发展或持续数小时。有 8.6%～24% 的患者会出现前驱性头晕。大多数(74%)的先前发作被描述为非旋转性头晕,通常伴有恶心或不稳定感。发作可能突然或逐渐发作,可能持续数分钟到数天。患者可能有病毒性疾病的先例或并发病例。前庭神经炎的眩晕可能会在几个小时内逐渐增加,并在第一天内达到高峰。眩晕通常被描述为旋转性的,并且由于头部运动而明显增加。

(2)平衡障碍:患者通常喜欢躺在床上,眼睛闭着,耳朵朝下。大多数患者都有严重的恶心和呕吐。严重眩晕在 1～2 天内明显改善。

2. 诊断

前庭神经炎是一种孤立的、自发性前庭综合征,特征性的依据缺乏,排除诊断非常重要。前庭神经炎的主要症状和体征通常包括急性发作的孤立性持续性眩晕伴恶心、呕吐、单向水平扭转性眼球震颤,有向病变侧倾倒倾向。具备以下特点时应考虑前庭神经炎:

(1)突然发作性旋转性眩晕,伴恶心、呕吐,眩晕常持续数天甚至更长。

(2)自发性眼震,呈水平旋转性,快相向健侧。

(3)平衡障碍,早期只能卧床,站立或行走时向患侧倾倒。

(4)冷热试验、SHAT、vHIT 等提示患侧前庭功能明显减退或丧失。

(5)无耳蜗功能障碍,无其他神经系统病变表现。

（四）治疗

(1)支持和对症治疗:急性期发病初期眩晕及恶心、呕吐症状严重者,可适当输液,纠正酸碱平衡失调。病初当恶心症状严重时,可适当给予抗组胺药或抗胆碱药。一旦恶心症状减轻时应立即停药。

(2)糖皮质激素治疗:如泼尼松(强的松)1 mg/kg 口服,或地塞米松或甲泼尼龙(甲强龙)静滴。

(3)前庭康复训练。

（五）前庭性偏头痛

偏头痛是一种常见的、多因素、复发性、遗传性、神经血管头痛性疾病。20% 的偏头痛患者可并发眩晕,目前认为与眩晕有关的偏头痛有以下 3 种类型:脑干先兆偏头痛、前庭性偏头痛(vestibular migraine)、良性发作性眩晕。

前庭性偏头痛的发病机制尚不明确,目前认为其从属于偏头痛,与偏头痛的发病机制类似,目前可能的假说包括:

(1)三叉神经血管系统:普遍认为三叉神经血管系统的激活和致敏是头痛的解剖基础。

(2)遗传因素:前庭性偏头痛家族的出现提示有遗传因素参与,在一个家庭中,常多位成员受影响,且具有表型异质性,可分别表现为偏头痛、其他前庭症状或儿童良性阵发性眩晕,表明前庭性偏头痛是具有中高外显率的常染色体显性遗传病。

(3)多感觉整合障碍:近年来,痛觉通路与前庭通路的相互作用被认为是前庭性偏头痛的病理生理机制之一。前庭神经核与其他脑干结构,如臂旁核、中缝核、蓝斑相互作用能调节三叉神经-血管反射和痛觉通路的敏感性。

1. 临床表现

（1）前庭症状：前庭性偏头痛眩晕症状表现形式各异，可以为自发性眩晕、位置性眩晕、视觉诱发性眩晕、头动诱发性眩晕、头动诱发性头晕伴恶心等。在持续性时间上，多为5 min～72 h，持续时间短于1 min或数天以上者也存在。与头痛的关系方面，通常在头痛之前，也可与头痛同时发生，甚至在偏头痛数年后或已无偏头痛发作数年后出现，也可见于绝经后女性。

（2）偏头痛：头痛特点为中重度、发作性、搏动样头痛，多为偏侧，可伴或不伴有先兆。单次发作可只有一种症状，每次发作可伴随不同的症状。头痛可以出现在前庭症状之前、之中和之后，且随日常活动而加重，安静环境休息可缓解。有先兆的偏头痛比无先兆的偏头痛更易并发前庭症状。当眩晕患者出现畏光、畏声、恐嗅等先兆时，有助于前庭性偏头痛的诊断。

2. 诊断

2012年，Bárány学会和国际头痛学会进行修订，对眩晕的类型、强度、持续时间以及眩晕与偏头痛的相关性均做出严格界定，最终提出确定的前庭性偏头痛和很可能的前庭性偏头痛。在确定性前庭性偏头痛中，前庭性偏头痛诊断标准对眩晕、偏头痛、两者的相关性都做了界定，具体诊断标准为：

（1）至少5次中重度前庭症状（中重度指影响日常活动，但患者尚可坚持）发作，每次持续5 min～72 h。

（2）既往或目前存在符合ICHD诊断标准，伴或不伴先兆的偏头痛。

（3）患者50%的前庭症状发作时伴有至少一项偏头痛性症状。①头痛，至少符合下列2项特征：单侧、搏动性、中重度疼痛、日常体力活动加重。②畏光及畏声。③视觉先兆。

（4）难以用其他疾患更好地解释。

3. 治疗

该病与遗传因素关系密切，表现为对视觉和运动的敏感性，治疗以综合治疗为主，包括前庭康复，针对头痛和眩晕的药物治疗等。

二、位置试验和耳石复位治疗

BPPV是椭圆囊斑脱落耳石异位于半规管或黏附于壶腹嵴帽所致，其诊断依赖于位置试验，通过头位和体位改变诱发耳石运动或对嵴帽牵引方向改变诱发的眼震进行定位诊断。借助重力，在病变半规管所在平面内通过调整头位的变化，使耳石所在的管腔与地面垂直且非壶腹侧低于壶腹侧，耳石逐步向半规管非壶腹端运动并进入椭圆囊。

（一）位置试验

以水平半规管BPPV为例，低头、抬头、平卧翻身都可诱发眩晕，而位置试验时头位改变是特例，Dix-Hallpike试验和滚转试验时测试半规管处于垂直位，并与重力线平行，头部在测试半规管所处平面内转动，诱发最强眼震和眩晕。

1. Dix-Hallpike试验

1952年，Margaret Dix和Charles Hallpike首先描述了BPPV定义和诱发试验，具体方法为：①患者坐于检查床上，头向右侧转45°；②检查者位于患者侧方，双手持头，应保持头与矢状面成 45°，迅速移动受检者至侧悬头位，观察 30 s 或至眼震停止后，头部和上身恢复至端坐位。同样方法进行向对侧的侧悬头位检查。检查者肉眼观察眼震或戴红外视频眼罩进行观察（见图 4-20）。

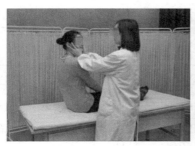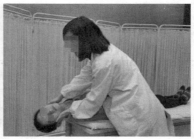

图 4-20 右侧 Dix-Hallpike 试验
用于检测右后半规管和左上半规管，头向右侧转头 45°，然后快速移动至悬头位

后半规管 BPPV 的眼震特征为：①方向为垂直扭转性，垂直成分朝上，旋转成分视受累侧别而定，眼球上极旋向的侧别提示受累侧别；②有潜伏期；③持续时间多小于 30 s，不长于 1 min；④有疲劳性；⑤眼震强度迅速增强而后逐渐减弱；⑥从悬头位恢复至坐位时，可出现逆向低速的极短暂眼震。

2. 滚转试验

滚转试验是进行水平半规管 BPPV 诊断的方法。

具体方法：受试者仰卧位，头抬高 30°，快速向一侧转 90°，检查者观察有无眼震；头恢复至正中位，头部迅速向另外一侧转 90°，观察有无眼震。

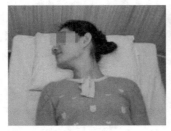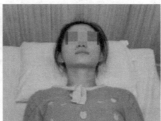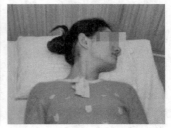

图 4-21 滚转试验

水平半规管 BPPV 管结石症和嵴帽结石症眼震表现形式不同，如仰卧位滚转试验诱发的短暂潜伏期或无潜伏期的位置性水平性眼震，头部转向任何一侧时均出现水平朝向在下耳的眼震，持续时间＜1 min，则为管结石症，眼震强的一侧为患侧。仰卧位滚转试验诱发的短暂潜伏期或无潜伏期的位置性水平性眼震，头部转向任何一侧时均出现水平朝向在上耳的眼震，持续时间＞1 min，则为嵴帽结石症，眼震弱的一侧为患侧。

根据位置试验结果，可以对 BPPV 进行侧别诊断、受累半规管诊断、病变类型诊断甚至耳石位于半规管的位置进行定位，表 4-5、表 4-6 总结了位置试验的眼震特点和精准诊断。

表 4-5　Dix-Hallpike 试验眼震特点和后半规管 BPPV 的诊断

	眼震	持续时间	诊断	病理生理学类型
左转头悬头位	双眼上极旋向左耳伴垂直向上的成分	<1 min	左 PC-BPPV	管结石症
右转头悬头位	双眼上极旋向右耳伴垂直向上的成分	<1 min	右 PC-BPPV	管结石症

表 4-6　Roll 试验眼震特点和水平半规管 BPPV 的诊断

	持续时间	左转强	右转强	病理生理学类型
向地性眼震	<1 min	左 HC-BPPV	右 HC-BPPV	管结石症,后臂型
背地性眼震	<1 min	右 HC-BPPV	左 HC-BPPV	管结石症,前臂型
	>1 min	右 HC-BPPV	左 HC-BPPV	嵴帽结石症

（二）耳石复位治疗

1. Epley 法

Epley(1992)提出管石颗粒复位法(canalith particle repositioning procedure),复位操作的初始步骤类似于 Dix-Hallpike 试验。①患者取坐位,将患者的头部转向接受治疗的一侧45°。②迅速将患者转换为仰卧位,颈部处于伸展状态,此时可见患者眼震,这一姿势保持1~2 min。③然后将患者的头旋转90°,使颈部保持完全伸展。④接下来保持患者头部与躯干的相对角度不变,迅速将患者转换为朝向健侧的侧卧位,观察患者第2次眼震,当眼震消退时,恢复坐姿,如图4-22所示。

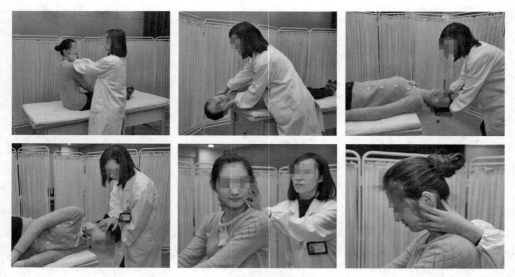

图 4-22　Epley 法治疗右侧后半规管 BPPV

右侧 Epley 法治疗右后半规管 BPPV:①患者端坐于检查床上,头向右侧转45°。②然后迅速后躺,使头悬至床下,与床平面成20°~30°,与 Dix-Hallpike 试验诱发体位相同,眼震消失后10余秒可行下一个动作。③保持头低位,头向左侧转90°,维持1 min左右。④保持头和身体的关系不变,再向左侧转 90°,维持 1 min 左右。⑤患者坐起,头稍低。

2. Barbecue 法

Barbecue 法用于治疗水平半规管 BPPV。具体方法为患者取仰卧位,头部转向患侧,然后头部和身体以 90°的增量从患侧转向健侧,每个姿势保持 0.5～1 min,或者直到眼震停止,完成 360°旋转。

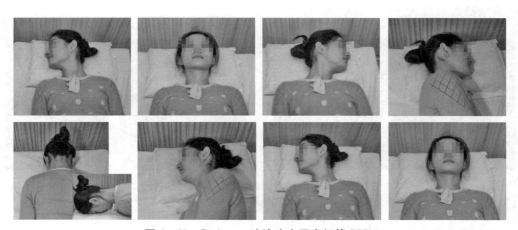

图 4-23　Barbecue 法治疗水平半规管 BPPV

如前臂型管石症或嵴石症,应先向左侧(患侧)转 90°,然后头(和)身体依次向右侧(健侧)转 90°,至平卧位。每个位置停留 30 s～1 min。如为后臂型管石症,自平卧位开始,头部依次向右侧(健侧)转 90°

耳石手法复位对绝大多数患者有效,对于存在残余症状者或复位效果不佳者可行前庭康复治疗训练,如频繁复发并对生活质量有显著影响且侧别和受累半规管诊断明确者,可行半规管阻塞术。

三、平衡障碍疾病的外科治疗

周围性眩晕的外科治疗主要针对诊断明确、难治性眩晕患者,药物以及康复治疗无效或效果欠佳者,可以缓解眩晕症状,部分患者可以达到根治眩晕的效果。涉及外科治疗的眩晕疾病包括梅尼埃病、BPPV、前庭阵发症、外半规管瘘、上半规管裂等,需要根据患者的具体情况选择相应的手术方式。

(一)内淋巴囊手术

多数梅尼埃病患者经保守治疗后,其眩晕症状可得到较好的控制,但部分患者保守治疗效果不佳,眩晕症状无缓解甚至加重,这些情况需要手术治疗。内淋巴囊手术对听力和前庭多无损伤,破坏性较小,主要用于早期梅尼埃病,多数学者倾向于把内淋巴囊手术作为梅尼埃病外科治疗的首选术式。

(二)半规管阻塞术

半规管阻塞术包括单个、两个或三个半规管阻塞术。

三个半规管阻塞术为殷善开教授等在国际上率先开展的一种治疗梅尼埃病的术式,其优点是创伤小、眩晕控制率高。

对于 BPPV,如诊断明确、受累半规管肯定、反复治疗无效或反复发作的难治性患者,可考虑单个、两个或三个半规管阻塞等手术治疗。对于发生于半规管的迷路瘘管,根据瘘管的严重程度,可选择半规管阻塞术。对于上半规管裂,可行乳突径路在裂的两侧分别行半规管阻塞术。

（三）前庭神经切断术

旨在通过切断神经消除异常的前庭传入,手术完全破坏前庭功能,对听力可能产生影响。适用于经保守治疗、鼓室内用药、内淋巴囊手术无效,眩晕仍难控制的梅尼埃病患者或其他侧别诊断明确的前庭外周疾病者。

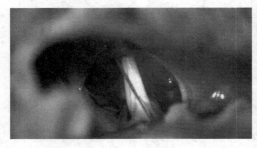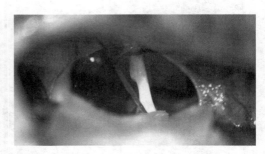

图 4 - 24　前庭神经切断前后的前庭耳蜗神经
乙状窦后径路暴露前庭耳蜗神经,辨认神经,切除部分前庭神经

（四）迷路切除术

迷路切除术可完全清除患侧前庭外周感觉器,以阻断患侧前庭神经冲动信号的传入,达到治愈眩晕的目的,适应于无实用听力、各种治疗方法无效的末期患者。

四、前庭康复

前庭康复是平衡障碍疾病治疗的重要的一个组成部分,其目的包括既减轻眩晕,又改善凝视稳定、姿势控制、功能活动和生活质量等,几乎适合所有眩晕患者。

（一）基本原理

前庭康复的 3 个重要机制包括前庭适应、前庭习服、前庭代偿。前庭适应（adaptation）是指通过摇头等刺激促使存留的前庭功能得以重新适应,通过调节前庭眼反射增益以获得最佳的前庭眼反射反应。前庭习服（habituation）是指人体反复暴露于诱发眩晕的条件,其对刺激作出的反应程度逐渐减轻的现象,这是一种中枢学习过程,多用于晕动病等疾病。前庭代偿指依靠其他感觉刺激,如视觉或本体觉补偿受损的前庭功能,以维持视觉稳定和姿势平衡,适合于双侧前庭病患者。双侧前庭病患者由于双侧前庭功能受损,对视觉和本体感觉的依赖增加,在黑暗中缺乏视觉信息时,患者的平衡障碍更为明显。

（二）Cawthorne-Cooksey 训练

20 世纪 40 年代,Cawthorne 和 Cooksey 提出一种以前庭锻炼为基础的眩晕疾病治疗方法,训练内容从简单的眼球运动到复杂的扔球等,坚持训练可以加快前庭功能的恢复。具体方法如下:

（1）躺在床上或坐位:①眼球运动,包括上下运动、左右运动、远近注视,由慢到快。②头部运动,包括头前屈、后伸、左右转头,先慢、再快,然后闭眼。

（2）坐位:①同上眼球与头部运动。②耸肩与转肩。③前屈,并从地下捡起物体。

（3）站位:①同上眼球、头和肩部运动。②睁眼和闭眼时从坐位到站位。③双手间传递小球(高于眼球水平)。④双手间传递小球(低于膝盖)。⑤从坐位到站位,中间转身。

（4）活动(室内)：①绕站在房间中心的人转圈,并与该人传递球。②睁眼与闭眼时穿过房间。③睁眼与闭眼时上下斜坡。④睁眼与闭眼时上下台阶。⑤任何需要弯腰、伸展和有目标的运动,如打保龄球和篮球。

（三）个性化前庭康复

不同眩晕疾病在不同个体间存在差异,其影响的平衡系统结构不同,且严重程度不同,对于具体个体,应强调个体化的前庭康复治疗。前庭康复之前,应完成详细的基线评估,包括系列的前庭功能检查,以明确前庭损害侧别、具体部位、严重程度等,根据前庭系统受损具体情况,以及疾病的不同阶段,选择相应的方案。前庭康复方案包括前庭眼反射康复方案、前庭脊髓反射康复方案和前庭自主神经反射康复方案等。

以前庭神经炎为例,前庭眼反射和前庭脊髓反射均受累,急性期表现为自发性眼震(视觉稳定破坏)和严重平衡障碍,严重者患者只能卧床。在药物治疗基础上,前庭康复应尽早开始,早期以头眼动训练为主,改善受损的视觉稳定功能,包括摇头固视(图 4-25)、交替固视、分离固视、反向固视(图 4-26)训练。同时进行前庭脊髓反射训练,急性期可在坐位进行,逐步到站立和行走训练。难度逐渐增加,早期在固定支撑面上进行,后期可在软支撑面或斜坡上进行,早期以简单动作为主,后期以复杂动作以及特殊职业特殊环境下的康复训练为主。

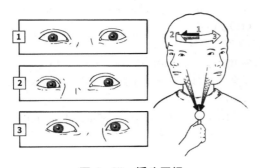

图 4-25 摇头固视
患者前方一个静止视靶,头左右或上下移动而视靶不变

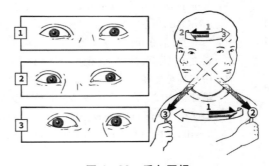

图 4-26 反向固视
患者前方一个移动视靶,眼随视靶运动,而头向反方向运动

📖 [参考文献]

［1］孔维佳,韩德民. 耳鼻咽喉头颈外科学[M]. 2 版. 北京：人民卫生出版社. 2014,179-184.

［2］Pepermans E, C Petit. The tip-link molecular complex of the auditory mechano-electrical transduction machinery [J]. Hear Res, 2015. 330(Pt A)：10-17.

［3］Holt JR, Pan B, Koussa MA, et al. TMC function in hair cell transduction [J]. Hear Res, 2014,311：17-24.

［4］Pan B, Akyuz N, Liu XP, et al. TMC1 and TMC2 are components of the mechanotransduction channel in hair cells of the mammalian inner ear [J]. Neuron, 2013,79(3)：504-515.

［5］Kurima K, Ebrahim S, Pan BF, et al. TMC1 and TMC2 localize at the site of mechanotransduction in mammalian inner ear hair cell stereocilia [J]. Cell Rep, 2015,12(10)：1606-1617.

［6］Peng AW，Salles FT，Pan BF，et al. Integrating the biophysical and molecular mechanisms of auditory hair cell mechanotransduction［J］. Nat Commun，2011，2：523.

［7］Epley JM. Human experience with canalith repositioning maneuvers［J］. Ann N Y Acad Sci，2001，942：179-191.

［8］Kim CH，Kim MB，Ban JH. Persistent geotropic direction-changing positional nystagmus with a null plane：The light cupula［J］. The Laryngoscope，2014，124(1)：15-19.

［9］Hiruma K，Numata T，Mitsuhashi T，et al. Two types of direction-changing positional nystagmus with neutral points［J］. Auris Nasus Larynx，2011，38(1)：46-51.

［10］Ichijo，H.，Neutral position of persistent direction-changing positional nystagmus［J］. Eur Arch Otorhinolaryngol，2016，273(2)：311-316.

［11］Sanchez K，FJ Rowe. Role of neural integrators in oculomotor systems：a systematic narrative literature review［J］. Acta Ophthalmol，2018，96(2)：e111-e118.

［12］Kim SH，Zee DS，Lac SD，et al. Nucleus prepositus hypoglossi lesions produce a unique ocular motor syndrome［J］. Neurology，2016，87(19)：2026-2033.

［13］Strupp M，Kremmyda O，Adamczyk C，et al. Central ocular motor disorders，including gaze palsy and nystagmus［J］. J Neurol，2014，261（Suppl 2）：S542-558.

［14］Nakamagoe K，Fujizuka N，Koganezawa T，et al. Downbeat nystagmus associated with damage to the medial longitudinal fasciculus of the pons：a vestibular balance control mechanism via the lower brainstem paramedian tract neurons［J］. J Neurol Sci，2013，328(1-2)：98-101.

［15］Nakamagoe K，Shimizu K，Koganezawa T，et al. Downbeat nystagmus due to a paramedian medullary lesion［J］. J Clin Neurosci，2012，19(11)：1597-1599.

［16］于立身. 前庭功能检查技术［M］. 2版，北京：人民军医出版社. 2013.

［17］桑文文，洪渊，杨旭. 眩晕患者床旁检查［J］. 中国卒中杂志，2015，10(05)：414-422.

［18］中华耳鼻咽喉头颈外科杂志编辑委员会，中华医学会耳鼻咽喉头颈外科学分会. 梅尼埃病诊断和治疗指南(2017)［J］. 中华耳鼻咽喉头颈外科杂志，2017.

［19］Li ZZ，Wang HY，Wang H，et al. Quantitative Analysis of Saccade Gain in Video Head Impulse Testing［J］. Otolaryngol Head Neck Surg，2020，163(4)：799-805.

Chapter 5

第五章　味　　觉

味觉长期被认为是口腔的一种特殊感觉,味觉产生的过程是呈味物质刺激口腔内的味觉感受器,然后通过一系列收集和传递信息的神经感觉系统传导到大脑的味觉中枢,最后通过大脑的中枢神经系统的整合和分析,从而产生各种味觉。不同的味觉产生有不同的味觉感受体,味觉感受体与呈味物质之间的作用力也不相同。随着研究的深入,人们发现不仅是口腔,人体其他器官也存在感知味觉的受体,也能感知味觉。此外,味觉能刺激唾液分泌、促进食欲、有助于消化,并参与一系列重要的生理功能。本章将系统地介绍有关味觉的知识。

第一节　味觉与进化

味觉究竟是如何产生的呢？从地球出现生命之初开始,在数亿年的演化过程中,味觉这种独一无二的感官结构也随之演化,并参与了精细复杂的身体、大脑与心智的发展,并在一定程度上推动了人类文化与社会进步,甚至可以说没有味觉就没有当今五彩斑斓的社会。

一、味觉对动物进化的影响

味觉进化影响物种生存和发展,例如,作为黑熊、北极熊等食肉动物近亲的大熊猫却是一个"素食主义者",其主要归功于大自然的神奇进化。既往研究认为可能在大熊猫祖先演化的某个阶段,自然环境发生了变化,或许出现了恶劣气候,致使大熊猫祖先爱吃的肉类食物稀缺,而在某个区域的竹子非常丰富,因此成为它们赖以生存的食物(图 5-1)。但最新观点认为,大熊猫是生物演化上的一个错误,是一种"误入歧途"。中国科学家研究发现:"味觉基因的突变"在大熊猫生存进化中扮演了重要角色,味觉的 *TAS1R1* 基因是影响动物对肉类和高蛋白物质等感知的重要基因,而在大熊猫基因序列中,

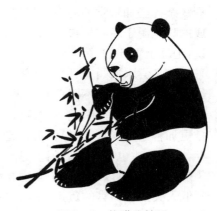

图 5-1　熊猫吃竹子

TAS1R1 基因突变导致其功能"失活",使大熊猫无法感觉到肉的鲜味,即使它们拥有食肉动物的消化和吸收系统,也开始选择竹子等植物作为主要食物,其消化和吸收系统也随之进化,用于消化吸收它们的主要食物——竹子,也正由于这类食物"营养匮乏",才使其走到了灭绝的边缘,如今靠"卖萌"才得以生存。可见,由于生命体对食物需求的不同,才有生物不一样的觅食、捕猎和进食等行为,而这些行为既改变了世界,也改变了生命体自身,从而推动了地球生物及个体的自我发展。自然界生命不断进化,遵循适者生存的法则,最终推动人类的产生、大脑的发展与文化的进步。

二、味觉的产生与进化

味觉是伴随着"追逐与杀戮"的痛苦而产生,但也正是这"捕食与被捕食"的痛苦促进了生命体各种感官、知觉和智力的发展,最终进化产生了人类的意识。美国作家约翰·麦奎德在他的著作《品尝的科学》中描绘地球生命从古至今最重要的"五顿饭",用诙谐手法描绘了每一餐是如何在物种演化中扮演了重要的转折角色。我们也将通过这重要的"五顿饭"去回顾味觉是如何进化并参与影响物种进化的。首先,考古学家马克·麦克梅纳明发现在4.8亿年前的三叶虫化石上记录了其吃蠕虫状猎物的痕迹,这是迄今为止最早记录的原始生命开始系统吞食其他生物的证据,也被认为是地球有记录的"第一口饭"。至此,人们知道生命可以系统地用嘴"吃"东西了。此时的三叶虫虽拥有较原始的大脑和感官,但味觉和嗅觉是无法区分的。在三叶虫的所谓"第一顿饭"3 000万年后,人们通过化石研究物种进化,发现了距今约4.5亿年前盲鳗进食的证据。盲鳗是一种没有视觉器官的食腐生物,只能依靠嗅觉才能发现美食、找到其他动物腐败的尸体。这就是所谓的地球的"第二顿饭"——盲鳗的"腐肉饭"。科学家们研究发现,在盲鳗大脑嗅球上部长出了一种新的组织,这就是端脑(cerebrum)的前身。显然,盲鳗进化发展出早期的嗅觉器官,从此,大脑有了新的调整适应机制,可以利用敏锐嗅觉感官进行捕食。盲鳗的这一餐标志着生命体味觉和嗅觉的分离,进一步促进了大脑皮质的发展,味觉成为体内区域的守门人,而嗅觉是生命向外探索世界的重要感官。"第三顿饭"要从美国德州古脊椎动物实验室蒂姆·罗利用CT研究距今5 000万年前恐龙时代生存的摩尔根兽头骨化石说起:这位古生物学家发现,靠捕食蚂蚁为生的摩尔根兽进化出了一般只有哺乳动物才拥有的大脑新皮质层,这种大脑构造可以记录复杂的气味,并根据气味识别食物和它的天敌恐龙的位置,并及时应对,显然此时的大脑进化出处理复杂神经和知觉的能力。想想如今人类感觉、记忆与行为策略紧密交织的神经模式所组成的味觉源于摩尔根兽的"蚂蚁蛋糕",这真是一件有趣的事。但如果约翰·麦奎德告诉你说,地球上重要的"第四顿饭"是2 300万年前的猴子品尝水果,你可能会说:猴子在森林里采摘和品尝水果司空见惯,有什么了不起?但事实是,此时的猴子能识别绿色丛林中成熟的红色、黄色、绿色等不同色彩的果实,标志着猴子的大脑已经进化出三色视觉。猴子可以更多地使用视觉而非嗅觉,这个进步也把视觉与味觉的距离拉得更近。白天活动让视觉比嗅觉更加善于发现食物,但白天活动有更多危险,这也要求猴子要更聪明和更有智力才能生存,大脑皮质也进化发展到了更高的阶段了。"第五顿饭"终于与人类有关,大约距今100万年前,原始人可以用火加工食物并享用"烤羊肉"了。火不但使食物更美味,而且可以极大地降低人类消化器官的负担,从而把生存和进化所需的宝贵能量留给大脑。至此,火和工具的使用促进了大脑的进化,使人类最终区别于其他动物,也正是由于这种进化,使人类活动范围不断扩大,人类会借由各种新的经历不断地更新与重新塑造包括味觉在内的各种感官能力。

上述从古至今的关键"五顿饭",从生命进化的角度解释了味觉是如何出现的,以及人类精细复杂的身体与大脑是如何产生与发展的;特别是味觉、嗅觉、视觉等感官是如何相互关联并共同促进大脑进化的。这有助于我们理解多种感官的整合与进化是如何影响当今人类文明的发展。

第二节　味觉感受器

舌(tongue)是味觉感受的最重要器官,在舌背以向前开放的"人"字形的界沟为界,将舌体分为舌前 2/3 的舌体和舌后 1/3 的舌根两部分。舌体前端为舌尖,舌根的游离面向后朝向咽部。舌背表面的黏膜呈淡红色,其上可见许多小突起,称为舌乳头。

一、舌乳头

舌乳头分为 4 种。丝状乳头数目最多,体积最小,呈白色,遍布于舌背前 2/3;菌状乳头稍大于丝状乳头,数目较少,呈红色,散在于丝状乳头之间,多见于舌尖和舌侧缘;叶状乳头位于舌侧缘的后部,每侧为 4～8 条并列的叶片形的黏膜皱襞,在小儿较清楚。轮廓乳头体积最大,有 7～11 个,排列于界沟前方,形体较大,其中央隆起,周围有环状沟,沟两侧的上皮内有较多味蕾,固有层中有浆液性味腺,导管开口于沟底。味腺分泌的稀薄液体不断冲洗味蕾表面的食物残渣,以利于味蕾不断接受新的物质刺激。

二、味蕾

味蕾(taste bud)主要分布于舌体表面,尤其是舌黏膜皱褶处的乳状突起中最密集。人类口腔有味蕾约 4 000 个,味蕾主要分布于舌的菌状乳头、轮廓乳头和叶状乳头内,每个菌状乳头味蕾群、轮廓乳头味蕾群和叶状乳头味蕾群分别含有 3 个、30 个、250 个左右的味蕾。由于丝状乳头中无味蕾,故只有一般感觉,而无味觉功能。而舌后 1/3 黏膜无乳头,但有许多结节状淋巴组织,称舌扁桃体,少数味蕾位于扁桃体、咽、喉、会厌等处的黏膜上皮组织内。

味蕾是由 60～100 个味蕾细胞构成的卵圆形小体(图 5-2),味蕾顶端靠上皮表面有直径为数微米的小孔,称味孔。味细胞顶端的纤毛会聚于味孔处,接受外界味质(能引起独特味觉的单元化学物质称为味质)刺激;味蕾基部有基底孔,神经纤维由此进入味蕾,味蕾由味觉受体细胞、支持细胞、基底细胞等组成。味觉细胞表面有许多味觉感受分子,不同物质能与不同的味觉感受分子结合而呈现不同的味道,现已经知道的有糖感受器、盐感受器、水感受器等。味

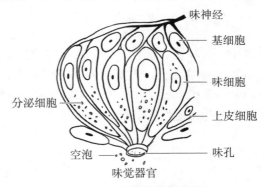

图 5-2　味蕾结构模式图

(图中标注:味神经、基细胞、味细胞、上皮细胞、味孔、味觉器官、空泡、分泌细胞)

觉受体细胞是直接与有味物质接触并感受特定味道,然后与神经纤维突触连接传导味觉信号的功能性味觉细胞,味觉细胞由面神经的鼓索神经侧支、舌咽神经和迷走神经支配,味觉

信号就是沿着这些神经传导至延髓孤束核后到达脑桥的味觉区,再经过丘脑味觉中继核投射到中央后回最下部的味觉中枢进行味觉感知的。味细胞更新周期为 $10 \sim 14$ 天。儿童的味蕾较成人分布广,随着年龄的增长(如 50 岁左右),味蕾因萎缩而变性,数量减少,导致味觉功能下降。人的味觉从接触呈味物质刺激到感受到滋味仅需 $1.5 \sim 4.0 \, \mathrm{ms}$,比视觉 $13 \sim 45 \, \mathrm{ms}$、听觉 $1.27 \sim 21.5 \, \mathrm{ms}$、触觉 $2.4 \sim 8.9 \, \mathrm{ms}$ 都快。

哺乳动物舌面上的味蕾只存在于味乳头中,因此味乳头在味蕾形成和决定味蕾数量、位置、大小及其营养维持方面起主导作用。味蕾是在胚胎发育的晚期,由特定上皮细胞直接分化形成的。对小鼠的研究表明,味蕾最初产生自 $7 \sim 13$ 个胚胎祖细胞。味蕾的发育过程可分为两步:首先味蕾祖细胞通过不对称分裂引起味蕾基干细胞的产生,然后基干细胞再分裂产生不同的味细胞。体内和体外的各种实验证明:啮齿目动物味乳头的最初形成不依赖神经支配,味乳头的形成对神经分布有诱导作用(味乳头产生神经营养素促进神经元的生长),神经纤维在味乳头形态初步形成后进入味乳头,神经支配对味乳头发育成具有味蕾的成熟味觉器官来说是必要的。神经纤维和味蕾之间同样有着相互依存的关系,神经纤维的切除或损坏会导致味蕾的消失,如果神经纤维恢复生长,味蕾又会重新出现。

第三节　味觉敏感性的部位特点和味觉地图

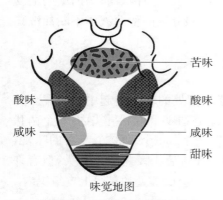

图 5-3　舌体的"味觉地图"

舌体不同部位对 4 种基本味觉的敏感性不同,我们平常尝到的各种味道,都是这 4 种味觉混合的结果。既往研究发现舌侧面对酸味敏感,舌尖对甜味最敏感,舌根和软腭对苦味敏感,但舌的各部分对咸味均很敏感。腭、咽、会厌等也参与味觉感受,腭部主要感受酸、苦味;软、硬腭交界处对酸、苦味的感受甚至比舌体更为敏感。曾经有科学家据此绘制了所谓的"味觉地图"(图5-3),然而近年来,科学家对味觉的分析发现,味道的感受根本就没有位置上的差异,整个舌头都能感受到不同的味道,舌头各个区域对于不同味觉的敏感程度都是相差无几的。每根味神经纤维可以被多种不同味质兴奋,但对其中一种味质有最佳反应。对不同的味质,不同的味觉细胞可有不同的反应。遍及于舌及口腔的味蕾包含很多较小的细胞群,这样的构成让每个味蕾都能感知各种味道。Chandrashekar J 指出,单个味觉细胞不可能区分 5 种味道,味蕾可能是"甜味细胞""咸味细胞""苦味细胞"等味觉细胞的混居地。

第四节　味觉机制的发现

味觉不同于人体其他很多器官,如皮肤、眼睛、鼻子等这些器官都能灵敏探测从体内的激素到体外的热、冷、压力、光和化学物质微小变化刺激。但是味觉受体的灵敏度相差甚远,例如其灵敏度大概只有嗅觉的十万分之一;为什么会这样呢? 这可能是进化的结果。试想一下,舌头在一顿饭里遇到多种多样的感觉,如果每个食物分子都能触发味觉受体,那么大脑恐怕会超负荷运转到崩溃。为了适应各种食物环境,必然降低其反应灵敏性。科学家认为在舌头表面一定有一种特定的蛋白质,能够把食物里的分子转化成感官认知,但这些引起味觉的特定蛋白结构相对稀少,要研究这些细胞诱发反应也很困难,如何才能找到突破口呢? 美国国立卫生研究院(National Institutes of Health, NIH)的 Nick Ryba 等科学家率先从大鼠、小鼠味蕾细胞中的 DNA 着手,寻找 DNA 序列中的特定基因密码来复制味觉受体,他们创新性地利用味觉受体的稀有性,利用筛选 cDNA 文库的方法,先找到来自舌体的罕见 DNA 片段,认为其中可能含有与味觉相关的基因。他们将这些 DNA 片段注射到啮齿动物的味觉细胞中,与细胞内原有的 DNA 进行拼接,利用这个方法寻找味觉受体基因,科学家首先找到了啮齿动物的甜味受体基因 1 型味觉受体 1(taste receptor, type 1, member 1, T1R1)和 1 型味觉受体 2(taste receptor, type 1, member2, T1R2),随后发现与它们类似的人类甜味受体基因。其后的研究发现甜味受体分子结构是由两个细胞表面的 7 股纠缠在一起的螺旋状蛋白质构造组成,其中一股蛋白质构造向外延伸,制造出一个拦截糖分子的空隙;一旦拦截到了,就会启动电化学连锁反应,将这个信息传至大脑,引发愉悦的感受。

第五节　味觉受体及味觉换能与传导

一、味觉受体

味觉细胞感受味觉是由其细胞表面的特殊受体分别介导的,每个味觉细胞只表达一类受体,所以只能感受一类味觉物质,常见的 5 种味觉物质分别由不同的味觉细胞识别,细胞激活后,将感到的味觉信号传输至神经中枢味觉感受区域。特异性味觉受体(T1Rs)的家族由 T1R1、T1R2 和 T1R3 基因成员组成,T1Rs 受体之间可形成异二聚体,不同的 T1Rs 系列组合识别不同的味物质,如 T1R1/T1R3 共同表达识别鲜味(氨基酸味),而 T1R2/T1R3 共同表达则识别甜味。T2Rs 由 30 个左右的不同成员组成,它们能感受多种多样的苦味物质。研究表明,甜味与鲜味(氨基酸味)主要由味细胞上 G 蛋白耦联受体第一家族(T1Rs)识别,苦味物质由 G 蛋白耦联受体第二家族(T2Rs)识别,这些味受体在舌面 3 种味乳头的味蕾细胞中都存在。下面简单介绍各味觉受体。

1. 酸味觉受体

传统观点认为,引起酸味觉的物质是细胞外的质子 H^+。近期的研究发现,细胞外 H^+ 并不是引发味觉细胞感受酸味的物质,H^+ 只有进入味觉细胞内才能激发相关蛋白,进而传递酸味觉感受信号至相关神经中枢。味觉细胞感受酸性物质与细胞内相关蛋白质的酸化有关,酸敏感的钾离子通道对细胞内的酸性变化非常敏感,可能参与了酸性物质的味觉传递。目前,对酸性味觉受体的研究尚无一致性的结论,但可以确定的是,酸性味觉的产生是由细胞内的 H^+ 所引发的。

2. 甜味觉受体

甜味觉受体识别的主要甜味物质不仅局限于双糖,各种天然和人造的糖类物质,甚至某些氨基酸和蛋白质也可以与甜味觉受体结合,引起甜味觉。Zhao 等和 Damak 等利用基因敲除的方法研究发现,$T1R2$ 或 $T1R3$ 基因敲除后,小鼠对甜味物质的敏感性急剧降低,将 $T1R2$ 和 $T1R3$ 基因联合敲除后,小鼠完全不能感受甜味物质,说明 $T1R2$ 和 $T1R3$ 是哺乳动物甜类物质感受受体。研究发现,不同的甜类物质可以与味觉受体 GPCR 不同位点相结合,进而激活味觉细胞,传递味觉信号,使进食者能够感受到众多的甜味物质。许多动物对味觉感受不同,例如猫味觉细胞不表达 $T1R2$ 受体,所以猫是不能感受甜味物质的。

3. 苦味觉受体

不同于第一个味觉基因和甜味受体,苦味觉受体的基因不是在实验室发现的,而是在人类基因组数据库里找到并通过实验证实的,科学家将其称为 $T2R1$(现在已改名为 TAS2R38)。许多科学家参与了相关研究,例如 Mueller 等,将小鼠 $T2R1$ 基因敲除后,发现小鼠不能感受任何苦味物质,说明 $T2R1$ 是感受苦味物质必需的受体。有学者将人类能感受但小鼠不能感受的苯基硫脲苦味感觉受体基因转入小鼠体内,小鼠同样能感受苯基硫脲的苦味,反向证实 $T2R$ 是感受苦味的味觉受体。目前发现的苦味觉受体有 30 余种,均为 2 型味觉 G 蛋白耦联受体($T2R$)组成。我们目前只发现 3 个甜味受体基因,它们的任务很单纯,就是寻找糖类物质。苦味觉的功能主要是识别对机体有毒的物质,但是自然界中充斥着各种有毒物质,如此众多的苦味受体正好可以解释此现象。与甜味觉和鲜味觉相比,苦味的味觉受体越多,识别物质种类越多,越有利于我们的生存。但由于多种苦味受体经常表达在同一种味觉细胞之上,因此导致机体不能对各种苦味物质进行有效区分。

4. 咸味觉受体

咸味觉受体因物种的不同而不同,上皮钠通道负责细胞 Na^+ 的转运,其可能是哺乳动物味觉细胞中咸味觉感受器的受体。Na^+ 是引发咸味觉的主要离子,不同的钠盐引发的咸味觉有很大的差别。NaCL 是最常见的引发咸味觉的物质,但同样数量的 Na^+ 与硫酸基结合后,所引发的咸味觉就较弱。据此推测,味觉细胞之间有紧密的连接,其间的缝隙允许 Na^+ 和 Cl^- 等小离子通过,但硫酸基较大,难以通过狭小的缝隙连接,因此阻碍了 Na^+ 向味觉细胞内的转运,从而影响了咸味觉的感受。目前,咸味觉的感受机制还不明确,有待进一步研究。

5. 鲜味觉受体

鲜味的味觉主要由谷氨酸钠(MSG)、天冬氨酸、鸟苷酸和肌苷酸等氨基酸和核苷酸所引起。细胞水平研究发现,$T1R1$ 和 $T1R3$ 味觉细胞受体结合成二聚体,可作为 L 型氨基酸的受体,说明 $T1R1+3$ 能作为一种氨基酸味觉受体,表达 $T1R1+3$ 的味觉细胞能够作为鲜味的味觉物质敏感细胞。人 $T1R1+3$ 复合体是特异性受体,选择性地与 MSG 相结合,提示 $T1R1$ 和 $T1R3$ 组成的 G 蛋白耦联受体(G protein-coupled receptors, GPCR)是感受鲜味觉的主要受体。其中,鲜味受体和甜味受体共享一个 $T1R3$,但能识别不同的味道,这是由于 $T1R1$ 和 $T1R3$ 的 N 末端胞外特定配体结合区域决定了鲜甜受体的配体特异性。然而在 $T1R3$ 敲除的小鼠中仍然对鲜味有明显的反应,味蕾上的不同细胞亚群和神经反应表明对于不同的鲜味物质存在有多种识别模式,这提示对于鲜味的识别可能也存在其他的受体。总之,虽然 $T1Rs$ 成员可以识别甜味和鲜味,但可能有其他的 GPCRs 也起着补充作用。

二、味觉传导

味觉感受器主要分布于舌,舌前2/3的一般感觉由舌神经(lingual nerve)管理,舌前2/3味觉由参与舌神经的面神经的鼓索支味觉纤维所管理,味觉感受器所接受的刺激,由鼓索神经传递;舌后1/3的一般感觉及味觉由舌咽神经(glossopharyngeal nerve)所管理,但舌后1/3的中部及软腭、咽和会厌味觉感受器所接受的刺激还同时由迷走神经(vagus nerve)传递(图5-4)。通常一根神经纤维末梢支配相邻味蕾的几个味细胞。味神经纤维分别汇入面神经(鼓索支,神经元在膝状神经节)、舌咽神经、迷走神经进入延脑。

味觉经面神经、舌咽神经和迷走神经,这3对脑神经传递味觉信息的传入纤维都到达脑干终止于延髓的孤束核,在那里交换神经元。孤束核有投射纤维至脑干多个中枢;从孤束核发出纤维上行,通路之一是经丘脑,在那里再交换神经元至大脑味觉皮质(岛叶和顶叶的味觉区),该区位于大脑外侧裂中的中央后回最外侧,和负责舌部区域的躯体感觉的大脑皮质紧密联系,甚至重叠。通路之二是经下丘脑至杏仁体等边缘系统结构,完成与食欲及美味判断等功能。目前比较公认的味觉传导通路由三级神经元构成。第一级神经元:位于膝神经节和上颌神经节内的节细胞。周围突:分布于舌和会厌的味蕾。中枢突:组成孤束止于孤束核。第二级神经元:位于脑干的孤束核。发出纤维:通过中央被盖束投射到同侧的丘脑腹后内侧核。第三级神经元:为丘脑腹后内侧核。发出纤维:投射到顶叶的岛盖和岛周皮质。这个区域是所谓大脑皮质的味觉中枢,是分析、综合味觉信息并感知味觉的最高级中枢(图5-5)。

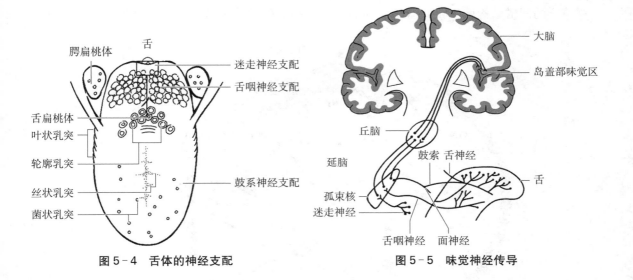

图5-4　舌体的神经支配　　　　　　图5-5　味觉神经传导

三、味觉换能

发生在味细胞的味觉换能和味神经兴奋的过程可归结为:味质通过使味细胞的膜电位去极化以激活细胞膜上的 Ca^{2+} 通道,让 Ca^{2+} 流入细胞内,或使细胞内储存的 Ca^{2+} 释放出来,细胞内 Ca^{2+} 的增加导致递质释放,味神经末梢便被兴奋并发放冲动。

味觉感知是通过舌体味觉表面的特异性受体来实现的,大多数味觉受体属于C蛋白的耦联受体家族。对不同的味质,初始环节有所不同。使味细胞去极化的初始环节可有多种表现形式。苦味质液体化学物质(如马前子素等)刺激分布于味蕾中味细胞顶部微绒毛上的苦味受体蛋白与溶解在液相中的苦味质结合后活化,经过细胞内信号转导,使味觉细胞膜去极化,继而引发神经细胞突触后兴奋,兴奋性信号沿面神经、舌咽神经或迷走神经进入延髓束核,更换神经元到丘脑,最后投射到大脑中央后回最下部的味觉中枢,经过神经中枢的整合最终产生苦味感。酸味是由 H^+ 刺激舌黏膜而引起的味感,酸中质子 H^+ 是定味剂,酸根负离子 A^- 是助味剂。酸味物质的阴离子结构对酸味强度有影响:有机酸根 A^- 结构上增加羟基或羧基,则亲脂性减弱,酸味减弱;增加疏水性基因,有利于 A^- 在脂膜上的吸附,酸味增强。辣味刺激的部位在舌根部,会产生一种灼痛的感觉,严格讲属痛觉和温度觉,辣味物质的结构中,具有起定味作用的亲水基团和起助味作用的疏水基团,而且辣味物质属于刺激性物质,可促进食欲、帮助消化。甜味通常是指那种由糖引起的令人愉快的感觉。某些蛋白质和一些其他非糖类特殊物质也会引起甜味。甜通常与连接到羧基上的醛基和酮基有关。甜味是通过多种G蛋白耦合受体来获得的,这些感受器耦合了味蕾上存在的G蛋白味导素。我们以味质的味觉换能过程为例予以说明(图 5 - 6),在味细胞顶端的纤毛膜上有糖味质的受体,在与味质结合后,该受体与胞内G蛋白耦合,激活细胞内腺苷酸环化酶,使 ATP 产生环腺苷酸,后者激活蛋白激酶A,使细胞壁上的 K^+ 通道关闭,胞内 K^+ 的积聚便导致味细胞去极化。鲜味的形成由 L -谷氨酸所诱发,特殊的变构增强 L -谷氨酸与味觉受体结合的程度及鲜味的味觉。一般认为鲜味是一种非常可口的味道,由 L -谷氨酸所诱发,鲜味受体膜外段的结构类似于捕蝇草,由两个球形子域构成,两个域由 3 股弹性铰链连接,形成一个捕蝇草样的凹槽结构域(venusflytrapdomain,VFT)。L -谷氨酸结合于凹槽底部近铰链部位。

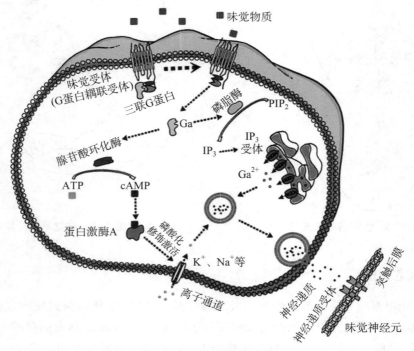

图 5 - 6　味觉刺激与换能

肌苷-5-单磷酸(inosine-5-monophosphate，IMP)则结合于凹槽开口附近。研究人员对鲜味受体的形状进行了少许的改动，发现了一种特殊的变构效应，即 IMP 结合于 L-谷氨酸附近的部位可以稳定 VFT 闭合构象，增强 L-谷氨酸与味觉受体结合的程度及鲜味味觉。总之，甜、鲜和苦 3 种味觉物质的信号转导是由 GPCR 介导的，其活化后，通过第二信使 cAMP 和 Ca^{2+} 的信号传递作用，将感受到的味觉刺激传导至下级信号传导细胞和传入神经纤维，然后传导至味觉神经中枢引发味觉。

目前已成功地用微电极在动物的单一味细胞上记录到感受器电位。实验证明，一个味感受器并不只对一种味质起反应，而是对酸甜苦咸均有反应，只是反应的程度不同而已。有趣的是，4 种基本味觉的换能或跨膜信号转导机制并不完全相同。引起各种味觉的物质的种类繁多，目前对其换能机制的了解还不十分清楚。味感受器没有轴突，味细胞产生的感受器电位通过突触传递引起感觉神经末梢产生动作电位，传向味觉中枢。中枢可能通过来自传导 4 种基本味觉的专用线路上不同组合的神经信号来认知基本味觉以外的各种味觉。

第六节　基本味质及味觉评价与测量

一、基本味质

能引起独特味觉的单元化学物质称味质。味觉也分为酸、甜、苦、咸 4 种基本味觉，而辣味觉被认为是痛觉。1908 年，日本化学家池田菊苗博士发现，人类的基本味觉还应包括鲜味觉。基本味觉和嗅觉、视觉、口腔温度觉、触觉、压觉等相结合，形成难以计数的复合感觉。酸类味质，包括柠檬酸、盐酸、醋酸等；甜味类味质，包括糖类、某些氨基酸、某些肽、某些阴离子、糖精等；苦味类味质，包括奎宁、黄连、氨茶碱等；咸味类味质，包括食盐、琥珀酸钠、氯化铵等。在研究实验中，通常以醋酸、蔗糖、奎宁、氯化钠代表 4 种基本味质。味觉阈值(tastethreshold)是人体能够感觉和分辨味道的最小味质浓度单位。对不同的味质，人体的味觉阈值差别很大，氯化钠的咸味阈值浓度为 10 mmol/L，蔗糖甜味的阈值浓度为 20 mmol/L，柠檬酸酸味的阈值浓度为 2 mmol/L，奎宁和马前子素等苦味的阈值浓度分别只有 $8\mu mol/L$ 和 $0.1\mu mol/L$。

根据阈值测定方法的不同，又可将阈值分为若干类。①绝对阈值：是指人从感觉某种物质的味觉从无到有的刺激量。②差别阈值：是指人感觉某种物质的味觉有显著差别的刺激量的差值。③最终阈值：是指人感觉某种物质的刺激不随刺激量的增加而增加的刺激量。在 4 种基本味觉中，人对咸味的感觉最快，对苦味的感觉最慢，但就人对味觉的敏感性来讲，对苦味的敏感程度大大高于其他味道，因为自然界中苦味物质往往意味有毒的可能，正是这种敏感性，使人体更容易觉察苦味，产生警惕和防护作用。

二、味觉评价及测量方法

1. 电味觉测定法

用电刺激味蕾，测出味觉的反应阈值。其可能原理有 2 种：一是电流对膜受体的电化学刺激，引起受体的改变；二是电流直接刺激膜受体或神经末端后引起膜电位发生改变。

2. 滤纸圆盘法

用浸有已知不同浓度的甜、酸、苦或咸溶液的滤纸片对舌的不同区域进行特殊的试验，使用味刺激物的次序为蔗糖（甜味）、氯化钠（咸味）、柠檬酸（酸味）和奎宁（苦味）。

第七节　味觉的特点

所有正常人都会看到相同的颜色，听到同样的声音，用指尖感觉到相同的质地，这些感觉是"有共通性"的，这让科学家有一个相同的参考系，用来进行实验、搜集数据，以及对这些感官现象进行察觉和记录，并进行比较研究。不同于视觉、听觉和触觉，在味觉上，个体差异极大，常常就没有这类共通的实际体验，导致味觉的研究较其他感官研究存在明显的滞后。了解味觉的特点，将有助我们更好理解味觉和个体生命的独特性。

一、味觉敏感性和适应性

味觉适应（taste adaption）是指长期给味蕾以某种有味物质刺激后，人体对此味道的感觉强度迅速降低的现象。味觉适应使舌对其他的味道可能变得更为敏感，此系交叉反应。例如适应了酸味后，既可对甜味格外敏感，又可对苦味敏感。味觉还具有主观性，味觉虽由基因决定，但在人的一生中味觉却会变来变去，对食物喜好也随之改变，味觉也具有可塑性，但人们无法控制，也无法预测。每个人都活在自己的味道世界里，研究发现，在怀孕期间或哺乳期间持续喝胡萝卜汁的女性，她们的孩子以后会比较喜欢胡萝卜口味的食物。味觉可能在婴幼儿和童年时期就成形了，这可能就是为什么人们常常说"儿时的味道"。每个人的味道世界随着生命的进程而演变，既是由基因及古老的演化规则产生，又受当今社会文化熏陶与社会活动影响。

二、味觉的感受

味觉在人类感官中独特，其敏感性差异极大，视觉、听觉、嗅觉、触觉等在人群中均无太大的差异，而味觉则差异极大。味觉也像其他感官一样，不只存于在于单一的感官，它们能够因为一种形态的感官刺激，引发另一种形态的感觉，叫"共感觉"。例如只要一个人听、说、读，甚至只是想到某些字的时候，嘴巴里就会产生某种味觉，这是与味觉有关的共感觉。科学家还在人类的消化道、胰脏、肝脏、大脑和睾丸中发现了味觉受体，意味着我们的全身各处都有"味觉"；但味觉在身体各处所发挥的作用大不一样，像舌头上的鲜味受体是用于感受鲜味的，但在小肠内发现的鲜味受体，则起到了促进消化和吸收营养的作用。口腔品尝味道只是整个味道系统中很小的一部分，对其研究从口腔开始，将继续延伸下去。不仅如此，人们发现鼻腔有苦味受体。宾夕法尼亚大学的科学家，利用具有 TAS2R38 受体的人类鼻窦细胞进行实验，发现这些细胞在苦味剂——苯硫脲的作用下，神经细胞释放出电信息，并释放出一氧化氮，促进鼻窦细胞上的纤毛运动加快，黏液的分泌增多，这正是鼻腔驱逐有害菌的方式。

三、味觉的相互作用

两种相同或不同的呈味物质进入口腔时，会使两者味觉都有所改变的现象，称为味觉的相互作用。

（1）味觉的对比现象：指两种或两种以上的呈味物质通过适当调配，可使某种呈味物质的味觉更加突出的现象。如在 10％的蔗糖中添加 0.15％氯化钠，会使蔗糖的甜味更加突出，在醋酸中添加一定量的氯化钠可以使酸味更加突出，在味精中添加氯化钠会使鲜味更加突出。

（2）味觉的相乘作用：指两种具有相同味感的物质进入口腔时，其味觉强度超过两者单独使用的味觉强度之和，又称为味觉的协同效应。甘草铵本身的甜度是蔗糖的 50 倍，但与蔗糖共同使用时甜度可达到蔗糖的 100 倍。

（3）味觉的消杀作用：指一种呈味物质能够减弱另外一种呈味物质味觉强度的现象，又称为味觉的拮抗作用，如蔗糖与硫酸奎宁之间相互减弱的作用。

（4）味觉的变调作用：指两种或两种以上的呈味物质相互影响而导致其味感发生改变的现象。刚吃过苦味的东西，喝一口水就觉得水是甜的。刷过牙后吃酸的东西就有苦味产生。

（5）味觉的疲劳作用：当长期受到某种呈味物质的刺激后，就感觉刺激量或刺激强度减小的现象。

（6）味觉预警作用：自然界很多糖类和营养物质多呈甜（或鲜）味，毒性物质则多为苦的，接纳甜食、拒绝苦味食物是人体的一种本能。研究发现，人类的苦味基因及受体众多，远远多于感觉甜味的基因，这是由于在原始人类进化过程中，苦味食物往往代表有毒，众多的苦味基因及受体帮助人类预警，减少食物中毒风险，但令人困惑的是对苦味"有感"和对苦味"无感"在人群均存在。

第八节　味觉与中枢

我们从小就知道望梅止渴的故事，并没有吃到酸梅，人们仅仅听到梅林有梅子吃就有大量唾液分泌，显然，味觉与其他中枢神经系统存在广泛的联系。研究人员给测试者展示比萨、羊排等美味食物的照片，用功能磁共振研究测试受试者的大脑并用电极探测受试者的舌头。实验结果表明：只要我们眼睛看到好吃的东西，口中就会产生好吃的味道。食物不仅仅是满足填饱肚子，还关系到大脑记忆、味觉、嗅觉、视觉等多种知觉器官的结合。在发现大脑分泌的快乐物质——"内啡肽"之后的 20 年，人们又发现了会对内啡肽产生愉快反应的大脑区域，分别是伏隔核（nucleus accumbens）和腹侧苍白球（ventral pallidus），并把这个区域叫作"享乐热点"。研究者对大脑进行的研究发现，吃糖会引起大脑的"享乐热点"产生反应。给缺盐的大鼠喂食相当于海水含盐量 3 倍的咸水，也同样引起了大鼠大脑中"享乐热点"的反应。但当胃被某些食物填满，不会再对这些食物产生快乐反应时，我们却还可以对其他的食物做出快乐反应。这可能就是人们在吃完主菜后还可以愉快地吃下甜品的原因。好不好吃确实是一部分的决定因素，但做出这个决定的并不是味觉，而是大脑，大脑对美味有没有快乐的反应决定了人们的摄食行为。最新研究表明，肠道菌群可以通过调节中枢神经系统影响人们的饮食活动。随着味觉受体及相关离子通道在中枢神经系统、消化系统、内分泌系统等中的发现，越来越多的证据提示味觉受体除了参与味觉的信息编码外也参与了中枢神经系统对物质吸收、转化和代谢的调控,这为我们进一步了解大脑的功能和治疗代谢障碍类疾病提供了新的思路。

第九节　味觉的影响因素

味觉的感受性和机体的生理状况也有密切的联系,内、外环境的变化均可影响味觉。例如,饥饿时对甜和咸的感受性比较高,对酸和苦的感受性比较低;吃饱后就相反,对酸和苦的感受性提高,对甜和咸的感受性降低。因此,饿的时候吃东西香,饱了以后吃什么都不觉得香了。味觉的感受性和嗅觉有密切的联系,在失去嗅觉的情况下,如感冒的时候,吃什么东西都没有味道,可见嗅觉和味觉是密不可分的。味觉与个体的生活习惯、嗜好、文化社会背景、个体心理因素等有关。

1. 物质的结构及水溶性

物质的结构特征呈现特有的味觉感受,如糖类—甜味,酸类—酸味,盐类—咸味,生物碱—苦味,这与不同味觉受体结构有关。呈味物质必须有一定的水溶性才可能有一定的味感,完全不溶于水的物质是无味的,溶解度小于阈值的物质也是无味的。水溶性越高,味觉产生得越快,消失得也越快,一般呈现酸味、甜味、咸味的物质有较大的水溶性,而呈现苦味的物质的水溶性一般。

2. 全身健康因素

全身健康因素包括:①全身性疾患;②胃肠道疾病;③内分泌和内环境的变化,如更年期或妊娠期;④遗传性因素,如遗传性味盲可致味觉障碍,有的仅致某一种基本味觉障碍。

3. 口腔局部因素

口腔局部因素包括:①口腔黏膜疾病,例如舌、咽、喉部黏膜疾病;②修复体遮盖,例如上颌义齿基托遮盖大部分上腭黏膜,在其后缘处,影响硬软腭交界处对酸、苦的敏感度;如某些修复体的材料本身所产生的异味,均可影响味觉。有时甚至在去除义齿后,味觉仍难以恢复。

4. 食物环境因素

食物环境因素包括:①食物温度,一般随温度的升高,味觉加强,最适宜的味觉产生的温度是 10～40℃,尤其是 30℃最敏感,大于或小于此温度味觉都将变得迟钝。温度对呈味物质的阈值也有明显的影响。②嗅觉的影响,嗅觉和味觉可相互影响。

5. 其他因素

(1)精神心理因素:如精神异常、情绪变化、心理紧张,均可影响味觉,包括精神分裂症、阿尔茨海默病、脑血管病所致精神障碍、脑动脉硬化、酒精依赖、神经性厌食、创伤性应激障碍抑郁症、精神分裂症及情感障碍等。

(2)围绝经期及增龄现象:如 50 岁以后味蕾萎缩而变性,数量减少,导致味觉灵敏度下降,常表现为老年人更嗜好偏咸食物。

(3)药物因素:药物性味觉改变或味觉障碍,如患者用药后味觉性质改变,口中有苦味、金属味、辣味、酸味、咸味、甜味、蒜味等,并常伴有麻木、烧灼感、舌部不适等。主要影响的药物包括:抗抑郁药(丙咪嗪、多塞平、三甲丙咪嗪等);化疗药物(顺珀、阿霉素、5-氟尿嘧啶等);核苷类药物(去羟基苷、斯塔夫定);蛋白酶抑制药(印地那韦、利托那韦、沙奎那韦等)。较常见引起味觉障碍的药包括:尼莫地平、硝苯地平、卡托普利、依纳普利、硝苯地平、甲硝唑、醋氯芬酸、酮康唑、伊曲康唑、氧氟沙星、二甲双胍、乙酰唑胺、喹诺酮类抗菌药以及抗病毒类等。

(4)手术后遗症:舌咽神经舌支直接或间接损伤、支撑喉镜下喉显微手术后并发味觉障碍;放射损伤及疾病的影响如肿瘤、骨髓移植患者等。如常见的腮腺术后并发味汗综合征,患者手术后进食期间,面部皮肤潮红、血管扩张、出汗。由于出汗和潮红的部位大致与耳颞神经分布区一致,所以又称为耳颞神经综合征;耳颞神经和原支配腮腺分泌功能的副交感神经术后再生时,与该处支配汗腺分泌功能的交感神经末梢发生短路,所以在患者味觉刺激及咀嚼时,使副交感神经兴奋,致使术区同侧耳前部、颞部和颊部血管扩张发热、皮肤潮红、出汗甚至轻度疼痛不适。

尽管食物和饮料里面的化学成分是客观的、可测量的,然而人们对味道的感受会因人而异,且差异极大:有的感觉灵敏,有的感觉迟钝,对食物的喜爱也因人而异;并且味觉会随着文化、地域甚至一个人的心情变化而变化。因此,味觉神秘而复杂,会涉及人类身体、大脑、心理等许多层面,甚至会随着菌群变化而改变,其有更多未知领域等待人们探索。

[参考文献]

[1] Li R, Fan W, Tian G, et al. The sequence and de novo assembly of the giant panda genoine [J]. Nature,2010,463(7279):311-317.

[2] 约翰·麦奎德. 品尝的科学[M]. 林东翰,张琼懿,甘锡安,译. 北京:北京联合出版公司,2017.

[3] Dores RM. Hagfish, Genome Duplications, and RFamide Neuropeptide Evolution [J]. Endocrinology. 2011,152(11):4010-4013.

[4] Regan BC, Julliot C, Simmen B, et al. Frugivory and colour vision in Alouatta seniculus, a trichromatic platyrrhine monkey [J]. Vision Res. 1998,38(21):3321-3327.

[5] Regan BC, Julliot C, Simmen B, et al. Fruits, foliage and the evolution of primate colour vision [J]. Philos Trans R Soc Lond B Biol Sci. 2001;356(1407):229-283.

[6] Dunbar RI, Shultz S. Evolution in the social brain [J]. Science. 2007;317(5843):1344-1347. doi:10.1126/science.1145463

[7] 王美青. 口腔解剖生理学[M]. 7版. 北京:人民卫生出版社,2015.

[8] SuzannelSollars, Peter C Smith, David L Hill. Time course of morphological alterations of fungiform papillae and taste buds following chordatympani transection in neonatal rats [J]. J Neurobiol. 2002 Jun 5;51(3):223-236.

[9] Chandrashekar J, Hoon MA, Ryba NJ, et al. The receptors and cells for mammalian taste [J]. Nature. 2006 Nov 16;444(7117):288-94. doi:10.1038/nature05401

[10] MA Hoon, E Adler, J Lindemeier, et al. Putative mammalian taste receptors:a class of taste-specific GPCRs with distinct topographic selectivity [J]. Cell. 1999 Feb 19;96(4):541-51. doi:10.1016/s0092-8674(00)80658-3.

[11] Nelson G, Hoon MA, Chandrashekar J, et al. Mammalian sweet taste receptors [J]. Cell. 2001,10;106(3):381-90. doi:10.1016/s0092-8674(01)00451-2

[12] Margolskee RF. Molecular mechanisms of bitter and sweet taste transduction [J]. J Biol Chem. 2002 Jan 4;277(1):1-4. doi:10.1074/jbc.R100054200.

［13］ Mark Ozeck，Paul Brust，Hong Xu，et al. Receptors for bitter，sweet and umami taste couple to inhibitory G protein signaling pathways ［J］. Eur J Pharmacol. 2004 12；489(3)：139 - 49. doi：10. 1016/j. ejphar. 2004. 03. 004.

［14］ Grace Q Zhao，Yifeng Zhang，Mark A Hoon，et al. The receptors for mammalian sweet and umami taste ［J］. Cell. 2003 31；115(3)：255 - 66. doi：10. 1016/s0092 - 8674(03)00844 - 4.

［15］ Sami Damak，Minqing Rong，Keiko Yasumatsu，et al. Detection of sweet and umami taste in the absence of taste receptor T1r3 ［J］. Science. 2003 8；301(5634)：850 - 853. doi：10. 1126/science. 1087155.

［16］ P Jiang，M Cui，Q Ji，et al. Molecular mechanisms of sweet receptor function ［J］. Chem Senses. 2005；30 Suppl 1：i17 - 8. doi：10. 1093/chemse/bjh091.

［17］ J Chandrashekar，K L Mueller，M A Hoon，et al. T2Rs function as bitter taste receptors ［J］. Cell. 2000，17；100(6)：703 - 11. doi：10. 1016/s0092 - 8674(00)80706 - 0.

［18］ Ken L Mueller，Mark A Hoon，Isolde Erlenbach，et al. Nature. The receptors and coding logic for bitter taste ［J］. Nature. 2005 3 10；434(7030)：225 - 9. doi：10. 1038/nature03352.

［19］ Robert J Lee，GuoxiangXiong，Jennifer M Kofonow，et al. T2R38 taste receptor polymorphisms underlie susceptibility to upper respiratory infection ［J］. J Clin Invest. 2012；122(11)：4145 - 59. doi：10. 1172/JCI64240.

［20］ Peciña S，Berridge KC. Opioid site in nucleus accumbens shell mediates eating and hedonic "liking" for food：map based on microinjection Fos plumes ［J］. Brain Res. 2000，28；863(1 - 2)：71 - 86. doi：10. 1016/s0006 - 8993(00)02102 - 8.

［21］ Peciña S，Berridge KC. Hedonic hot spot in nucleus accumbens shell：where do mu-opioids cause increased hedonic impact of sweetness? ［J］ J Neurosci. 2005 14；25(50)：11777 - 86. doi：10. 1523/JNEUROSCI. 2329 - 05. 2005.

Chapter 6

第六章　嗅　　觉

　　嗅觉系统是感觉神经系统的一个重要组成部分,它同视觉、听觉一样,是人体捕获外界信息的重要途径。人类具有 400 多种功能性嗅觉受体基因,但可感受到的气味刺激多达 10^{12} 种。人类的嗅觉具有辨别气味、增进食欲、识别环境、报警等作用。嗅觉还通过中枢神经系统影响人的情绪,调节生命周期。对一些特殊职业,如香精师、美食家、侦察员、医师、公安消防人员等,灵敏的嗅觉更是必不可少。此外,嗅觉途径在经鼻给药入脑机制中发挥的作用至关重要,绕过血脑屏障将药物直接递送到大脑,并且避免胃肠道和肝脏的首过代谢,从而避免了大部分药物的失活。本章将从嗅觉系统的发育、嗅觉系统解剖及生理学、嗅觉功能评估,以及嗅觉障碍等几个方面,简单概述嗅觉系统。

第一节　嗅觉系统的发育

　　嗅觉系统的发育是神经系统发育的一部分,包括胚胎期神经元的分化、突触发生以及髓鞘形成和出生后较长时间的发育。虽然胚胎期胎儿的嗅觉系统发育并不完善,但是其仍具有嗅觉功能,有研究报道妊娠 30 周的胎儿具有辨别羊水中气味分子的能力。而发育成熟的嗅觉系统,随着外界环境刺激的不同,其神经元的网络连接也会发生相应的可塑性变化。

一、嗅觉系统胚胎学

　　嗅觉系统的发育与调控与整个机体的发育与调控有着不可分割的关系。人类的嗅觉系统由嗅觉感受器、嗅球、嗅束及嗅觉皮质构成,它们分别是大脑的延伸和组成部分,所以嗅觉系统的发育与中枢神经系统的发育关系密切。

　　机体发育由受精卵起始,孕 14 天,三胚叶胚层开始形成并逐渐具有分化能力。嗅觉系统由神经外皮质、表皮外胚层和中胚层发育而成。胚胎 24 天,由神经管发育的前脑两侧,即原口上方的额突下缘两侧的神经外胚层局部增厚形成鼻基板(nasal placodes)或嗅基板(olfactory placodes),鼻基板继续内陷形成鼻窝(nasal pit)或者嗅窝(olfactory pit)。同时在鼻基板周围的间质迅速增长呈马蹄形隆起,在鼻窝内侧的隆起称为内侧鼻突(medial nasal prominence），在鼻窝外侧的隆起成为外侧鼻突（lateral nasal prominence），内外侧鼻突被鼻额突（frontonasal prominence）分隔。随着鼻基板周围间质马蹄形隆起，鼻窝继续加深形成鼻囊（nasal sacs）或嗅囊（olfactory sacs），其入口称前鼻孔。同时鼻囊向腹侧和背尾侧生长扩大至前脑始基，囊底位于原始口腔的上部，两者之间仅隔一层薄膜，成为颊鼻膜（oronasal membrane）。胚胎第 7 周时，颊鼻膜破裂，形成原始后鼻孔，鼻囊形成原始鼻腔。

嗅感觉神经元是由嗅基板分化发育而来，在胚胎第 33 天，其轴突形成。胚胎期最初形成的轴突仅是一个感觉细胞体，逐渐形成直径很小的轴突与周围的轴突交织成条束状，成为嗅丝（fila olfactoria）。嗅丝呈束状投射到固有层，周围被嗅鞘细胞（olfactory ensheathing cells，OECs）包裹，约在轴突形成后 7 天，嗅神经纤维向位于前脑的嗅球投射，在嗅球中与二级神经元形成突触连接。嗅感觉神经元是特有的、终身维持自我更新能力的神经元，其神经发生来源位于嗅上皮基底层的基底细胞。基底细胞包括水平基底细胞（horizontal basal cells，HBS）和球形基底细胞（globose basal cell，GBSs）。球形基底细胞被认为是嗅感觉神经元的前体细胞。嗅感觉神经元的轴突投射到嗅球后，纤毛开始发育。在胚胎第 9 周，纤毛开始发生，11 周时纤毛的数量明显增加，当纤毛发育成熟时，每一个树突柄表面分布 10～50 根纤毛。成熟的纤毛能够表达气味受体。在胚胎第 7 周，支持细胞开始发生，呈圆柱状，带有许多微绒毛，借这些微绒毛与上皮表层相连，在出生前发育成熟。在胚胎第 9 周时，基底细胞开始发生，晚于嗅感觉神经元和支持细胞。

嗅球（olfactory bulb，OB）是前脑泡（cerebral vesicle）喙侧部分分化而来。前脑泡是一个被覆上皮充满液体的腔，其上皮分为两部分，一部分是室管膜区（ventricular region），与脑室毗邻，含有大量的细胞成分；另一部分是边缘区（marginal region），不含有细胞成分。在胚胎第 37～41 天，嗅球的胚基变得非常明显，同时感觉上皮向周围延伸，更多的轴突纤维从感觉上皮向嗅球胚基表面中心区域平行投射，这些轴突以后发育成为嗅球的神经纤维层。在胚胎第 10 周，嗅球开始向外翻转，并向室管膜区迁移，至前脑泡的边缘区域，形成僧帽细胞。丛状细胞（tufted cell）发生于室管膜层，比僧帽细胞发生的时间要晚，体积比僧帽细胞小，位于僧帽细胞外层。

僧帽细胞和丛状细胞是嗅球的初级神经元，在胚胎发育过程中向前脑泡的腹侧生长，形成一较窄的区域，称为外侧嗅束（lateral olfactory tract，LOT）。外侧嗅束的轴突发出侧支投射到嗅皮质（olfactory cortex）、前嗅核（anterior olfactory nucleus）、梨状皮质（piriform cortex）、嗅结节（olfactory tubercle）和杏仁核（amygdaloid nuclei）等区域，这将促进嗅皮质区细胞的分化发育。嗅球神经元多是中间神经元，具有终身更新的能力，这些中间神经元主要是球周细胞（periglomerular cell）和颗粒细胞（granule cell），它们在胚胎期主要由外侧神经节突起区的神经干细胞迁移、分化而来，出生后则主要由位于室管膜前下区的神经干细胞迁移、分化而来。在神经胶质细胞和嗅球胚基形成后，神经纤维层的轴突束状进入嗅球胚基，在嗅球表层下方与放射状神经胶质细胞混合形成神经纤维小体，它是嗅小球细胞（glomerular cell）的前体。神经纤维层的轴突到达嗅小球层的靶区域，延伸形成许多分支与僧帽细胞、丛状细胞、球周细胞的树突形成突触，共同构成嗅小球层。

在啮齿类动物中，嗅上皮大约含有 500 万个嗅感觉神经元，表达 1 000～1 300 个不同的气味受体基因，嗅球含有约 2 000 个嗅小球结构。每一个嗅感觉神经元只能特异性表达一种气味受体基因，这被称为"一个神经元一种受体规则"。表达相同气味受体基因的嗅感觉神经元随机分布在嗅上皮黏膜。嗅感觉神经元的轴突向嗅球投射仅与 1～4 个嗅小球结构形成突触。表达气味受体相同的嗅感觉神经元通过轴突投射到嗅球的相应嗅小球内,即"一个嗅小球一种受体"原则。在嗅小球细胞发育的早期,一个僧帽细胞向嗅小球细胞投射多条树突。在成熟期,一个僧帽细胞仅向嗅小球细胞投射一条树突,即每一个嗅小球细胞与每一个特定僧帽细胞形成突触。

二、嗅觉环路的形成

神经系统的发育依赖细胞迁移,虽然整个大脑细胞迁移的原则是保守的,但是不同系统又具有不同的迁移特征。嗅觉系统是一个古老的感觉环路,对物种的生存和繁殖非常重要。在进化过程中,嗅觉环路有许多保守的特征,包括分子机制以及复杂的迁移环路。在发育的神经系统中,神经元、胶质细胞以及其有丝分裂的细胞必须经过细胞迁移才能形成成熟的大脑结构。细胞迁移对大脑环路的形成和功能非常重要。细胞迁移异常则会导致疾病的发生,例如,癫痫、精神分裂症、自闭症和严重的学习障碍等。

在嗅感觉神经元的投射过程中,表达不同嗅觉受体的嗅感觉神经元,其轴突投射到嗅球内不同的嗅小球中,表达同种嗅觉受体的嗅觉神经元的轴突投射到嗅球的特定嗅小球内。在胚胎期,在轴突引导分子组的作用下,嗅感觉神经元的轴突通过背-腹轴(dorsal-ventral,D－V)与前-后轴(anterior-posterior,A－P)的靶向定位,投射到嗅球的嗅小球内,形成粗略的嗅觉图。这样才使不同的气味信号在嗅球的分布位置不同,比如,在小鼠中,对狐狸和腐烂食物的气味信息处理是在嗅球背部的嗅小球内;相反,小鼠喜欢的社交气味的信息处理则是在嗅球后背部的嗅小球内。

嗅感觉神经元轴突在嗅球 A－P 轴方向的迁移定位受到 cAMP 的调节。高水平表达 cAMP 的嗅感觉神经元将其轴突投射到嗅球的后侧,较低水平表达 cAMP 的嗅感觉神经元则投射到嗅球的前侧。在嗅感觉神经元轴突中,轴突引导受体 Neuropilin 1(Nrp1)受 cAMP 的调控,其在嗅球中表现为前低后高的浓度梯度。嗅感觉神经元中 Nrp1 表达的增加和减少分别诱导相应的嗅小球后移和前移。对于 OSN 到嗅球的投射,Sperry 等提出了"化学亲和力模型"。在该模型中,靶细胞发出特定的化学信号,诱导轴突投射至靶器官。但是,与 Sperry 模型相反,即使在目标 OB 不存在的情况下,同种类型 OSN 的轴突也有汇聚现象。在 OSN 的轴突束中,Nrp1 及其排斥配体 Semaphorin 3A(Sema3A)以互补的方式共存。$Nrp1^{low}$/$Sema3A^{high}$ 轴突被分类到轴突束的中央,而 $Nrp1^{high}$/$Sema3A^{low}$ 轴突在轴突束外侧。在 Nrp1 或 Sema3A 的 OSN 特异性敲除模型中,其 OSN 轴突束的轴突排列异常,并且嗅小球分布沿 A－P 轴移动。以上表明,OSNs 的靶点前轴突分类在嗅觉图的形成中起着重要作用。

对于沿 D－V 轴的 OSN 投射来说,嗅上皮中 OSN 的解剖位置与它们在 OB 中的投射位置关系密切。在其他大脑区域,神经元胞体及其轴突投射部位的空间关系是保守的。在小鼠嗅觉系统中,两组排斥信号分子 Nrp2/Sema3F 和 Robo2/Slit1 参与 D－V 轴的投射。在发育过程中,D 区的 OSN 成熟早于 V 区,D 区 OSN 轴突投射到胚胎 OB 的时间早于 V区 OSN,早期到达 D 区的轴突产生排斥性配体 Sema3F 沉积在 OB 前背部,可以作为指导信号来排斥晚期到达 V 区表达 Nrp2 的轴突(图 6－1)。OSN 轴突到达嗅球的顺序有助于在OB 中沿 D－V 轴建立嗅觉地形图。

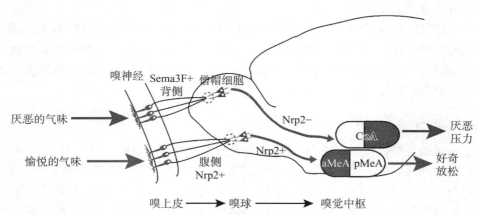

图 6-1 嗅觉神经回路介导先天性气味反应

在第一级信息投射过程中,自 OE 上检测到的气味信息沿 D-V 轴投射到嗅球时,该气味大致分为两种不同的特性:厌恶的和喜欢的。对于喜欢的社交信息(例如 MTMT)是由 Nrp2$^+$ OSN 轴突介导投射到嗅球 OB 腹后侧,并由 Nrp2$^+$ MC 进一步传递到内侧杏仁核(medial amygdala,MeA)的前部。相比之下,由 Nrp2$^-$ OSN 介导的厌恶信息(例如 TMT)投射到嗅球的背后侧,并进一步投射到皮质杏仁核(cortical amygdala,CoA)后内侧

    M/T 细胞向嗅皮质的投射对于气味信息的定性非常重要。特别是对于先天性气味反应而言,MC 轴突准确投射到杏仁核的指定区域至关重要。由于 M/T 细胞的已知亚组标志物较少,与 OSN 投射不同,M/T 细胞的投射机制研究不多。最近,发现轴突指导分子 Nrp2 及其排斥配体 Sema3F 将 MC 分离为 2 种类型,即 Nrp2$^+$ MC 和 Nrp2$^-$ MC。嗅球腹后侧的 Nrp2$^+$ MC 将其轴突投射至前 MeA,以介导有吸引力的社交气味。相反,OB 背后侧的 Nrp2$^-$ MC 靶向投射到 CoA 后内侧,以介导厌恶反应。值得注意的是,背侧 OSN 轴突分泌的 Sema3F 同时调节 OSN 靶向定位和 MC 沿 D-V 轴的迁移。此双重诱导作用对于确保 OSN 轴突与 M/T 细胞的正确匹配非常重要,这样气味信息才能正确地从 OB 传递到杏仁核。

    在新生儿中,有一个狭窄的时间窗口(称为关键时期),允许感觉系统根据环境输入信息做出调整来适应环境得以生存。如果不刺激该环路,则该环路所对应的脑功能就会受损。在小鼠中,新生鼠的气味经验可以改变先天性嗅觉决策。最近的研究发现,Sema7A 及其受体 PlxnC1 通过诱发新生 M/T 细胞的突触后事件来造成这种可塑性变化。Sema7A 以活动依赖性的方式在 OSN 的轴突末端表达,PlxnC1 仅在出生后第一周定位在 M/T 细胞的树突中,这构成了早期嗅觉形成的分子基础。Sema7A 信号能触发 M/T 细胞中的突触后事件。新生鼠的嗅小球被气味刺激之后,周围 M/T 细胞的初级树突被募集。增强的嗅小球活动增加了气味信息的输入,从而形成气味印记。在新生鼠的关键时期,印记是由感觉输入产生的。在小鼠的嗅觉系统中,印记记忆总是引起愉快的反应,催产素可能是形成印记记忆的原因。即使是令人反感的气味 4MT 在形成印记记忆之后,也会使小鼠产生愉快的反应。此外,对令人反感的气味 4MT 出现的应激反应,印记记忆可通过降低应激激素促肾上腺皮质激素(adrenocorticotropic hormone,ACTH)的血浆浓度来迅速缓解。该印记记忆仅在出生后第一周小鼠的气味经历中才能看到,但是在人类中是否存在小鼠嗅觉系统中描述的类似印记记忆,以及印记记忆在婴儿中开始及持续的时间同样值得关注。

第二节　嗅觉系统的解剖及生理学

在主要的感觉系统（视觉、嗅觉、味觉、听力和平衡）中，嗅觉是最古老的感觉系统之一。嗅觉系统分为外周及中枢两部分，外周部分包括嗅上皮及神经束，中枢部分包括嗅球及其相连的嗅觉中枢。嗅觉系统包括主嗅觉系统及犁鼻嗅觉系统，但是人类仅存在一套嗅觉系统，即主嗅觉系统，仅在嗅上皮中残存有无功能的犁鼻器官。与其他哺乳动物相比，人类嗅觉系统结构成分减少，例如鼻甲减少，嗅上皮覆盖在 1～2 个鼻甲，但是功能性嗅觉成分非常完整，甚至包括嗅感觉神经元的再生能力。

一、嗅黏膜、嗅球及嗅觉中枢解剖

人类嗅觉系统是一个具有 3 级结构和分层型组织的感觉系统，能够觉察小分子、易挥发及脂溶性的气体分子。根据解剖结构，嗅觉系统可以分为嗅上皮（olfactory epithelium，OE）、嗅球（olfactory bulb，OB）和嗅觉皮质（olfactory cortex，OC）三部分。气味信息的初级转导发生在鼻腔内的嗅上皮，嗅质与嗅觉神经元上的嗅觉受体相互作用，将化学信号转化为神经电信号。嗅球为嗅觉系统的低级中枢，呈扁卵圆形，位于前颅窝底的筛板之上，大脑额叶的前下方，是嗅觉通路的第一中枢站。其后部索条状部分成为嗅束（olfactory tract，OT）。嗅球呈层状结构，由外到内依次为嗅神经层（olfactory nerve layer，ONL）、突触小球层（glomerular layer，GL）、外丛状层（external plexiform layer，EPL）、僧帽细胞层（mitral cell layer，MCL）、内丛状层（internal plexiform layer，IPL）和颗粒细胞层（granule cell layer，GCL）。分布于其间的僧帽细胞（mitral cell，MC）与丛状细胞（tufted cell，TC）是投射神经元（projection cell）。中间神经元（interneuron cell）包括球周细胞（periglomerular cell，PGC）、短轴突细胞（short axon cell，SAC）及颗粒细胞（granule cell，GC）。另外，在各突触小球、两侧嗅球和嗅中枢神经元之间均有着广泛的神经联系，起着相互影响和反馈的作用。嗅束主要由僧帽细胞、丛状细胞的轴突纤维及嗅皮质投射到嗅球颗粒细胞的纤维组成，还包括一些对侧嗅球与前嗅核（anterior olfactory nucleus，AON）的传出纤维，属于嗅觉信息的传入与抑制性传出通路。嗅觉中枢包括前嗅核、嗅结节、杏仁核、梨状皮质、海马及内嗅皮质等，除了接收投射神经元的信息传入，也会发出传出性神经纤维投射到嗅球对其产生抑制性调节作用。

人类鼻腔内鼻中隔分为左、右两侧，鼻腔外侧壁上有突出于鼻腔中的 3 个骨质鼻甲，呈梯形排列，分别为上鼻甲、中鼻甲和下鼻甲。鼻腔黏膜按其部位、组织学结构和生理功能不同，分为嗅区黏膜（olfactory mucosa）和呼吸区黏膜（respiratory mucosa）。人类嗅黏膜位于鼻腔顶，分布于鼻腔背侧面、鼻中隔和部分上鼻甲，这一区域面积为 200～1 000 mm²，占鼻腔总面积的 3%～5%。嗅黏膜分为上皮质和固有层，上皮质为假复层纤毛柱状上皮，由嗅觉受体神经元（olfactory receptor neurons，ORN）、支持细胞（supporting cells，SCs）和基底细胞（basal cells，BCs）构成的一种特异性感觉上皮。其固有层为薄层结缔组织，内有较多血管、淋巴管和无髓鞘的嗅感觉神经元的轴突，并含有一种管泡状腺体，名嗅腺（olfactory gland），即 Bowman 腺，开口于嗅黏膜表面，分泌浆液性或水样黏液，覆盖于嗅黏膜表面，具有清洁和湿润嗅上皮、溶解气味分子及辅助嗅觉的功能。OSNs 是胞体较小呈卵圆形的双极神经元，直径 $5\sim7\,\mu m$，其细长的顶树突可扩展到嗅黏膜表面，顶树突在黏膜表面扩大形成树突结节或嗅泡(olfactory vesicle)，从嗅泡发出大量的纤毛，向外延伸超过 $30\,\mu m$，密度为 $10^6\sim10^7/cm^2$。OSNs 胞体的基底极处可发出直径约为 $0.2\,\mu m$ 的细长轴突，轴突穿过基底膜后，被施万细胞紧紧包裹在轴突系膜里，最多可有 200 个轴突被包在一起，轴突系膜相互融合形成簇状结构穿过筛板后散布于嗅球的表面。OSNs 与中枢神经系统不同，在整个生命过程中不停地进行更新，其平均生命期为 30～120 天不等。支持细胞以柱状的形式围绕在 OSNs 的周围，跨越嗅上皮的全层并逐渐变细，并以足样贴附于基底层，构成嗅上皮的支架结构。支持细胞也具有细胞极性和细胞化学特性，其套样延伸包绕 OSNs 的胞体、树突和轴突，顶端部分被长的微绒毛覆盖，但并不能介导任何感觉信息。基底细胞位于嗅上皮的最底层，沿固有层排列，可分为两类基底细胞，包括水平基底细胞和球状基底细胞。两者的直径为 $4\sim7\,\mu m$。体内、外研究证据表明基底细胞具有干细胞能力。当 OSNs 或支持细胞受损时，某些球状基底细胞能够生出新的 ORNs，而水平基底细胞可缓慢分化并补充为球状基底细胞。除了主要的嗅上皮细胞之外，在鼻腔中至少还有其他数量上较少的微绒毛细胞，其功能尚待进一步研究。

嗅球是成对存在的，位于额叶的腹侧面。嗅球具有典型的层状结构，自外向内分为 6 层（图 6－2）。两个主要的传入纤维到达嗅球：一是 OSNs 的轴突，即嗅觉轴突，主要传递气味分子信息；二是脑神经的轴突，即离心轴突，对嗅球微环路进行抑制性调节。OSNs 无髓鞘的轴突投射到嗅球表面形成嗅神经层。嗅觉轴突在进入嗅球之前并不产生分支，其数量于 OSNs 的数量一致。位于嗅神经层的还有嗅鞘细胞，包绕 OSNs 的轴突，这些细胞具有星形胶质细胞和施万细胞的特性，并且能够表达一系列的神经营养因子，能够促进损伤后轴突的再生。

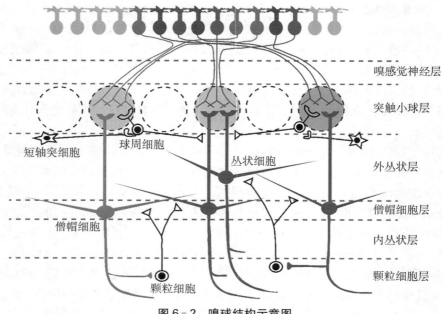

图 6－2　嗅球结构示意图

OSNs 的轴突经嗅神经层到达球状神经纤维网状区,网状区周围被神经元胞体环绕,组成突触小球。在不同的脊椎动物中,突出小球的直径为 $30 \sim 200\,\mu m$,组成突触小球层。突触小球层有 $1 \sim 2$ 个小球的厚度。在 OSNs 轴突到达突触小球之后,嗅觉轴突发出具有末端膨体的树状分支(平均分支长度 $170\,\mu m$),这些树状分支大约占突触小球的 14%。在突触小球内,嗅觉轴突与投射神经元和中间神经元的树突形成突触联系,是嗅球最具典型的特征,对嗅球气味编码过程起到主要作用。突触小球周围的细胞包括球周细胞、短轴突细胞和外丛状细胞。球周细胞在突触小球层所占的比例最多,胞体直径最小,直径为 $5 \sim 10\,\mu m$,其树突投射到一个或多个突触小球内,占据突触小球的一小部分。球周细胞的轴突长度不一,长的轴突可延伸穿过 $5 \sim 6$ 个突触小球,终止于突触小球之间。短轴突细胞胞体比球周细胞大,直径为 $8 \sim 12\,\mu m$,树突分布于突触小球之间,轴突可横穿 $1 \sim 2$ 个突触小球。外丛状细胞胞体在三者之中最大,直径为 $10 \sim 15\,\mu m$,其树突主要分布于一个突触小球内,和球周细胞相比,外丛状细胞的树突占据的容积更大。根据外丛状细胞有无轴突,可将其分为 2 型。突触小球的发育取决于 ORNs 的影响,细胞外基质与神经元黏附分子对嗅神经元轴突投射到突触小球起到了基本的指引作用。嗅觉系统具有唯一的可塑性,虽然 OSNs 可以被新生的细胞所替代,但从嗅上皮到突触小球带状投射的稳定保持不变。

外丛状层主要由外丛状细胞胞体及投射神经元和颗粒细胞的树突形成的致密神经纤维网组成。在外丛状层,外丛状细胞分布稀疏,直径为 $15 \sim 20\,\mu m$,其由胞体、顶树突、副树突及轴突组成。外丛状细胞的顶树突延伸到突触小球层并呈树状分支,接收嗅觉信息的传入,其副树突水平分布在外丛状层,轴突则穿过僧帽细胞层并经颗粒细胞层投射到嗅觉中枢。根据其胞体的位置和树突的分布将其分为 3 型:深层簇状细胞的胞体位于外丛状层的深部,其形态与移行的僧帽细胞相似;中层簇状细胞位于外丛状层的中间层,其副树突限制于外丛状层的表层分区;表层簇状细胞的胞体邻近突触小球,其副树突延伸的长度比其他类型的簇状细胞短。

僧帽细胞层主要是由紧密相邻的僧帽细胞胞体组成。僧帽细胞的形态结构与丛状细胞相似,直径为 $15 \sim 30\,\mu m$。僧帽细胞胞体紧密相邻,预示着 MC 与 GC 可能拥有更加密切的突触联系,这也可能是 MC 与 TC 功能差别的原因。根据僧帽细胞树突在外丛状层的分布可将其分为 2 型:Ⅰ型僧帽细胞,数量较多,其二级树突可达到 EPL 的深层,较邻近僧帽细胞层;Ⅱ型僧帽细胞,其二级树突呈放射状延伸穿过 EPL 分布于该层的表浅部分,邻近突触小球层。另外,僧帽细胞层内侧有一层较薄的神经纤维网状结构,其主要成分为大量的僧帽细胞和丛状细胞的轴突和树突,以及颗粒细胞的树突,也被称为内丛状层。

颗粒细胞层中的细胞主要是颗粒细胞。颗粒细胞是抑制性中间神经元,胞体较小,直径在 $6 \sim 8\,\mu m$。颗粒细胞主要是在颗粒细胞层,也有少数分布在内丛状层和僧帽细胞层。颗粒细胞的树突在外丛状层与投射神经元的树突形成树突-树突连接。根据颗粒细胞树突及胞体的位置,可将其分为 5 种类型:Ⅰ型颗粒细胞的树突分布在外丛状层的任何部位;Ⅱ型颗粒细胞的树突分布在外丛状层的深层;Ⅲ型颗粒细胞分布在外丛状层的表层;Ⅳ型颗粒细胞的树突局限于颗粒细胞层内;Ⅴ型颗粒细胞缺乏基树突,其胞体局限于僧帽细胞层。所以Ⅱ型及Ⅲ型颗粒细胞分别调节 MCs 与 TCs 的活动。另外,在颗粒细胞层还分布有深部短轴突细胞(deep short-axon cells, dSAC)。与颗粒细胞相比,短轴突细胞的胞体较大($10 \sim 20\,\mu m$),其树突不超出僧帽细胞层,但是它们的轴突可以投射到嗅球的不同层。

嗅觉系统的二级中枢包括嗅球中僧帽细胞和簇状细胞的轴突投射到大脑内的所有区域。哺乳动物中,我们通常描述和讨论的主要二级嗅觉中枢包括:前嗅核(anterior olfactory nucleus,AON)、一系列喙内侧皮质(rostromedial cortices)、腹侧球形顶盖(ventral tenia tecta)、前海马的延长部(anterior hippocampal continuation)和灰被(indusium griseum)、嗅结节(olfactory tubercle)、梨状皮质(piriform cortices)的前部和后部、内梨状神经核(endopiriform nucleus)、杏仁体周围区、杏仁体前部皮质神经核以及内嗅皮质的侧面(the lateral entorhinal cortex)。

除了大脑半球之间的连接处之外,所有的二级嗅觉中枢都是成对存在的,所有的证据都证明这些区域在解剖或功能上是完全对称的。僧帽细胞和丛状细胞亚型的轴突从嗅球发出,形成了嗅柄(olfactory peduncle,OP)。这条通路也是喙状迁徙流(rostral migratory stream)的通路,室管膜下区(subventricular zone)的祖细胞通过这条通路向嗅球迁移。在嗅柄和嗅球的尾部形成 AON,AON 主要具有 2 层结构:表面丛状层和深部细胞层,但是在其尾部末端邻近前联合处逐渐演变成 3 层结构。AON 的背侧中部和 LOT 的中部含有几种二级嗅觉结构,合起来称为喙内侧皮质,包括灰被(又称为背侧海马延长部或胼胝上回)、前海马的延长部、腹侧球形顶盖等,嗅结节有时作为嗅柄皮质也包括在内。前海马延长部和灰被在结构上被认为是海马结构的一部分,可能与腹侧球形顶盖一样源自大脑皮质中间部。

嗅柄的尾端以及外侧嗅束和嗅皮质的中部具有特征性的嗅结节。嗅结节与杏仁体(amygdaloid complex)和基底神经节(basal ganglia)相同,源自纹状体亚大脑皮质(striatal subpallium)。从侧面来说,嗅球的僧帽细胞和丛状细胞的轴突在嗅柄区域从 LOT 发出。LOT 轴突的侧突进入梨状皮质的前、后端,内嗅皮质的侧面,以及过渡的杏仁体周围区和杏仁体皮质内侧部的前皮质神经核。梨状皮质是一个不均匀的 3 层皮质层,包括表浅丛状层和 2 层细胞胞体层,梨状皮质的深部具有内梨状神经核,在嗅觉功能的研究中非常重要。在杏仁体内,源自 LOT 的嗅球侧突发出神经支配于前皮质神经核和杏仁体周围区;后者邻近于梨状皮质。杏仁体呈 3 层结构,这点与梨状皮质相似,其中第Ⅱ层和第Ⅲ层相对发育不全。内嗅皮质包括中间区和侧面区域,具有 6 层结构,这点与梨状皮质不同,因此内嗅皮质被认为是嗅觉不均皮质和同行皮质间的过渡型皮质。梨状皮质、内嗅皮质和杏仁体周围区皮质总体上被称为侧面嗅觉皮质(the lateral olfactory cortices)。

二、嗅觉系统生理学

嗅觉是一种古老的感觉,在 19 世纪,因为相较于整个大脑的体积,人类嗅球体积所占的比例较小,所以一直以来人们认为人类的嗅觉比其他动物差。但是在动物界内,从细菌到哺乳动物,检测环境中的化学物质对生物的生存和繁殖至关重要。研究发现,许多高级真核生物的基因组中有很大一部分(高达 4%)致力于编码气味蛋白,可见嗅觉系统的重要性。此外,了解并掌握嗅觉系统信号传导的机制对嗅觉系统建模也至关重要,同时为嗅觉障碍的干预以及未来电子鼻的临床应用提供了重要的理论基础。

嗅觉系统的灵敏度非常出色,能够使生物检测并区分数千种小分子有机化合物,这种有机物通常称为嗅质。嗅质库中的脂肪族和芳香族分子具有不同的碳链和官能团,包括醛、酯、酮、醇、烯烃、羧酸、胺、亚胺、硫醇、卤化物、腈、硫化物和醚。从鉴定鼻腔内的 G 蛋白耦联受体(GPCR)大家族时开始,对嗅觉系统的研究与探索迅速崛起。先进的分子和生理技术的出现以及从秀丽隐杆线虫到智人的真核基因组的发布,为揭示这个复杂系统的秘密提供了重要工具。

在从苍蝇到哺乳动物的高级真核生物中,嗅觉系统信号传导途径的发展相对保守。目前已知有两套嗅觉系统。大多数动物的嗅觉系统是作为环境传感器而存在,是动物用来寻找食物、检测掠食者和猎物并标记区域的主要感觉。像免疫系统一样,它是一个开放系统,无法预测可能遇到的任何分子。第二个嗅觉系统用以完成寻找亲密伴侣的特定任务,该任务的复杂性及重要性,决定其进化成一个独立的系统,它被称为犁鼻系统,专门识别一种与性别相关的、可以被其他动物感知的特异性嗅觉信号,该信号不仅包含位置信息,还包含生殖状态。嗅觉系除了在性行为中的作用外,在其他社会行为(例如领土、侵略和哺乳)中也很重要。

三、嗅上皮的信号转导机制

受体与气味分子结合后,就会引发一系列事件,将化学信号转化为神经信号(即 OSN 膜电位的变化)。尽管这一信号转导过程在无脊椎动物中仍然模糊,但在哺乳动物和其他脊椎动物中已广为人知(图 6-3)。

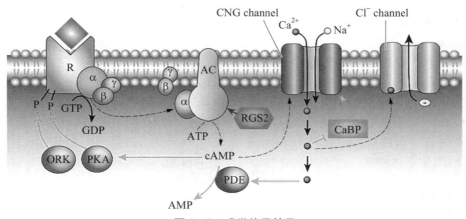

图 6-3 感觉信号转导

在 OSN 的紧密纤毛内,一连串的酶促反应将气味分子与受体结合的化学信号转换为可以传递到大脑的电信号。图中为经典的环状核苷酸转导途径,其中所有涉及的蛋白质已被鉴定、克隆、表达和表征。AC,腺苷酸环化酶;CNG 通道,环核苷酸门控通道;PDE,磷酸二酯酶;PKA,蛋白激酶 A;ORK,嗅觉受体激酶;RGS,G 蛋白的调节剂(但此处作用于 AC);CaBP,钙调蛋白结合蛋白。实线箭头表示刺激途径,虚线表示抑制途径

配体与 OSNs 纤毛上的受体结合后会激活 G 蛋白(一种嗅觉特异性亚型,G_{olf}),进而激活腺苷酸环化酶(ACⅢ)。环化酶Ⅲ将细胞内丰富的 ATP 转换为环磷酸腺苷(cAMP),cAMP 作为第二信使介导细胞内多种信号转导。在 OSN 内,cAMP 结合到细胞内表面的离子通道[环核苷酸门控通道,a cyclic nucleotide-gated (CNG) channel],激活 CNG 通道,从而使阳离子内流。当 OSNs 未被激活时,其细胞膜的静息电位维持在 -65 mV 左右。当 CNG 通道打开时,Na^+ 与 Ca^{2+} 进入细胞内,从而使细胞膜电位去极化,当有足够多的 CNG 通道开放时,细胞膜电位可降低 20 mV 到达阈电位,从而产生动作电位(图 6-3)。然后,动

作电位沿着 OSNs 的轴突向中枢传播,穿过筛板并进入前脑,在该前脑中,它与嗅球中的二级神经元形成突触连接。

cAMP 作为第二信使对气味信息的感知起到级联放大和整合的作用。嗅质分子与 OSN 上的一个嗅觉受体结合后,会激活 10 个 G 蛋白,一个 G 蛋白通过激活环化酶Ⅲ,使每秒生成的 cAMP 分子高达 1000 个。3 个 cAMP 分子可开放一个 CNG 通道,但是一个 CNG 通道的开放就会使成千上万的离子通过进入胞内。由此可见,一个气味分子就会使一个 OSN 产生电活动,仅仅数个通道的开放就会有足够多的离子内流进而诱发动作电位的产生。

除了 CNG 通道开放诱发 OSNs 动作电位的产生之外,还存在另一个机制也参与了 OSNs 动作电位的产生。通过 CNG 通道开放进入细胞内的钙离子能够激活另一种离子通道,这种离子通道介导氯离子通过。在神经元中,Cl^- 通道通常介导抑制性反应,但是 OSN 细胞内具有高浓度 Cl^-,所以当这些通道开放时,Cl^- 反而外流,在膜上留下的净正电荷进一步使细胞去极化,从而放大了嗅质对 OSNs 的作用。有学者认为,这个过程可能是嗅觉系统在进化过程中对环境适应的结果,因为表达嗅觉受体的嗅纤毛浸没在鼻腔黏液中,但是暴露在外界环境中的黏液,不同于普通的组织间液,其离子浓度会受到外界环境或鼻腔疾病的影响而变化。OSNs 自身能维持细胞内高 Cl^- 浓度的优势,可以弥补当鼻腔黏液中 Na^+ 浓度不够高时不足以激活 OSNs 的不足,进而起到放大信号作用。

通过 CNG 通道进入胞内的钙离子通过负反馈通路的适应过程也很重要。在嗅质反应中,随着细胞内钙的增加,其对 cAMP 的敏感性降低,因此需要较强的气味刺激才能产生足够的 cAMP 来开放通道。这种适应性反应至关重要,因为来自 OSN 的生理记录表明它们具有非常敏感的浓度-反应关系(通常,最大反应的 $10\%\sim90\%$ 发生在大约一个单位气味浓度下)。这表明细胞对浓度的微小变化非常敏感,但是如果不调整以重新设置增益,它们将只能在狭窄的动态范围内做出反应。这是 OSNs 调节其对气味敏感性的机制之一。其他还包括最近发现的 G 蛋白信号调节剂(regulator of G-protein signaling,RGS),该蛋白作用于腺苷酸环化酶,使受体磷酸化进而达到受体脱敏状态的目的。

四、嗅球对气味信息的编码

僧帽细胞和丛状细胞是嗅球的投射神经元,这两种神经元都使用谷氨酸作为神经递质。两种细胞具有不同的树突和轴突投射模式,且表达不同的标记分子。僧帽细胞和大部分丛状细胞都有一根顶树突和几根二级树突。全细胞膜片钳的记录表明,外丛状细胞呈现有节律的簇状放电,将突触传递阻断后簇状放电仍然存在。这种簇状放电模式可能是由一个持续性的钠电流、T-型钙电流和钙激活的钾电流共同介导的。内源性的 GABA 和谷氨酸可以调节簇状放电的频率。僧帽/丛状细胞的顶树突与嗅感觉神经元的轴突形成轴-树突触,二级树突则与颗粒细胞形成树-树交互突触。僧帽/丛状细胞的树突可以释放神经递质,这种释放依赖于胞内的钙浓度。球周细胞的电生理特性与外丛状细胞很不一样,它们不产生节律性的簇状放电,而是表现出紧张性放电(tonic firing)的模式。小部分球周细胞直接接受嗅感觉神经元的输入,而大部分接受僧帽/丛状细胞的输入。在嗅小球层,短轴突细胞的树突可以覆盖几个嗅小球,它们的轴突可以投射到几百微米之外。这些细胞被认为不直接接受来自嗅神经的输入。它们很可能使用谷氨酸作为神经递质。颗粒细胞是一种没有轴突的中间神经元,它是嗅球中数量最多的神经细胞。它们使用 GABA 作为神经递质。颗粒细胞的树突上表达电压依赖的钙通道,钙内流可以导致神经递质 GABA 的释放。除此之外,颗粒细胞的树突上还有 NMDA 受体,通过此受体介导的钙内流也可导致 GABA 的释放。

在小鼠中,每个嗅球包含大约 1 800 个嗅小球,在大鼠中这个数字是 2 400~4 200,每个嗅小球与 10~20 个僧帽细胞和 50~70 个丛状细胞形成突触联系。嗅小球既是嗅球中的结构单元,也是功能单元。由于一个嗅小球只接受表达一种气味受体的嗅感觉神经元的投射,因此一个嗅小球的气味感受域(molecular receptive range,MRR)代表了一种气味受体的感受域。目前对嗅小球气味感受域的研究显示,一种气味分子能够激活固定的一些嗅小球,不同的气味分子激活不同嗅小球的组合,这种气味引起的嗅小球的激活模式在同种动物的不同个体上具有保守性。

在僧帽细胞上存在自兴奋和自抑制两种现象。最早证明存在自兴奋的实验是在海龟上进行的。在海龟的嗅球中,向单个僧帽细胞注入一个去极化的电流,可以引起谷氨酸受体介导的后去极化,它是由 NMDA 和 AMPA 受体共同介导的。除了自兴奋以外,僧帽细胞的去极化还可以导致自抑制。自抑制是由颗粒细胞与僧帽细胞之间的交互突触介导的。僧帽细胞树突上释放的谷氨酸可以导致颗粒细胞释放 GABA,GABA 反过来抑制僧帽细胞。自抑制可以完全被 NMDA 受体的拮抗剂 DL - AP5 所阻断,AMPA 受体基本不参与此过程。

一般认为连接同一个嗅小球的僧帽细胞之间的兴奋耦联是通过两种机制实现的:一是通过不同僧帽细胞之间的缝隙连接产生兴奋耦联;二是兴奋性神经递质谷氨酸的外溢造成多个僧帽细胞同时被激活。除了连接同一嗅小球的僧帽细胞之间存在相互作用以外,连接不同嗅小球的僧帽细胞之间也有相互作用。球间的回路主要由僧帽细胞和颗粒细胞之间交互的树-树突触构成。单个僧帽细胞与其突触后的颗粒细胞之间存在交互突触,而颗粒细胞又通过交互突触与其他的僧帽细胞相连。这种突触连接有几个功能:①颗粒细胞介导的侧抑制可以使僧帽细胞的感受域变小;②交互突触参与了嗅球内部震荡的形成,从而使得僧帽细胞的放电同步化;③这些突触可能用于储存嗅觉记忆。

嗅球对来自嗅上皮信号的另一个处理方式是,抑制突触前嗅感觉神经元的递质释放。这种反馈的信号处理模式在哺乳动物、爬行动物和节肢动物中广泛存在。在哺乳动物的嗅球中,GABA 和多巴胺能的信号通路都参与了突触前抑制的形成。在嗅感觉神经元的轴突末梢表达 $GABA_B$ 受体和 D2 多巴胺受体。位于嗅小球层的 GABA 和多巴胺能的球周细胞介导了对嗅神经末梢的突触前抑制。这些神经元直接或间接地被嗅感觉神经元兴奋,然后释放 GABA,作用于嗅感觉神经元轴突末梢上的 $GABA_B$ 受体,使得突触前的释放减少。

短轴突细胞在嗅球信号处理中的作用目前所知甚少,通常认为它们有两个作用:分布在嗅小球层的短轴突细胞介导中心-周围抑制(center-surround inhibition);分布在颗粒细胞层的短轴突细胞则介导了对颗粒细胞的前馈抑制(feedforward inhibition)。

嗅球作为嗅觉信息的中转站,具有很高的可塑性,它受到大量嗅觉经验的调控。嗅觉的信息传递通路与其他感觉系统的不同之处在于缺少丘脑的传递,嗅球不经过丘脑而直接投射到了嗅皮质。有观点认为,嗅球可以起到和丘脑相似的闸门控制的作用。嗅觉经验还可以通过调节嗅球中的新生神经元来影响嗅球细胞对气味的反应。嗅球中存在大量的抑制性神经元,这些细胞在成年动物中可以不断更新。新生的神经元沿着嘴侧迁移流向嗅球迁移,到达嗅球后分化为成熟的颗粒细胞和球周细胞。这些新生的神经元整合到嗅球中后,可以改变嗅球原来的神经网络。嗅觉经验的剥夺可以影响嗅球中新生细胞的存活,而嗅觉经验的丰富可以增加新生细胞的数量,增强它们对气味的反应。中枢的下行投射也可以影响嗅球中新生神经元的存活。

五、中枢对嗅球的控制

嗅球接受大量来自中枢的下行投射,这些投射是调节嗅球的神经环路和细胞反应的一个重要途径。离心纤维(centrifugal fiber)可以分为两类:一类释放神经递质,来源于嗅皮质;另一类释放神经调质,如去甲肾上腺素、五羟色胺、乙酰胆碱等。有很多实验证据表明,来自中枢的下行投射与嗅觉记忆的获得相关。由于这些离心纤维的末梢终止于嗅球的不同层,因此这些投射的作用可能是多种多样的。

嗅球中的大量离心纤维来自嗅皮质区域,包括前嗅核、盖带、梨状皮质、皮质杏仁核和外侧嗅束核。来自嗅皮质的离心纤维主要终止于颗粒细胞层和外丛状层,它们与颗粒细胞近胞体的树突形成兴奋性的突触连接。由于嗅皮质的细胞直接接受嗅球的输入,因此来自嗅皮质的下行投射通常被认为起到了反馈的作用。但是这种反馈投射在拓扑结构上不具有点对点的对应性,嗅皮质接受嗅球的输入可能是高度汇聚的,而它们向嗅球的投射却是发散性的,参与了嗅觉学习的过程。

第三节　嗅觉功能评估

鼻腔的生理学功能包括呼吸功能和嗅觉功能。鼻腔为呼吸空气的通道,调节吸入空气的温度、湿度,起滤过和清洁作用,以保护下呼吸道黏膜适应生理需求,有利于肺泡内氧和二氧化碳的交换。鼻阻力有助于胸腔负压的形成,便于气流在肺泡内充分停留,因而对于维持正常的气体交换起着重要作用。同时鼻腔也是一个感受嗅觉的器官。鼻腔的不规则形状和高速气流产生非线性空气动力促进气味混合,进而形成复杂的气味分布,15%的吸入气流穿经嗅黏膜。临床上只有15%～20%的嗅觉和味觉功能障碍的患者存在明确的阻塞性气流异常。引起嗅觉障碍的病因有很多,除了与年龄相关,也与吸烟、慢性鼻-鼻窦炎、多种硬化症、头部创伤及精神分裂症等关系密切。近年来的研究发现,嗅觉障碍与一系列的神经退行性疾病相关,包括阿尔茨海默病(Alzheimer's disease, AD)、中度认知障碍、路易体病(包括帕金森病、路易体痴呆)、额颞叶退化以及亨廷顿舞蹈病(Huntington's disease)都与嗅觉障碍相关。嗅觉困扰普遍存在:3.8%～5.8%的群体患有嗅觉缺失症,在大于65岁的群体中发病率增长到13.9%,65～85岁群体中超过50%,大于85岁群体中高达80%。嗅觉障碍可能是神经退行性疾病的早期症状,因此早期诊断嗅觉障碍尤为重要。

嗅觉功能的评估包括主观检查和客观检查。主观检查是指嗅觉心理物理测试,客观检查包括嗅觉事件相关电位(olfactory event-related events, OERPs)、嗅电图(electro-olfactogram, EOG)、嗅觉脑磁图(olfactory magnetoenphalography, OMEG)以及功能性磁共振成像等。

一、鼻腔通气功能检查法

鼻腔通气功能检查法是一种用于定量测量鼻腔通气程度的方法,因其在鼻阻塞性疾病的诊治及疗效判定方面有着重要的指导作用,一直是耳鼻咽喉学科中的研究热点之一。鼻腔通气功能检查技术有下面几种主要方法:鼻测压法、鼻声图仪法、鼻流量计法、同步口鼻呼吸测量技术、感应性体积描记器法和声反射鼻测量法。其中目前应用最多的是鼻测压法和声反射鼻测量。

(一)鼻测压法

鼻测压(rhinomanometry)能同时测量鼻腔的压力和流速。1984 年,比利时布鲁塞尔国际鼻测压计标准委员会建议根据流体力学原理,同时测定经鼻气压下降值及呼吸气流速度,两者之比即为鼻阻力(nasal airway resistance,NAR)。根据这一原理设计各种鼻测压法用于临床和实验研究。NAR 计算公式为:$R = P/V$(R 表示鼻阻力,P 表示鼻腔管道两端的气压差,V 表示气流速度)。目前研究已发现鼻气道阻塞可以引起 NAR 升高,NAR 的升高幅度随病变部位的程度不同而不同,这表明测定 NAR 可为判定鼻气道阻塞程度提供客观而可靠的指标。在测量 NAR 的同时,也可用鼻塞测压计确定最小鼻横截面积(nasal cross-sectional area,NCA)。NAR 与 NCA 之间并非线性关系,当面积小于 0.4 cm² 时气道大小对 NAR 影响大,而当面积大于此值时气道对 NAR 影响不大。

(二)声反射鼻测量

声反射鼻测量计(acoustic rhinometer,AR)是近 10 年来新开展的一项简便迅速、可重复性好、无创伤的鼻腔通气功能检测方法。基本原理:声波管发出的声波经鼻探头进入鼻腔,随鼻腔横截面积的不同产生不同的反射,其反射信号及发生率由传声筒记录放大并传入微机,经微机分析处理,确定以距离前鼻孔不同距离为函数的鼻腔横截面积,称之为鼻腔面积距离曲线(area distance)。该曲线起始较为平坦的一段表示鼻管的反射曲线,向后代表鼻腔的反射曲线。研究显示,正常曲线在鼻腔前部显示有 3 个明显狭窄处,第一狭窄处为鼻内孔位置,第二狭窄处为下鼻甲前缘位置,第三狭窄处为中鼻甲前缘位置。由于地区及人种差异,各个数据的正常范围尚无统一标准。

二、嗅觉心理物理测试

嗅觉是一复杂的生理、心理反应,对于人们的日常生活、安全保护甚至职业能力来说都至关重要,嗅觉与健康状况亦密切相关。然而,我们的日常活动、周围环境、感染、外伤等都对嗅觉有着影响,甚至引起病理改变而致嗅觉障碍。临床上,嗅觉障碍并不是一种少见的疾病,为了获得嗅觉障碍患者嗅觉能力的有效信息,进行嗅觉功能评估是最主要的步骤。

嗅觉心理物理测试的分类包括:嗅觉察觉阈测试(detection threshold tests)、辨别阈测试(difference threshold tests)、嗅觉强度评分测试(odor intensity rating test)、性质辨别测试(quality discrimination tests)、性质识别测试(quality recognition tests)、性质鉴别测试(quality identification tests)、嗅觉记忆测试(olfactory memory tests)和嗅觉舒适度测试(odor pleasantness rating test)。临床应用最多的是嗅觉察觉阈测试和性质鉴别测试。

嗅觉察觉阈测试,即绝对阈值,是嗅觉心理物理测试最常用的测试之一,是指受试者能够可靠感知的最低嗅素浓度,分为有限单升法(single ascending method of limits procedure)

和单阶梯法(single staircase procedure)。研究者认为,嗅觉的心理物理测试中,察觉阈比识别阈稳定性更高;有限单升法的阈值测试稳定性不如单阶梯法的阈值测试,稳定性和测试长度具有显著相关性。

目前使用的测试方法包括：T&T嗅觉计测试(T&T olfactometer test)、UPSIT测试(university of pennsylvania smell identification test,UPSIT)、静脉性嗅觉测试(intravenous olfaction test)、CCCRC检测(connecticut chemosensory clinical research center,CCCRC)、喷射式T&T嗅觉计测试(jet stream T&T olfactometer test)、五味试嗅液测试、圣地亚哥味鉴别测试(San Diego Oder identification Test)、CC - SIT(cross-culture smell identification test)、乙醇吸入测试(alcohol sniff test)、Sniffin sticks嗅觉测试(Sniffin sticks test)、斯堪的纳维亚嗅味鉴别测试(Scandinavian odor-identification test,SOIT)等。下面就常用测试方法加以简介。

(一)T&T嗅觉计测试

该嗅觉仪以Toyota和Takagi命名,故为T&T嗅觉仪。该测试在日本广泛应用,可同时检测嗅觉察觉阈和嗅觉识别阈。以嗅素的稀释倍数作为定量分析的依据。选择5种嗅素,分别代表不同性质和成分的物质。以每10倍间隔对嗅素进行稀释。共稀释8个阶段,用5、4、3、2、1、0、-1、-2表示。0为正常嗅觉的阈值浓度,5为浓度最高,-2为最低。试验时,取宽为0.7 cm、长度为15 cm的无味滤纸,浸沾试嗅剂,令受试者闻嗅,每种嗅素用一纸滤条,每次均定浸沾1 cm。把结果记录在以嗅素名称为横坐标、嗅素浓度为纵坐标的嗅表上,用曲线反映嗅阈水平。

(二)UPSIT嗅觉测试

该方法是美国宾夕法尼亚大学医学院临床嗅觉与味觉研究中心于1984年开始在临床和实验室使用的。取40种嗅素分装于微胶囊内,按不同气味编排进4本小册子,在每页印有4项供选答案,被测试者可以用指甲或铅笔划破胶囊自行测试。答对1种气味记1分,根据得分情况评价嗅觉功能。此方法测试简单,并且多次测试结果可靠,可被用于不同人群。此方法可以辨别假装嗅觉障碍的患者,这些人常常得分为0,而嗅觉丧失的患者从4个选项中选择一个答案,他们随机选择正确的可能性是25%,因此他们应该有一个10分左右的得分,而前者常常故意选错而1分也得不到。最终的结果和年龄一致的正常标准比较并进行相关分析。

(三)静脉嗅觉测试

在日本,静脉嗅觉检查法是临床最常用的,也是最灵敏的嗅觉测试方法。根据该测试可以推测有无感觉神经性和中枢性嗅觉障碍。静脉注入丙基二硫硫胺素(alinamin),其降解产物正丙硫醇经血从肺泡排出,呼出含有蒜味的正丙硫醇气体从后鼻孔到达嗅裂,直接刺激嗅神经末梢引起嗅觉反应。计算潜伏期和嗅觉持续时间。正常潜伏期和嗅觉持续时间分别为8~9 s和1~2 min。嗅觉障碍患者潜伏期延长,持续时间缩短。完全失嗅者闻不到蒜味。该测试结果可与标准T&T嗅觉测试结果综合分析,如果标准T&T嗅觉测试结果不正常,而静脉法测试正常,提示呼吸性嗅觉障碍可能性大,如果该测试无反应则强烈提示感觉神经性或中枢性嗅觉障碍。

(四)嗅觉事件相关电位(OERP)

嗅觉事件相关电位是使用嗅刺激剂对嗅黏膜进行刺激,通过在头皮特定部位记录脑电信号,应用计算机叠加技术,获得特异性的嗅觉刺激电位,能够反映嗅觉通路的状态、嗅觉中枢的认知水平,提供比较客观、精确的嗅觉功能定量资料。

1966年,Finkenzeller研究利用香草醛刺激受试者嗅黏膜,在颅顶部采集脑电信号,首次记录到OERP。但是,1971年Smith等通过实验提出Finkenzeller采集到的诱发电位主要来自分布于鼻三叉神经的刺激,并非真正的OERP,因为嗅觉通路与三叉神经存在密切联系,而Finkenzeller实验中并未有效排除气味刺激对三叉神经的影响。1988年Kobal等改进检测方法及嗅剂选择,研制出特异性刺激嗅黏膜的嗅觉刺激装置,引出真正的OERP。1994年,Murphy等提出OERP主要是由P1、N1、P2、N2组成,P1、N1、P2和N2的潜伏期和振幅可以反映嗅觉通路功能。1996年,Pause等发现了P3以及迟发正电位复合波,证实P3的潜伏期和振幅反映认知过程。

OERP所反映的正是嗅觉信号产生、转导及整合的电生理过程。EVANS等采用嗅素刺激在大鼠头皮记录到反映嗅球水平的电位活动,发现负-正-负的3相复合波(N1 - P1 - N2),推测其可能的神经发生源分别为嗅感觉神经元、嗅神经和嗅球。OERP的主要分析指标为N1、P2的潜伏期和振幅。嗅觉认知研究运用Odd ball模式,引出P3作为分析指标。P1、N1、P2、N2的潜伏期和振幅反映的是嗅觉处理过程,而P3的潜伏期和振幅则反映的是嗅觉认知过程。潜伏期反映事件处理过程的速度,振幅则反映参与事件处理的嗅神经元数量。人的鼻腔结构存在异质性,可以有较大的差异,嗅觉神经末梢的分布也可能不同,因此振幅的差异性较大。有研究者在年轻人中行OERP检查时发现,OERP波形可分为N1 - P2型、P1 - N1 - P2型、P1 - N1 - P2 - P3型、P1 - N1 - P2 - N2 - P3型。其中P2的引出率为100%,P1引出率较P3高。与视听、体感诱发电位等电生理技术在临床成熟应用不同,OERP尚未普及,现阶段仍处于临床基础研究和动物实验中。已有研究证实,OERP可以检测患者的嗅觉水平,在一定程度上区分嗅觉正常、嗅觉减退和嗅觉丧失,能够对嗅觉功能进行客观评价。另据Caminiti、Morgan等的临床研究发现,对多发性硬化、帕金森等神经退行性疾病患者进行OERP检测,能够较灵敏地检测到早于临床症状的嗅觉减退证据,发现OERP能够辅助其他疾病的诊断,并用于病情检测。

OERP研究起步较晚,主要是因为OERP仪仍存在一些理论与技术上的难题。过长的刺激浓度上升时间、切换过程中的气流波动、非恒温恒湿气流等,或伴随着触觉刺激或痛觉刺激,可能导致难以真正记录到OERP。嗅刺激剂选择方面,如何选择合适的嗅刺激剂、控制嗅刺激剂浓度、排除刺激鼻三叉神经等反应,以及其他气体是否可作为嗅刺激剂的应用仍然是以后需要进一步研究的课题。

第四节 嗅 觉 障 碍

在人群中,3%～20%的人遭受因嗅觉功能下降而带来的痛苦。嗅觉受损会降低生活质量,不能享受美味,增加抑郁风险,影响身心健康以及社会关系等。此外,嗅觉功能下降会削弱感知危险气味的能力,增加火灾、环境毒物暴露、天然气泄漏和食物变质等危险事件的发生。在进行嗅觉功能测试之前,超过3/4的人未意识到自身嗅觉障碍问题。此外,在70岁及以上的老年人中,对烟雾的错误判断率为20%,对天然气的错误判断率为31%,这是一个重要的公共卫生问题。

　　嗅觉功能障碍的风险随着年龄的增长而增加,也可能是由于急性和慢性鼻窦疾病,上呼吸道感染,有毒化学物质,头部外伤以及神经退行性变疾病等引起的。近年来,人们逐渐认识到嗅觉功能障碍和神经退行性疾病之间的联系。嗅觉功能作为神经退行性疾病前驱症状的应用,有助于神经退行性疾病的早发现、早诊断、早治疗,以及预测神经退行性疾病的临床结果。本节我们将叙述嗅觉障碍的分类、主要嗅觉障碍的病因、嗅觉障碍的诊断和治疗。

一、嗅觉障碍的分类

　　嗅觉障碍的分类也可以根据病变部位、病变性质和病变程度进行分类。依据受损部位不同可分为中枢性或外周性嗅功能障碍:中枢性嗅觉障碍可以与产生气味感知的脑细胞区域功能异常相关;外周性嗅觉损害主要包括鼻腔阻塞、嗅细胞损害等。按性质不同可大致分为两大类:①量的异常:表现为失嗅(anosmia)或嗅觉减退(hyposmia)。②质的异常:嗅觉扭曲(distortion),可表现为嗅觉倒错(parosmia)、幻嗅(phantosmia, hallucination),多见于癫痫和偏头痛患者。按致病原因分为:外伤性、病毒感染后、药物性、中毒性、炎性反应等。肿瘤、放射线、喉全切后(鼻腔旷置后的用进废退)等也可造成不同程度的嗅觉减退或全部丧失。按发病时间分为先天性和后天性嗅功能障碍。

(一)鼻源性嗅觉功能障碍

　　鼻源性嗅觉功能障碍泛指由鼻部疾患导致的嗅功能障碍,最常见的致病因素是气道阻塞和黏膜炎性反应。在慢性鼻窦炎合并鼻息肉患者中,常有不同程度的嗅功能障碍甚至失嗅,那么,是否去除了鼻息肉的机械性堵塞就能改善嗅觉呢? 临床研究显示,其中相当一部分病例,即使在完全去除了息肉后嗅觉仍然欠佳,这也间接表明急慢性黏膜炎性反应本身在导致嗅觉障碍中的重要性。在慢性鼻窦炎时嗅区黏膜可见嗅上皮受侵蚀(erosion)、嗅感觉神经元数量下降和嗜酸性粒细胞浸润增多。一项针对127例慢性鼻窦炎鼻息肉患者的研究中,比较内镜鼻窦手术前后鼻气道阻力和嗅功能的结果发现,鼻内镜术后两者的改善率分别为93.4%和71.9%。两者并非呈现平行关系,说明了鼻腔阻塞并非是造成嗅觉功能减退的唯一原因,炎性反应包括过敏性因素也是影响嗅功能的主要原因之一。

(二)病毒感染后嗅觉障碍

　　临床上不乏一次感冒后嗅觉丧失的病例。急性期短暂的嗅觉减退往往由于黏膜炎性反应分泌物增多导致。但急性期过后仍然持续的嗅觉障碍往往提示黏膜感染与异常修复过程的发生:病毒直接破坏嗅上皮,修复过程中嗅上皮被呼吸上皮所取代,或发生鳞状上皮化生,导致嗅觉感受细胞发生不可逆改变,从而丧失嗅觉功能。病毒感染后嗅觉障碍(post-viral infection olfactory disorders, PVOD)可以是嗅觉通路上某一环节的损伤,也可以是多个部位的损伤。如病毒感染诱导嗅感觉神经元凋亡也是造成嗅觉障碍的可能原因。PVOD具有以下几个特点:①女性发病高于男性,中老年人高于年轻人;②发病季节多与呼吸道病毒播散期和气候相关;③具有一定自愈性,1/3患者在感染最初的6个月内嗅觉恢复。PVOD患者主要表现为嗅觉减退,亦有一定失嗅比例。

(三)精神、情绪因素与嗅觉异常/扭曲

　　近年来,嗅觉与精神健康疾患的相关性越来越引起人们的关注。嗅觉的形成要依赖嗅觉通路的完整性和可靠性。嗅觉信号转导及处理具有复杂的网络联系,由于嗅觉相关

的脑部区域与精神疾患相关的脑部区域有重叠,因此,神经精神疾患可同时伴有嗅功能的异常,且在某些情况下嗅觉异常的出现甚至早于疾病的确诊。鉴于此,应该关注嗅功能的改变。关于嗅功能与帕金森病(Parkinson's disease,PD)之间的联系,早在 20 世纪 80 年代已有相关报道。统计结果显示,嗅觉减退在 PD 中的发生率高达 50%～70%,且往往出现在 PD 早期,甚至在主要的精神症状出现前数年。虽然未发现嗅功能减退程度与 PD 严重程度存在明显相关,但嗅功能的检测有助于识别 PD 高风险个体。嗅功能障碍的发生对于 PD 的早期诊断、鉴别诊断、预测临床疗效与疾病进展的预测具有潜在的应用价值。

在神经精神科学领域,除了研究较多的 PD 外,嗅功能异常也被证实是阿尔茨海默病(Alzheimer's disease,AD)、重症肌无力等多种中枢神经退行性疾病的前驱症状之一。近期的研究显示,部分重症肌无力与严重的嗅觉功能障碍相关联,Leon 等在 27 例重症肌无力患者及 27 位正常对照者的配对研究中发现,重症肌无力患者嗅觉识别力明显低于对照组。嗅觉刺激能够诱发不同的情绪状态,反之,情绪状态的改变也能影响嗅觉。杏仁核、海马、眶额皮质和脑岛不仅是参与嗅觉加工的主要中枢结构,同时也是加工情绪的主要结构。因此,嗅觉与情绪之间的关系密不可分。

除了与情绪相关外,嗅觉还与精神状态相关。抑郁症患者通常有嗅觉感知阈异常;焦虑症患者如强迫症或外伤后抑郁患者,嗅觉识别阈异常。之所以表现出这种相关性,推测可能因为嗅觉相关脑部区域与情绪及精神障碍相关脑部区域在解剖位置上的高度重叠。

(四)药物性嗅觉障碍

药物性嗅觉障碍往往表现为幻嗅和嗅觉倒错。幻嗅包括一过性幻嗅(hallucination,只持续几秒钟)和一般幻嗅(phantosmia,持续时间超过几秒钟),即环境中并没有所感受到的嗅刺激。嗅觉倒错(parosmia)是对嗅刺激的感受出现异常,最常见的是闻什么都是不好闻的气味(cacosmia),停药后多能得到改善。

(五)先天性失嗅

此类嗅功能障碍表现为一组症候群。临床上常见的嗅功能异常多为后天性。但在嗅觉丧失的人群当中,也有一小部分人从未有过嗅觉感受,这一类患者被定义为单纯性先天性失嗅(isolated congenital anosmia,ICA)。虽然有明显的显性遗传趋势,但至今未发现明确的致病相关突变,可能与嗅觉信号转导通路基因异常相关。

(六)综合征性失嗅

如卡尔曼性幼稚-失嗅综合征(Kallmann's syndrome),先天性痛觉不敏感综合征(congenital insensitivity to pain,CIP),纤毛功能异常(ciliary dysfunction,嗅纤毛在嗅觉信号转导中作用重要)等,嗅功能障碍只是诸多症状中的一项。嗅觉损失在以眼病为主的综合征时易被低估,不易被发现。先天性痛觉不敏感综合征,痛觉与嗅觉障碍发生相关,为初级神经突触末梢信号传递障碍。

(七)嗅觉相关症候

嗅觉相关症候(olfactory reference syndrome,ORS)为躯体性妄想疾患的一种,表现为常常觉得自己身体发臭,所以对别人掩鼻、开窗等举动特别敏感,甚至演变为强迫性行为(如整天洗澡、更衣)、社交恐惧、抑郁甚至自杀。抗妄想、抗抑郁药物治疗有效。

二、嗅觉障碍的病因

引起嗅觉障碍的病因很多,迄今已报告了约 200 多种疾病和 40 多种药物可引起嗅觉障碍。在临床上大约有 2/3 的慢性嗅觉丧失或嗅觉减退病例是由于以前的上呼吸道感染、头颅外伤、鼻和鼻窦的疾病引起的。其余病因尚包括神经退行性病变、先天畸形、肿瘤、自身免疫性疾病、手术、中毒及营养不良等诸多因素。

(一)年龄

虽然大规模流行病学调查很少,但年龄被普遍认为是引起一般人群嗅觉减退的最明显因素。大约在 60 岁时,嗅觉识别能力开始下降,65 岁后出现明显的嗅觉减退,男性比女性下降快;且嗅觉障碍发生率随年龄增长,53 岁以上人群发生率为 24.5%,65~80 岁人群中将近 50%存在或者曾出现过嗅觉障碍,80 岁以上人群出现嗅觉障碍者可高达 62.5%~70.0%。病理组织活检证实嗅上皮退行性病变随年龄增长而加重;25 岁以后嗅球内僧帽细胞数和嗅球总容积呈线性减少。

(二)性别差异

性别也是影响嗅觉功能的一个因素。一般说来,女性比男性拥有更好的气味识别能力,这种与文化习俗差别无关的优势在 4 岁开始就已经显现;人类的嗅觉辨别能力在 60 岁开始下降,但是平均说来男性要比女性下降快;并且女性能更长时间地保有嗅觉敏感性。这种优势可能来源于雌激素的嗅觉保护功能。

(三)上呼吸道感染

上呼吸道感染多由病毒感染引起,发病率约为 16%。好发于 65 岁以上的老年人,以女性多见,约为男性的 2 倍,发病突然,且临床上以短暂性嗅觉障碍多见。永久性嗅觉障碍好发于嗅上皮存在相当大累积损伤的年老患者。除了上呼吸道感染时鼻腔黏膜充血肿胀、流涕、阻塞鼻腔气道,使到达嗅区的气味分子相应减少外,对于嗅觉难以恢复的患者,有学者认为是由病毒直接侵袭嗅上皮、嗅神经末梢甚至嗅束、嗅球引起嗅觉传导通路的普遍损伤所致。也有学者推测,还可能跟感染后激发自身免疫介导的嗅黏膜损伤有关。上呼吸道感染后嗅觉障碍预后较好,大约有 1/3 的患者可望在感染后的半年内恢复。

(四)鼻-鼻窦疾病

鼻部疾病与嗅觉障碍的相关性很高,嗅觉障碍患者中约 45.6%患有慢性鼻窦炎、鼻息肉,而慢性鼻窦炎患者中约 66.0%存在嗅觉障碍。慢性鼻炎、鼻窦炎、鼻息肉、变应性鼻炎、鼻甲肥大、鼻甲过度气化、鼻中隔偏曲、鼻腔的良恶性肿瘤均可引起嗅觉障碍。嗅觉减退程度与鼻-鼻窦疾病严重程度呈正相关,其中以慢性鼻窦炎、鼻息肉引起的嗅觉障碍较重。

(1)慢性鼻窦炎:在日本,40%~50%嗅觉障碍由慢性鼻窦炎引起。年龄、吸烟、哮喘、嗅裂息肉、IgE≥400IU/ml 被认为是慢性鼻窦炎发生嗅觉障碍的危险因素。另外,高嗜酸性粒细胞浸润的鼻窦炎患者明显存在更严重的嗅觉减退及更高的发病率。

(2)变应性鼻炎:大约 21.4%的变应性鼻炎患者有嗅觉障碍的主诉(包括常年性、季节性、支气管哮喘),其中,13.8%的患者有失嗅,7.6%有嗅觉减退。不同的过敏原暴露可能造成不同模式及程度的嗅觉功能障碍。季节性变应性鼻炎比常年性变应性鼻炎有更大程度的嗅觉减退。可能的机制有:除鼻腔黏膜水肿、分泌增加、息肉导致气道堵塞而造成的传导性嗅觉障碍外,长期慢性炎症也会对嗅神经元及嗅上皮产生毒性损伤,所以此类嗅觉障碍可为混合性。可作为证据的病理学改变有:嗅黏膜内组织病理变化的严重程度与慢性鼻窦炎患者嗅觉丧失的多少正相关;鼻窦炎伴嗅觉丧失患者嗅上皮组织活检阳性率较嗅觉正常者低,而呼吸上皮化生率较高。同时,嗅觉障碍患者嗅上皮萎缩变薄、组成细胞类型及排列出现改变,通常主要包含支持细胞和基底细胞。鼻-鼻窦疾患引发的嗅觉障碍经过口服及鼻腔局部激素治疗后,部分可出现改善,但只有少数患者嗅觉能恢复到正常水平。

(五)神经退行性病变

(1)阿尔茨海默病:多以嗅觉障碍为首发症状,并伴不同程度嗅觉减退。尸检发现在阿尔茨海默病患者嗅球、嗅神经内有神经原纤维缠结和瘢痕形成,并且此种组织学改变与疾病临床发展阶段相关。所以嗅觉丧失及嗅觉系统活检可作为阿尔茨海默病的早期诊断依据。

(2)帕金森病:嗅觉障碍存在于大多数帕金森病患者中,在嗅觉觉察与辨别方面均有障碍;嗅觉障碍的发生可先于帕金森病其他运动症状,提示嗅觉系统可能是帕金森病最早损伤的部位;嗅觉减退程度与帕金森病的严重程度成正比。

研究报道,有10%存在原发性嗅觉减退的帕金森病的一级亲属会发展为临床帕金森病,因此嗅觉测试可作为帕金森病的早期诊断依据之一。值得关注的是,即使对于高危人群,如要预测其7年后是否会出现运动障碍症状,嗅觉测试并不是敏感的指标;但是嗅觉测试似乎对鉴别帕金森病的类型更有帮助,如帕金森病常伴嗅觉减退而血管性帕金森综合征却没有;同样常规帕金森病因常伴较重嗅觉丧失而可与非震颤主导的帕金森病相鉴别。

(六)精神疾病

(1)精神分裂症:精神分裂症特点是多有幻嗅,气味识别能力下降,高达80%的患者气味识别能力降低到足以影响日常生活的程度,而在总人口里这个数字是15%。其嗅球体积及嗅丝比正常人明显细小,而健康的家庭成员只有右侧嗅球容量减小。精神分裂症和嗅觉功能障碍之间的关联是公认的,这可能与精神分裂症患者中枢结构异常同嗅觉系统的形成来源于相同的胚胎发育过程有关。

(2)抑郁:嗅觉障碍虽然不是抑郁症的突出特点,并且关于抑郁与嗅觉障碍的关系存在相互矛盾的证据,但在临床上常常可以看到抑郁患者伴有嗅觉敏感度降低或幻嗅。在动物实验中,嗅球切处经常用来制造啮齿类动物的抑郁模型。另外,多项研究发现注意力缺陷综合征患者常伴有右侧半球嗅功能减退。

(七)免疫性疾病

(1)艾滋病:多项报道指出艾滋病患者常伴嗅阈值提高。所以轻微的嗅觉减退可能是免疫抑制早期指标。病理学研究已确定在嗅丝、嗅球及边缘系统内存在HIV受体簇,但另有报告指出这并不排除是长期药物治疗的影响。

(2)多发性硬化:这是一种中枢神经系统自身免疫疾病,此类患者常表现为UPSIT(宾夕法尼亚大学气味鉴别试验)得分常常较低,且与中央脑区的活性斑块损伤数量及程度相关;嗅觉减退常伴焦虑及抑郁表现。

(3)红疮狼斑:常常伴有不同程度的嗅觉障碍,机制可能是此类患者自身抗体如抗DNA抗体在杏仁核边缘系统内与相应受体交叉反应,造成嗅觉及边缘系统的损伤。另外,常存在与病程、糖皮质激素用量相关的海马萎缩、杏仁核损伤。海马位于颞叶,与嗅觉密切相关。

（八）有毒化学物质

因环境、药物治疗、职业原因接触有毒化学物，而造成嗅觉障碍的报道屡见不鲜。某些金属尘埃或气溶胶对人的鼻部黏膜及嗅觉功能损害较大，其中铅、汞、二氧化硫、油漆溶剂等较常见。动物试验发现，一些金属可经鼻通过嗅觉感受器神经元通路穿透筛板到达嗅球，甚至通过突触移行至大脑核区。如服用收敛剂和抗甲状腺药物以及造纸、化学产业工人易出现嗅觉障碍。国外曾有牙科医生常年接触甲基丙二酸盐合成的丙烯酸树脂后，出现嗅觉障碍的职业性嗅中毒的报道。

（九）手术

有报道 1% 的鼻腔术后患者可出现嗅觉丧失。另有数据表明，6% 的鼻整形患者和 3% 的功能性鼻内镜手术患者术后出现嗅觉减退。所以临床医师在术前向患者告知术后嗅觉减退风险非常重要。可以导致嗅觉障碍的手术包括：鼻窦开放术、鼻息肉摘除术、鼻整形术、前颅底手术、全喉切除术等。

总体来讲，此类嗅觉减退的病因尚不明确，可能与手术损伤嗅上皮、嗅中枢和嗅觉通路有关。如：对鼻内镜术后失嗅患者的嗅黏膜活检发现与鼻部炎症及退行性病变类似改变，如嗅觉神经元显著减少，存在广泛呼吸上皮化，同时嗅上皮细胞有序排列丧失。喉切除术后嗅觉障碍则是由于呼吸不经过鼻腔造成的。

（十）其他病因

如特发性、怀孕、糖尿病、维生素及微量元素缺乏、肝肾病变、放疗等也会引起嗅觉障碍。

三、嗅觉障碍的诊断和鉴别诊断

（一）嗅觉障碍的诊断

嗅觉障碍的诊断程序应该包括详细病史的采集、常规前鼻镜检查、嗅觉功能检查、鼻内镜检查和影像学检查。

1. 病史采集

采集的内容包括了解嗅觉障碍的诱因、程度和发生的时间、发作周期，包括有无味觉障碍，以及以前的有关事件(头部外伤、上呼吸道感染、毒性物质的暴露及鼻部手术等)。波动性嗅觉障碍常常反映是阻塞性的而不是脑神经性的因素。应该寻找中枢的肿瘤、痴呆、震颤等敏感的症状。如前所述，嗅觉障碍不仅合并于脑部肿瘤，还常合并于癫痫、特发性 PD、AD 和多发性硬化。合并于嗅觉丧失的青春期延迟，有或没有青春期颅面畸形、耳聋和肾脏的异常，提示有 Kallmann 综合征或其变异。症状发作前或发作时的所用药物也应该可以考虑，因为一些药物可能深深地影响嗅觉功能(如抗真菌的药物、血管紧张素转换酶抑制剂等)。可能合并嗅觉损害的医疗情况也要确定(如肝病、甲状腺功能减退和糖尿病)。鼻出血、鼻腔分泌物、鼻阻塞以及全身症状，包括头痛或兴奋，以及是否一侧比另一侧更常发生，这些可能具有定位价值。在冬天特发的病例(或在冬天更常发生)提示可能是病毒性的，即使上呼吸道感染的其他表现不存在或未被发现。

2. 临床检查

(1) 前鼻镜检查：这是必做的常规检查，观察黏膜的颜色、肿胀程度和潮湿度等。必要时局部喷用减充血剂，特别要注意嗅裂区可能存在的病变。

(2) 鼻内镜检查：鼻内镜是估计鼻腔状态的重要检查方法。通过可弯曲和硬管不同角度鼻内镜观察到嗅裂区,临床上前鼻镜未观察到的异常,鼻内镜检查可发现嗅裂黏膜水肿,甚至息肉样变。

（3）影像学检查：CT、MRI 检查可发现鼻腔的畸形、外伤、炎症、息肉、颅内外肿瘤,估计嗅觉中枢结构的异常。CT 检查应成为嗅觉障碍的常规诊断程序,因为嗅觉障碍可以是某些疾病的唯一或第一表现,如慢性鼻窦炎、鼻腔和颅内肿瘤。研究发现,上鼻道和中鼻道后部病变强烈影响嗅觉功能,鼻息肉嗅觉功能异常与鼻腔特殊阻塞区域有关。此外,上、中鼻甲发育的形态异常及与鼻中隔之间的关系可导致嗅裂或嗅区不同程度闭锁。因此,除非能明确诊断,否则必须做影像学检查。

3. 实验室检查

鼻压力计检查了解鼻腔压力的改变。必要时需行血液学检查,根据病情的复杂性和是否有因补偿问题的争议而做更多的必要检查。

4. 定量嗅觉功能测试

在许多情况下,标准的定量嗅觉试验可以提供：了解化学感受问题的性质和程度;验证患者主诉的正确性,包括发现是否装病;检测随着时间嗅觉功能的改变;提供客观的资料。

嗅觉功能的心理物理测试：现在已经发展了许多容易操作的嗅觉功能测试方法,其中一些已经有商品出售。嗅觉心理物理测试是嗅觉的基本测试,是对嗅觉感受功能的定性和定量的主观测试,需要受试者对刺激做出语言或有意识的明确反应。具体内容前文已详细介绍。

嗅觉事件相关电位测试：经过多年的研究,嗅觉事件相关电位测试已经运用于临床,并为临床诊断和鉴别诊断提供了很有价值的资料,不仅客观证实嗅觉障碍的存在,根据其反映波形潜伏期的改变提供鉴别诊断的治疗,在临床上还发现一些患者有类似于听神经病或听觉同步障碍的嗅觉改变,这是主观测试方法无法替代的。

嗅觉事件相关电位各波根据其正负极性和出现顺序分别命名为 P1、N1、P2、N2、P3。P1 波和 P3 波不常出现。嗅觉事件诱发电位各波的来源尚待认识。可能是皮质诱发电位,也可能是皮质下诱发电位,或者是两者兼有。具体而言,它可能由嗅觉系统的皮质神经元、皮质下的相关神经元产生的突触后电位、皮质下的传导束产生的动作电位构成。也有研究认为,其来源于颞叶、岛回、下丘脑等处。还有学者认为 N1 和 P2 主要与外源性嗅感觉有关,而 P3 则主要与内源性嗅觉处理有关。

（二）嗅觉障碍的鉴别诊断

鉴别诊断包括病变的部位和性质,另外,还需与味觉和三叉神经系统病变相鉴别。

嗅觉障碍鉴别诊断分为三个水平进行。第一个鉴别,是否有一种或者多种感觉系统的受累。测试试验主要基于心理物理评估,心理物理评估必须包括嗅觉和味觉,要充分重视患者是否有化学感受的主诉。第二个鉴别,是引起了化学感受主诉病损的部位。这个鉴别实际上是解剖学上的诊断。鉴别嗅觉障碍的解剖分类包括传导的、感觉的和神经性的。第三个水平是在特定解剖部位已知的原因的鉴别诊断。

1. 解剖学诊断

传导性和感觉神经性嗅觉障碍的鉴别以及神经性和感觉性嗅觉障碍的鉴别主要依据病史、查体、医学影像学以及感受器区域的病理检查。

与嗅觉障碍发病当时短暂相关的病史,可能会提示关于传导性还是感觉神经性的有价值线索。鼻及鼻窦细菌感染、特异性及非特异性的鼻炎、变应性鼻炎提示多为传导性的嗅觉丧失,病毒感染提示主要是感觉神经性的嗅觉丧失,当然,在急性期时,也可能是传导性嗅觉丧失。颌面部或头部外伤提示多由于嗅丝的横断造成的感觉神经性嗅觉丧失。鼻外伤,尤其是延伸到额筛区的复合伤可能产生传导性嗅觉丧失。药物干扰了细胞更新,更容易产生感觉损伤而不是神经损伤,而神经毒性药物可以引起神经或感觉性的损伤。

2. 病原学诊断

当一个解剖学诊断可以实施时,应用病原学诊断的可能性就变得更加有限,因为通常在一个特定的病损部位,只有一些确定的原因能够产生病理学的改变。应用关于嗅觉障碍已知原因的知识和心理物理学,评估指示哪种感觉被累及和累及的程度,病损累及的解剖学部位,结合病史、查体、影像,也有可能是病理检查发现的阳性结果,在大多数情况下基本可以推断出可信的病原学诊断,并据此进行合理的治疗。

3. 传导性和感觉神经性障碍的鉴别诊断

最常见的嗅觉障碍的病因是上呼吸道感染和鼻-鼻窦疾病,前者多是病毒感染,迄今未有有效的治疗方法,而后者引起阻塞或传导性嗅觉障碍,常对治疗有反应,所以鉴别很重要。首先使用前鼻镜和鼻内镜排除传导性嗅觉障碍,必要时行鼻和鼻窦高分辨率 CT 或 MRI 检查。如果患者有嗅觉减退的先兆,应考虑是否有癫痫的可能,脑电图和 MRI 检查是基本的关键诊断程序。一些上呼吸道感染嗅觉障碍的患者表现嗅神经传导失同步的情况,需测试 OERP。

4. 器质性和功能性嗅觉障碍的鉴别

相对于器质性和功能性听觉障碍,临床上需做器质性和功能性嗅觉障碍的鉴别较少,多涉及法律纠纷。这种情况下,影像学检查和嗅觉事件相关电位的测试有可能提供有价值的资料。

5. 嗅觉丧失和嗅觉减退的鉴别

这需要对嗅觉的心理物理测试和嗅觉事件相关电位的结果进行综合分析予以鉴别。

6. 嗅觉和味觉障碍的鉴别

有些嗅觉障碍者是以味觉异常而就诊,有些同时具有嗅觉和味觉的障碍,这可以通过嗅觉的心理物理测试和味觉功能测试相鉴别。

7. 嗅觉和三叉神经损伤的鉴别

鼻腔三叉神经和嗅觉外周部分处于相同的环境中,一些致病因素可以同时损伤嗅觉系统和三叉神经系统,或仅损伤嗅觉系统。就鼻腔而言,很少只损害三叉神经而不影响嗅觉功能。可用仅引起嗅觉反应的测试剂做嗅觉的心理物理测试判断嗅觉功能,用引起三叉神经反应的试剂测试三叉神经功能,还可以通过电生理测试进行鉴别。

四、嗅觉障碍的治疗

相较于嗅觉生理机制在分子层面的明显进步,嗅觉治疗的临床进展在 20 世纪 70 年代以后并不大。常见的主要治疗手段是病因治疗、药物和手术治疗,它们对嗅觉功能的恢复均有一定的作用。针对病因的治疗仍是首要原则。

(一)黏膜嗅功能障碍

对于鼻病直接相关的嗅觉功能障碍主要治疗策略:治疗炎性反应、解除阻塞。如果嗅功能的异常仅仅是由炎性反应引起,短期大剂量激素治疗可使嗅觉恢复。糖皮质激素可以通过抑制嗜酸性粒细胞功能、抑制息肉组织中某些细胞因子的合成、促进病变组织中的细胞发生凋亡等发挥抗炎性反应、抗过敏和免疫抑制作用。包括鼻腔内局部应用和全身应用两种方式。Fukazawa 等对 102 例不同原因的嗅觉障碍患者进行鼻腔局部醋酸地塞米松悬液注射治疗,每次 4 mg,2 周 1 次,共 8 次,同时每天给予甲钴胺 750 mg 和 ATP300 mg,有效率为 63.75%。Seiden 等和 Stevens 等采用全身短期大剂量激素冲击治疗,60 mg 使用 5 天、40 mg 使用 1 天、20 mg 使用 1 天、10 mg 使用 1 天,效果较局部应用效果好。关静等采用鼻内气动喷射雾化吸入布地奈德混悬液治疗上呼吸道感染及鼻-鼻窦炎性疾病相关嗅觉障碍,经过每天 1 次(1 mg,2 ml)共 15 天的治疗,T&T 嗅觉检查和嗅觉事件相关电位结果显示,5 例(25%)患者嗅觉恢复正常,10 例(50%)患者嗅功能明显改善,3 例(15%)稍有改善,总有效率为 90%。虽然缺少对照组,但提示糖皮质激素雾化吸入给药仍不失为一种简便、无创、依从性好的治疗方法。该研究还显示,治疗 15 天后和治疗 10 天后嗅功能恢复的状况并无明显差异,且均不能完全恢复,即停留在一个平台期,推测糖皮质激素受体(glucocorticoid receptor,GR-β)的过表达而导致的糖皮质激素抵抗现象可能是其中的原因。

(二)外伤性嗅功能损伤

和先天性、老年性、毒物暴露所致的嗅功能损伤相似,头部外伤性失嗅的预后也较差,很难恢复到正常。

外伤性嗅功能损伤可试用维生素和神经营养药辅助治疗。维生素 E 和维生素 C 在治疗神经损伤方面有辅助作用。此外,硫酸锌对于头外伤性嗅觉功能障碍患者也有较好的治疗效果。Aiba 等对 872 例嗅觉障碍患者用硫酸锌治疗,每天 300 mg,疗程 1 周,发现嗅觉功能有明显改善。钙离子通道拮抗剂如卡罗维林(caroverine)对头外伤等非传导性嗅觉障碍也有治疗效果。

(三)病毒感染后嗅功能障碍

除可使用维生素、糖皮质激素、神经营养药物外,应用一些改善微循环的药物,如注入银杏叶提取物也在临床显现疗效。硫辛酸在病毒感染后嗅觉障碍的治疗中应用也有报道。Hummel 等用 α-硫辛酸治疗 23 例上呼吸道感染性嗅觉障碍患者,经过 4～33 个月后,61% 的患者嗅功能有不同程度的恢复。Duncan 等用硫辛酸治疗 21 例上呼吸道感染后嗅功能障碍患者,随访 3 年后发现其中 19 例反应良好,其中 13 例嗅觉仍在继续改善中。

(四)阻塞性嗅功能减退

鼻内镜手术能够解除鼻腔的阻塞性病变,恢复患者的嗅功能。Stevens 等观察 24 例Ⅳ期鼻窦炎患者,术后 1 个月时一半患者嗅功能恢复正常。对鼻窦炎鼻息肉病例鼻内镜术前术后的对照研究也看到大于 70% 的嗅功能改善率。

(五)嗅觉扭曲的治疗

对于那些以嗅觉扭曲为主要表现的患者,采用局部盐酸可卡因麻醉神经元可暂时性阻断大多数的嗅觉扭曲。病毒感染后嗅觉障碍以 α-硫辛酸口服 600 mg/d 治疗 4 个半月,嗅觉倒错障碍阳性率从治疗初期的 48% 降至 22%。药物治疗无效者可以考虑采用外科治疗。但因恢复期可能会较长,因此应充分尝试保守疗法无效后再考虑手术治疗。对于顽固性嗅觉扭曲,开颅手术虽可切除嗅球和相应的神经以根除嗅觉扭曲的现象,但同时也会造成双侧永久性失嗅,且需要面临开颅手术相关的一系列其他风险,因此,需要权衡风险和利弊,充分做好术前评估。采用鼻内镜手术切除嗅区黏膜的方法适用于病程 2 年以上症状严重但仅为单侧幻嗅且经鼻内可卡因麻醉患侧嗅区黏膜后可以去除的病例。

（六）其他治疗尝试

近来，嗅觉功能刺激性训练疗法在临床上取得了初步效果。Damm 等采用高浓度嗅素对感染后嗅功能丧失特别是失嗅 1 年内的患者进行每天 2 次、每次 15 min 的嗅素刺激训练。受试的 144 位患者分为高浓度嗅素治疗组 70 例、低浓度嗅素治疗组 74 例，分别于首次就诊、18 周后、36 周后进行嗅功能气味阈值、气味辨别、气味识别测试（threshold + discrimination + identification，TDI）评分，以评分改善 20％判定为有效。观察发现，在治疗 18 周后，高浓度治疗组嗅觉总体改善率为 26％，低浓度治疗组总体改善率为 15％，病程在 1 年以内的患者治疗效果尤佳，高浓度组改善率达 63％，低浓度组改善率达 19％。治疗 36 周后，受试者 TDI 平均改善 9.1 分，提示嗅素刺激疗法能有效治疗感染后嗅觉损失，加速康复。Hummel 等和李坤艳等在 3 个月内每天早晚给予患者嗅素刺激，每种气味 10 s，在短期内促进了嗅功能恢复。

嗅功能障碍临床常见，但功能恢复是临床上的一个难题。虽然嗅神经是人类中枢神经系统中唯一具有再生能力的神经，但受到损伤（如外伤、炎性反应、病毒感染等）后，仍仅有少部分患者可以恢复嗅功能（10％～32％），在同类患者中，病程越短恢复越佳，年龄与恢复情况成反比，未见性别差异。目前治疗嗅觉障碍的方法仅对一部分患者有效。

综上，嗅功能障碍可继发或伴发于多种疾病，且可能成为某些疾病的先兆。因此，临床上应该给予嗅功能障碍以足够的认识，重视嗅功能异常的早期发现，在充分鉴别诊断的基础上，积极治疗。

五、嗅觉障碍的预后

嗅觉障碍病因复杂多样，预后情况不一。对 262 例各种病因引起的嗅觉障碍患者长期随访发现，其中 31.7％未经任何治疗出现 TDI（T，嗅觉阈值；D，气味辨别；I，气味识别）评分明显改善。

鼻-鼻窦相关嗅觉障碍通常需手术或药物治疗，对 111 例慢性鼻窦炎伴息肉患者行窦口开放，术后随访发现，78％的嗅觉障碍患者嗅觉明显改善，术后嗅觉正常比例由术前 35％升至 80％，嗅觉减退比例由术前 31％降为 12％。术后鼻腔粘连、结痂或嗅上皮的损伤都可能损害手术对嗅觉障碍的干预，所以常规给予糖皮质激素。

对于病毒感染后嗅觉障碍，Mori 报告 58％（$n = 190$）的患者自诉嗅觉敏感度改善，Hendriks 报告 35％的上呼吸道感染嗅觉障碍患者 1 年后出现自发性嗅觉恢复。在较近的一次报告中此数字为 32％，且其预后跟年龄负相关，40 岁以下者嗅觉改善率为 47％，而 70 岁以上者只有 7％。另外，性别差异对其预后没有影响。

对于头部外伤后嗅觉障碍，在 13 个月的随访期内发生自发嗅觉改善率较上呼吸道感染嗅觉障碍患者低，为 10.1％，也有报道为 25％～35％。其预后跟头部创伤严重程度相关，年龄及性别不影响其预后。

嗅神经及嗅觉中枢是人类中枢神经系统内唯一具有再生能力的组织，但目前治疗嗅觉障碍的方法仅对一部分患者有效，因而临床上需要更有效的治疗手段。这与我们对嗅觉中枢解剖通路、嗅觉信息编码解码机制了解甚少、缺乏更简便客观的定性定量检查方法有直接关系。期待能有更多突破性的基础研究成果和更客观准确的测量方法出现，以便更好地理解嗅觉障碍的机制并给出适当的治疗方案。

［参考文献］

［1］ Bruce M，Carlson MD． Human embryology and developmental biology ［M］． *3th ed*． *Mosby*：*Philadelphia*，2004．

［2］ Moore KL，Persaud TVN． The developing human，clinically oriented embryology ［M］． *7th ed*． *Saunders*，*Philadelphia*，2003．

［3］ Xydakis MS，Belluscio L． Detection of neurodegenerative disease using olfaction ［J］． *The Lancet Neurology*，2017，16：415 – 416．

［4］ Farbman AI，Brunjes PC，Rentfro L，et al． The effect of unilateral naris occlusion on cell dynamics in the developing rat olfactory epithelium ［J］． *J Neurosci*，1988，8：3290 – 3295．

［5］ Farbman，AI． Developmental biology of olfactory sensory neurons ［J］． *Semin Cell Biol*，1994，5：3 – 10．

［6］ Byrd CA，Burd GD． Development of the olfactory bulb in the clawed frog，Xenopus laevis：a morphological and quantitative analysis ［J］． *J Comp Neurol*，1991，314：79 – 90．

［7］ Serizawa S Miyamichi K，Nakatani H，et al． Negative feedback regulation ensures the one receptor-one olfactory neuron rule in mouse ［J］． *Science*，2003，302：2088 – 2094．

［8］ Mori K，Sakano H． How is the olfactory map formed and interpreted in the mammalian brain？ ［J］． *Annu Rev Neurosci*，2011，34：467 – 499．

［9］ Malnic B，Hirono J，Sato T，et al． Combinatorial receptor codes for odors ［J］． *Cell*，1999，96：713 – 723．

［10］ Nakashima A，Takeuchi H，Imai T，et al． Agonist-independent GPCR activity regulates anterior-posterior targeting of olfactory sensory neurons ［J］． *Cell*，2013，154：1314 – 1325．

［11］ Takeuchi O，Akira，S． Pattern recognition receptors and inflammation ［J］． *Cell*，2010，140：805 – 820．

［12］ Johnson，RR，Farbman AI，Gonzales F． The effect of cyclic AMP on neuritic outgrowth in explant cultures of developing chick olfactory epithelium ［J］． *J Neurobiol*，1988，19：681 – 693．

［13］ Imai T，Suzuki M，Sakano H． Odorant receptor-derived cAMP signals direct axonal targeting ［J］． *Science*，2006，314：657 – 661．

［14］ Sperry RW． Chemoaffinity in the orderly growth of nerve fiber patterns and connections ［J］． *Proc Natl Acad Sci USA*，1963，50：703 – 710．

［15］ St John JA，Clarris HJ，McKeown S，et al． Sorting and convergence of primary olfactory axons are independent of the olfactory bulb ［J］． *J Comp Neurol*，2003，464：131 – 140．

［16］ Imai T，Yamazaki T，Kobayakawa R，et al． Pre-target axon sorting establishes the neural map topography ［J］． *Science*，2009，325：585 – 590．

［17］ Mombaerts，P． et al． Visualizing an olfactory sensory map ［J］． *Cell*，1996，87：675 – 686．

［18］ Cho JH，Lépine M，Andrews W，et al． Requirement for Slit – 1 and Robo – 2 in zonal segregation of olfactory sensory neuron axons in the main olfactory bulb ［J］． *J Neurosci*，2007，27：9094 – 9104．

［19］ Sullivan SL，Bohm S，Ressler KJ，et al． Target-independent pattern specification in the olfactory epithelium ［J］． *Neuron*，1995，15：779 – 789．

［20］ Inokuchi K, Imamura F, Takeuchi H, et al. Nrp2 is sufficient to instruct circuit formation of mitral-cells to mediate odour-induced attractive social responses ［J］. *Nat Commun*, 2017, 8: 15977.

［21］ Farbman AI. Olfactory neurogenesis: genetic or environmental controls? ［J］ *Trends Neurosci*, 1990, 13: 362 – 365.

［22］ Fukushima N, Yokouchi K, Kawagishi K, et al. Differential neurogenesis and gliogenesis by local and migrating neural stem cells in the olfactory bulb ［J］. *Neurosci Res*, 2002, 44: 467 – 473.

［23］ Nishizumi H, Miyashita A, Inoue N, et al. Primary dendrites of mitral cells synapse unto neighboring glomeruli independent of their odorant receptor identity ［J］. *Commun Biol*, 2019, 2: 14.

［24］ Kondoh K, Lu ZH, Ye XL, et al. A specific area of olfactory cortex involved in stress hormone responses to predator odours ［J］. *Nature*, 2010, 532: 103 – 106.

［25］ Nagayama S, Homma R, Imamura F. Neuronal organization of olfactory bulb circuits ［J］. *Front Neural Circuits*, 2014, 8: 98.

［26］ Pinching AJ, Powell TP. The neuron types of the glomerular layer of the olfactory bulb ［J］. *J Cell Sci*, 1971, 9: 305 – 345.

［27］ Wachowiak M, Shipley MT. Coding and synaptic processing of sensory information in the glomerular layer of the olfactory bulb ［J］. *Semin Cell Dev Biol*, 2006, 17: 411 – 423.

［28］ Peng J, Long B, Yuan J, et al. A Quantitative Analysis of the Distribution of CRH Neurons in Whole Mouse Brain ［J］. *Front Neuroanat*, 2017, 11: 63.

［29］ Kosaka T, Kosaka K. "Interneurons" in the olfactory bulb revisited ［J］. *Neurosci Res*, 2011, 69: 93 – 99.

［30］ Xiong W, Chen WR. Dynamic gating of spike propagation in the mitral cell lateral dendrites ［J］. *Neuron*, 2002, 34: 115 – 126.

［31］ Mori K, Kishi K, Ojima H. Distribution of dendrites of mitral, displaced mitral, tufted, and granule cells in the rabbit olfactory bulb ［J］. *J Comp Neurol*, 1983, 219: 339 – 355.

［32］ Schneider SP, Macrides F. Laminar distributions of internuerons in the main olfactory bulb of the adult hamster ［J］. *Brain Res Bull*, 1978, 3: 73 – 82.

［33］ Firestein, S. How the olfactory system makes sense of scents ［J］. *Nature*, 2001, 413: 211 – 218.

［34］ Hayar A, Karnup S, Shipley MT et al. Olfactory bulb glomeruli: external tufted cells intrinsically burst at theta frequency and are entrained by patterned olfactory input ［J］. *J Neurosci*, 2004, 24: 1190 – 1199.

［35］ Carleton A, Petreanu LT, Lansford R, et al. Becoming a new neuron in the adult olfactory bulb ［J］. *Nat Neurosci*, 2003, 6: 507 – 518.

［36］ Nicoll RA, Jahr CE. Self-excitation of olfactory bulb neurones ［J］. *Nature*, 1982, 296: 441 – 444.

［37］ Isaacson JS, Strowbridge BW. Olfactory reciprocal synapses: dendritic signaling in the CNS ［J］. *Neuron*, 1998, 20: 749 – 761.

［38］ Koster NL, et al. Olfactory receptor neurons express D2 dopamine receptors ［J］. *J Comp Neurol*, 1999, 411: 666 – 673.

［39］ Bonino M, Cantino D, Sassoè-Pognetto M. Cellular and subcellular localization of gamma-aminobutyric acidB receptors in the rat olfactory bulb [J]. *Neurosci Lett*，1999,274：195 - 198.

[40] Mandairon N，Sacquet J，Jourdan F，et al. Long-term fate and distribution of newborn cells in the adult mouse olfactory bulb：Influences of olfactory deprivation [J]. *Neuroscience*，2006,141：443 - 451.

[41] Rochefort C，Gheusi G，Vincent JD，et al. Enriched odor exposure increases the number of newborn neurons in the adult olfactory bulb and improves odor memory [J]. *J Neurosci*，2002,22：2679 - 2689.

[42] Price JL，Powell TP. An experimental study of the origin and the course of the centrifugal fibres to the olfactory bulb in the rat [J]. *J Anat*，1970,107：215 - 237.

[43] de Olmos J，Hardy H，Heimer L. The afferent connections of the main and the accessory olfactory bulb formations in the rat：an experimental HRP-study [J]. *J Comp Neurol*，1978，181：213 - 244.

[44] Haberly LB，Price JL. Association and commissural fiber systems of the olfactory cortex of the rat. Ⅱ. Systems originating in the olfactory peduncle [J]. *J Comp Neurol*，1978,181：781 - 807.

[45] Reyher CK，Schwerdtfeger WK，Baumgarten HG. Interbulbar axonal collateralization and morphology of anterior olfactory nucleus neurons in the rat [J]. *Brain Res Bull*，1988,20：549 - 566.

[46] Balu R，Pressler RT，Strowbridge BW. Multiple modes of synaptic excitation of olfactory bulb granule cells [J]. *J Neurosci*，2007,27：5621 - 5632.

[47] Laaris N，Puche A，Ennis M. Complementary postsynaptic activity patterns elicited in olfactory bulb by stimulation of mitral/tufted and centrifugal fiber inputs to granule cells [J]. *J Neurophysiol*，2007,97：296 - 306.

[48] 熊国平,李树华. 鼻腔通气功能检查法研究进展[J]. 中国医学文摘（耳鼻咽喉科学），2005，05：267 - 270.

[49] 顾东升,李佩忠. 几种心理物理学嗅觉测试方法临床应用的比较[J]. 临床耳鼻咽喉头颈外科杂志,2014,28(10)：715 - 717.

[50] 刘剑锋,倪道凤. 嗅觉心理物理测试的现状[J]. 国际耳鼻咽喉头颈外科杂志,2006,02：115 - 118.

[51] 刘剑锋,倪道凤,张秋航. 正常年轻人嗅觉事件相关电位的特点[J]. 临床耳鼻咽喉头颈外科杂志,2008,08：352 - 355.

[52] 张伟,张罗. 嗅觉功能障碍的诊断与治疗[J]. 首都医科大学学报,2013,34(06)：814 - 819.

[53] 高旭栋,崔娜,安立峰,等. 嗅觉障碍常见病因、治疗及预后[J]. 临床耳鼻咽喉头颈外科杂志,2014,28(20)：1623 - 1627.

第七章　触觉与温度觉

皮肤(skin)由皮肤本身(表皮与真皮)与皮肤附属器构成。皮肤的表皮由覆盖于胚胎表面的外胚层分化形成；真皮主要由来自体节的中胚层形成。皮肤附属器包括汗腺、毛发、皮脂腺、乳腺及指(趾)甲。皮肤和黏膜的感觉主要包括触觉、压觉、温(度)觉、痛觉。触觉和压觉由皮肤受到机械性刺激而引起，后者实际上是持续性的触觉。触觉阈的高低与感受器的感受野大小和皮肤上感受器的分布密度有关。在人的鼻、口唇和指尖等处，触觉感受器的感受野很小，而感受器分布密度却很高；相反，腕和足等处的感受野较大，而感受器密度却很低。温度觉有热觉(warmth)和冷觉(cold)之分，而且是各自独立的。温度感受器在皮肤呈点状分布，在人的皮肤上冷点明显多于热点，前者为后者的5~11倍。

第一节　触温觉生理

皮肤中遍布着各种形式的感受器，一部分是无髓鞘的游离神经末梢，另一部分是具有包囊的特殊小体。游离神经末梢的功能是多方面的，包括感受疼痛、接触或压力刺激。具有包囊的特殊小体特异性地感受触压、振动等非伤害性机械刺激。皮肤感受器除参与正常的体感调节外，还与穴位针感和感觉过敏的调控有关。

一、皮肤的解剖结构

皮肤由表皮、真皮和皮下组织等组成，其间分布有丰富的血管、淋巴管、神经和皮肤附属器(见图7-1)。

(一)表皮

表皮(epidermis)主要由角化的鳞状上皮组成，具有持续的自我更新能力，其主要细胞为角质形成细胞。表皮内非角质形成细胞有黑素细胞、朗格汉斯细胞、梅克尔细胞。

1. 角质形成细胞

角质形成细胞(keratinocyte)由深层到表层，依次分为基底层、棘层、颗粒层、透明层和角质层共5层。

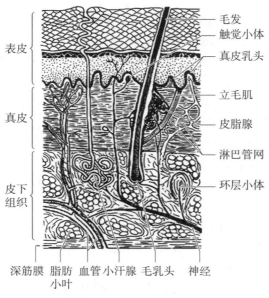

左侧标注（从上到下）：表皮、真皮、皮下组织

右侧标注（从上到下）：毛发、触觉小体、真皮乳头、立毛肌、皮脂腺、淋巴管网、环层小体

底部标注：深筋膜 脂肪小叶 血管 小汗腺 毛乳头 神经

图7-1 皮肤的解剖结构

（1）基底层（basal cell layer）：为一层矮柱状或立方状细胞。胞质内含有较丰富的游离核糖体，苏木素-伊红（HE）染色切片中呈嗜碱性。核偏下，卵圆形，核仁明显，核分裂相常见。基底细胞具有活跃的增殖能力，向表层演变产生新的表皮细胞，故又称生发层。

（2）棘细胞层（prickle cell layer）：由4～8层多角形细胞组成，细胞间有许多短小的胞质突起如棘状，故称为棘细胞。

（3）颗粒层（stratum granulosum）：由1～3层梭形细胞组成，细胞内可见透明角质颗粒，在HE染色中显示强嗜碱性。

（4）透明层（stratum lucidum）：由2～3层较扁的细胞组成，仅见于掌跖部。光学显微镜下为几层扁平细胞，细胞核和细胞器消失，或有胞核残余。

（5）角质层（stratum corneum）：由5～20层扁平角质细胞组成，光学显微镜下，角质细胞的细胞核和细胞器消失，在HE染色切片中，染成伊红色。

2. 树枝状细胞

（1）黑素细胞（melanocyte）：起源于外胚层神经嵴，主要位于基底层。几乎所有组织内均有黑素细胞，但以表皮、毛囊、黏膜、视网膜色素上皮等处为多。

（2）朗格汉斯细胞（Langerhans cell）：起源于骨髓的单核-巨噬细胞，主要分布于基底层以上的表皮和毛囊上皮中。当受到抗原刺激时，朗格汉斯细胞从表皮移出进入淋巴组织中。

（3）梅克尔细胞（Merkel cell）：为透明的椭圆形细胞，散在分布于毛囊附近的基底层细胞之间。梅克尔细胞在感觉敏锐部位（如指尖和鼻尖）分布密度较大，这些部位的神经纤维在邻近表皮时失去髓鞘，扁盘状的轴突末端与梅克尔细胞基底面形成接触，构成 Merkel 细胞-轴突复合体。梅克尔细胞的主要功能是缓慢适应机械性刺激感受器，感知表皮形状变化的方向和毛发运动的方向。

（二）真皮

真皮（dermis）由胶原纤维、网状纤维、弹性纤维及细胞、基质构成。真皮由浅至深可分乳头层和网状层。靠近表皮下部的称为乳头层，其内有丰富的毛细血管和毛细淋巴管，并常有游离神经末梢和触觉小体。网状层除含有较大的血管、淋巴管和神经外，尚有肌肉和皮肤附属器等结构。

（1）胶原纤维（collagen fibers）：乳头层胶原纤维较细，排列疏松，方向不定，网状层的纤维束较粗，互相交织成网。HE 染色切片中呈浅红色。成年人真皮中主要为Ⅰ型和Ⅲ型胶原，其中Ⅰ型占 80%～85%，Ⅲ型占 15%～20%。Ⅰ型胶原的粗大纤维主要分布在较深的真皮网状层中，而较细的Ⅲ型胶原纤维主要分布在真皮的乳头层和血管周围。

（2）网状纤维（reticular fibers）：是未成熟的胶原纤维，细小，有较多的分支，彼此交织成网。主要由Ⅲ型胶原蛋白构成，分布在乳头层、皮肤附属器、血管和神经周围。

（3）弹性纤维（elastic fibers）：HE 染色切片中难以分辨，需用特殊染色显示，如醛品红染色可着紫色。弹性纤维分布于真皮和皮下组织中，在皮肤中呈波浪状，相互交织成网，缠绕在胶原纤维之间，使皮肤具有弹性。

（4）基质（ground substance）：主要化学成分为蛋白多糖（proteoglycan），形成许多微孔隙的分子筛立体构型填充于纤维、纤维束间隙和细胞间。小于孔隙的物质（如水、电解质、营养物质和代谢产物）可自由通过，进行物质交换。大于孔隙的大分子物质（如细菌）则不能通过，被限制在局部，有利于吞噬细胞的吞噬和消灭。

（5）细胞：真皮内主要有两大类细胞，即永久定居细胞和迁移细胞。永久定居细胞（permanent resident cell）包括组织结构，如神经、脉管内细胞、竖毛肌细胞及成纤维细胞。迁移细胞（migrant cells）来源于骨髓，包括巨噬细胞、肥大细胞、嗜酸性粒细胞、中性粒细胞、T 细胞、B 细胞和树突细胞（dendritic cell）。

（三）皮下组织

皮下组织（subcutaneous tissue）位于真皮下方，由疏松结缔组织和脂肪小叶构成，又称皮下脂肪层。脂肪的主要生理功能是氧化供能。皮下组织是储存脂肪的主要场所。此层还有汗腺、毛根、血管、淋巴管和神经等。

（四）皮肤附属器

皮肤附属器（cutaneous appendage）包括毛发、皮脂腺、小汗腺、顶泌汗腺和指（趾）甲等。

（五）皮肤的血管

皮肤血管具有营养皮肤组织和调节体温等作用。正常情况下，皮肤的血流量超过其营养所需的 10 倍以上，约占心输出量的 5%。皮肤血液循环具有重要的体温调节功能，而且皮肤血流量的这种分配可以针对散热或保温的需要迅速做出反应，使皮肤血流量增加或减少20 倍。

（六）皮肤的淋巴管

皮肤的淋巴管起源于真皮乳头层的毛细淋巴管。在乳头下层和真皮深部分别汇成浅淋巴管和深淋巴管。毛细淋巴管内的压力低于毛细血管及周围组织间隙的渗透压，故可回收多余的组织液，是血液循环的辅助系统。此外，它们也向局部淋巴结运送淋巴细胞、朗格汉斯细胞和巨噬细胞。

（七）皮肤的肌肉

（1）平滑肌：立毛肌是皮肤的平滑肌，由纤细的平滑肌纤维束构成，此外尚有阴囊肌膜、乳晕平滑肌、血管壁平滑肌等。

（2）横纹肌：面部皮肤内的表情肌属于横纹肌，其纤维内有多个卵圆形细胞核，有横纹。

（八）皮肤的神经

皮肤神经分布至皮肤附属器，围绕毛囊和真皮乳头成网状。传入神经受体由游离神经末梢、毛发相关神经末梢和被囊神经末梢组成。

1. 游离神经末梢

无论有髓或无髓，传导速度都比较慢，主要传导温度觉、痒觉和痛觉。

2. 毛囊

由缠结成网状的有髓神经纤维支配，其中一部分在附属器外周结缔组织鞘分支形成游离神经末梢，另一部分进入表皮，最终分支中止于外毛根鞘内的梅克尔细胞。

3. 被囊神经末梢

被囊神经末梢主要包括帕西尼环层小体（Pacinian corpuscle）和麦森纳触觉小体（Meissner's corpuscle）。

（1）帕西尼环层小体：外观呈圆形或椭圆形，中心围绕的神经末梢为层状排列的似洋葱样结构，周边为细胞层，最外层为囊状结构，每一个小体中心均为一个独立的有髓神经末梢。分布于手掌、足跖、指（趾）背、外生殖器的皮下脂肪层，关节囊和韧带也有分布，主要感受深部压力和振动。

（2）麦森纳触觉小体：外观呈椭圆形，有神经束来源的层状囊包绕细胞和神经纤维组成的核心，它们与角质形成细胞紧密接触。一个触觉小体由多个神经支配，一个神经同样可以支配多个触觉小体。分布于手、足、唇和前臂的真皮乳头层，主要感受触觉。

二、皮肤内感受器的结构、生理特点

一般认为皮肤感觉主要有4种，即触觉、冷觉、热觉和痛觉。每一种感觉是由皮肤内相应的感受器所引起的。

触觉（tactile sense）是生物体与外界环境直接接触时的重要感觉功能，是对接触、滑动、压力等机械刺激的反应。与触觉类似的是压觉（pressure sense）和振动觉（sense of vibration）。压觉是感受适宜刺激的外力持续作用可达到比较深层的感觉。振动觉则是感受振动刺激的感觉，对于人体来讲可感受到小于 1 000 Hz 的重复压刺激。若以神经放电的记录做明确的区分时，对持续性刺激神经放电称为压觉，而非持续性的少量放电则称为触觉。压觉放电的适应慢，触觉适应快。振动觉则介于两者之间，也有一些学者将振动觉归为触觉，因此又称为振动触觉。触觉（包括压觉和振动觉）的感受装置可能是游离神经末梢、毛囊感受器以及有各种特殊结构的梅克尔小盘（Merkel disk）、帕西尼环层小体（Pacinian corpuscle）、麦森纳触觉小体（Meissner's corpuscle）、鲁菲尼小体（Ruffini ending）等。温度觉，包括冷觉和热觉，起源于两种不同范围的温度感受器。

（一）触觉感受器

触觉（包括压觉和振动觉）都是由机械刺激作用于同类型的感受器所引起的，不同的是，触觉起自皮肤内或皮下浅层组织的触觉感受器的刺激；压觉则来自深层组织的变形；振动觉系由于快速重复性感觉信息所引起。导致这种感觉的最主要的原因就是外部环境造成了皮肤的变形,皮肤的变形造成了皮肤内部机械感受器的变形,从而导致动作电位的产生(感受器电位的幅度、持续时间和波方向反映了外界刺激的几何、材料属性)。这种包含物体表面物理特性的脉冲信号通过神经系统传递到脑部的大脑皮质,从而产生触压觉感知。

1. 皮肤内触觉感受器的结构和生理特点

皮肤内触觉感受器的分布见图 7-2。

(1)游离神经末梢:多分布在复层鳞状上皮中,当游离表皮神经到达上皮时,失去髓鞘,裸露出末梢。末梢通常膨大呈结节状,插入上皮细胞之间,或位于上皮细胞之下,可感受接触或压力刺激。

(2)梅克尔小盘:位于距皮肤表面约 1.5 mm 处,主要由神经纤维末梢和梅克尔细胞共同构成。对 2~15 Hz 的机械刺激比较敏感。梅克尔小盘对皮肤的切线应力(压力)敏感,它能识别 0.5 mm 左右的空间分辨率,对作用于皮肤表面的空间属性(物体表面的花纹、组织结构)和被接触物体的材料属性(物体的厚度、丝滑度)最敏感。

(3)麦森纳触觉小体:位于距皮肤表面 0.5~0.7 mm 处(真皮乳头层)。呈桑葚状,长 90~120 μm,被一层结缔组织膜所包围。对低频的振动(3~100 Hz)比较敏感,在 30 Hz 左右达到灵敏度峰值。主要感知手指和物体刚接触或分离时皮肤上突然出现的触压和低频振动。

(4)帕西尼环层小体:位于距皮肤表面 1.5~2 mm 处(皮下组织区),主要感受深部压力和振动,由一个长的中心部和包绕在外部的多层胶原纤维构成。对中高频的震动(60~500 Hz)比较敏感,在 250 Hz 左右达到灵敏度峰值。因此帕西尼小体对低频刺激有一定的过滤作用,而高频的振动信号更容易激发其产生神经信号。

(5)鲁菲尼小体:位于真皮内。由于鲁菲尼小体的轴向是与皮肤表面平行的,因此它主要对皮肤横向的变形敏感度较高。由于鲁菲尼小体对触觉的作用不明显,所以在研究触觉的时候一般忽略该感受器。

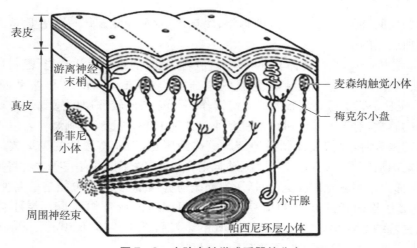

图 7-2　皮肤内触觉感受器的分布

2. 皮肤内机械感受器分类

(1)根据感受器在皮肤中所处的位置,将机械感受器分为Ⅰ型和Ⅱ型。Ⅰ型机械感受器在皮肤的表层,位于上皮和真皮组织的交界处,它们的特点就是感受区域小,定位清楚。主要有麦森纳触觉小体以及梅克尔小盘。Ⅱ型机械感受器主要位于皮肤的深层,其特点是感受区域大,但是定位比较模糊,主要有帕西尼环层小体以及鲁菲尼小体。

(2) 根据对压力的适应性,将机械感受器分为快速适应性感受器(fastly adapting mechanoreceptor,RA)和慢速适应性感受器(slowly adapting mechanoreceptor,SA)。当刺激作用于感受器时,可看到刺激虽然仍在继续作用,但神经纤维上的传入冲动频率却开始逐渐下降,这一现象称为感受器的适应。适应是所有感受器的一个功能特性,但它出现的快慢则有很大差别。快速适应性感受器在刺激开始和结束的阶跃变化过程中呈现的电信号最激烈,主要有麦森纳触觉小体和帕西尼环层小体。慢速适应性感受器是在整个刺激的过程中表现出持续放电的现象,特别是在静态阶段中的电活动尤为强烈,主要有梅克尔小盘和鲁菲尼小体。

3. 触觉感受器的初级传入神经纤维

各种特化的触觉感受器,如环层小体、触觉小体等都通过 Aβ 类神经纤维传递信息,传导速度为 30~70 m/s;游离神经末梢触感受器主要通过细的 Aδ 类有髓纤维,传导速度为 5~30 m/s。有些触觉游离神经末梢则通过 C 类无髓纤维传导,传导速度小于 1 m/s,可能与痒觉有关。因此,皮肤上与判断精确定位、微小的强度差别或快速变化强度有关的感觉信息都通过快速传导的感觉神经纤维类型,而粗糙的压觉、定位较差的触觉以及痒觉则通过传导速度较慢的神经纤维传递信息。

(二)温度觉感受器

机体通过温度感受器感知内外环境温度的变化。人和哺乳类动物的皮肤热感受器和冷感受器分别感受热刺激和冷刺激,通常能辨别的温度范围是 -10~60℃。克劳终球(Krause end bulb)和鲁菲尼小体曾被认为分别是冷觉感受器和热觉感受器。近年来已确定温度感觉的分子基础是由温度激活离子通道,几乎所有的离子通道都属于瞬时感受器电位(transient receptor potential,TRP)通道。这类通道分为 7 个亚家族,其亚家族的蛋白结构均含有 6 个跨膜结构域,并且在第 5 和第 6 跨膜片段间形成一个孔道环。TRP 通道蛋白激活时主要引起 Ca^{2+} 等阳离子内流,以胞内 Ca^{2+} 浓度增高的形式调节着相应的生理功能。TRP 家族的 TRPV 亚家族成员有 TRPV1、TRPV2、TRPV3、TRPV4,TRPM 亚家族成员 TRPM8 和 TRPA 亚家族成员 TRPA1 与温度感受相关。

转导热感觉的 TRPV1、TRPV2、TRPV3、TRPV4 和转导冷感觉的 TRPM8 与 TRPA1 广泛表达于 Aδ 纤维和 C 类纤维,以及角质细胞、肥大细胞、脂肪细胞、朗格汉斯细胞和平滑肌细胞。此外,皮肤角质细胞及梅克尔细胞也参与温觉传导。

极冷范围时只有冷-痛纤维末梢受到刺激,20℃时只有冷纤维末梢兴奋,35℃时冷和温热纤维末梢都受到刺激,44℃时只有温热纤维末梢兴奋,60℃时温热和热-痛纤维末梢都发生兴奋。这可理解为什么极度的冷或热都产生性质相似的疼痛感觉。

1. 表皮细胞在温度感觉中的作用

皮肤中的角质细胞和梅克尔细胞等非神经细胞与邻近的躯体感觉传入纤维互相连接,具有对某些物理刺激和化学刺激的初级换能器的功能,特别是表皮中的角质细胞在皮肤温度感觉中起到重要作用。

(1) 角质细胞:通常认为角质细胞是保护机体免受外界化学性和机械性损伤的屏障。

但近年来许多研究证明，皮肤角质细胞在温觉转导中有重要作用。其主要特点是角质细胞分布有感觉传入神经纤维；角质细胞分泌的化学物质能够兴奋或者抑制感觉神经元；角质细胞表达热激活温度敏感型 TRPV3 和 TRPV4 离子通道比感觉神经元的多，热刺激角质细胞可记录到这两个通道的介导电流；实验证实角质细胞参与温觉和痛觉信号转导的受体。

(2) 梅克尔细胞：梅克尔细胞散在分布于毛囊附近的基底层细胞间，数目较少，胞质内可见发达的高尔基复合体。梅克尔细胞的基底部与 Aβ 传入神经末梢之间有非桥粒型连接，形成细胞-轴索复合体，它是一种突触结构。梅克尔细胞参与冷觉感受过程。

2. 热转导

1）非损伤性热觉转导

(1) 非损伤性热觉转导分子：TRPV3 表达于 C 类纤维、角质细胞、睾丸上皮细胞、舌上皮细胞以及背根神经节感觉神经元（dorsal root ganglia，DRG），可被＞33℃的非损伤性温度激活，使人产生热感觉。此外，舌上皮表达的 TRPV3 可由牛至、百里香和丁香激活，可能参与味觉的形成。TRPV4 主要表达于背根神经节和三叉神经节（trigeminal ganglia，TG）感觉神经元、C 类纤维、Aδ 纤维、梅克尔细胞和血管内皮细胞。TRPV4 可被温热刺激（27～35℃）激活。

(2) 非损伤性热觉初级传入神经纤维：非损伤性热觉感受器由无髓鞘 C 类纤维支配，对机械刺激不敏感，其感受野很小，呈点状。一个神经纤维可以支配若干个点。热感受器分布于皮肤表面下 0.6 mm 处，当 30℃ 或 30℃ 以上温度刺激时，热感觉纤维出现持续的放电活动，若冷却时其活动消失。若给热觉纤维以恒定的热刺激，在初期可引起爆发性放电活动增加，然后逐渐出现适应性频率降低变化。若应用刺激间隔时间小于 60 s，重复热刺激可以导致神经元反应降低。热觉纤维属于 C 类纤维，其传导速度平均为 1 m/s，阻断 C 类纤维热感觉随之消失。

2）损伤性热觉转导

(1) 损伤性热觉转导分子：TRPV1 主要表达于背根神经节和三叉神经节的感觉神经元、Aδ 纤维和 C 类纤维，以及角质细胞、肥大细胞、脂肪细胞、朗格汉斯细胞及平滑肌细胞。可被＞43℃的损伤性温度、酸中毒（pH 值＜5.9）及辣椒素激活，并对许多诱发性疼痛敏感。激活感觉神经 TRPV1 可产生热感、辛辣感以及烧灼性疼痛。瘙痒介质花生四烯酸类、组胺、缓激肽、前列腺素 E$_2$ 和蛋白激酶，可通过不同细胞内外信号转导途径使外周感觉神经 TRPV1 致敏。TRPV2 主要表达于背根神经节和三叉神经节的感觉神经元以及 Aβ 纤维和 Aδ 纤维，也表达于角质细胞和肥大细胞，可被＞52℃的损伤性温度和机械性刺激激活。

(2) 损伤性热觉初级传入神经纤维：损伤性热觉感受器由 Aδ 纤维和 C 类纤维支配。热刺激后先迅速出现的快痛觉是由快传导 Aδ 纤维传入，随后出现的潜伏期较长的慢痛觉与慢传导 C 类纤维的活动是一致的。通常将皮肤损伤性热感觉传入纤维分Ⅰ型和Ⅱ型。

Ⅰ型损伤性热感觉传入纤维主要分布于光滑无毛的皮肤和多毛皮肤，对热刺激敏感，并且介导光滑无毛皮肤的热痛觉过敏反应。此外，它还能感受较高强度的机械性损伤刺激，如针刺等。这类损伤热感觉传入纤维的特点是热刺激温度阈值高，平均阈值＞53℃，持续 30 s 的 53℃损伤性热刺激引起传入纤维兴奋的潜伏期平均约为 5 s。电生理学研究指出，热痛觉阈值是根据热刺激引起的神经纤维最低放电频率确定，即以损伤性热刺激引起神经放电率为 0.5 Hz 作为热痛觉阈值。

Ⅱ型损伤热感觉传入纤维为 C 类纤维,位于表皮和真皮之间,即分布于皮下 20～600 μm 的深度,可以感受多种损伤性刺激,如机械、温度和化学刺激等。这类损伤感觉传入纤维的特点是温度阈值较Ⅰ型传入纤维低,人和猴的有毛皮肤 C 类纤维的热觉阈值为 37～49℃,对持续 30 s 的 53℃损伤热刺激反应迅速,通常潜伏期＜1 s,而且有适应现象。但Ⅱ型损伤热觉传入纤维具有较高的机械刺激阈值(平均为 15 Pa),其他感觉传入纤维的机械敏感阈值＜6 Pa。实验发现,手掌皮肤没有Ⅱ型传入纤维,这就解释了为何手掌缺乏损伤性热刺激引起的快痛反应。

3. 冷转导

1) 非损伤性冷觉转导

(1) 非损伤性冷转导分子:TRPM8 表达于某些 Aδ 和 C 类传入纤维,可被＜26℃的温度激活。此外,薄荷醇、桉油精、留兰香等也可激活 TRPM8,产生凉爽的感觉。

(2) 非损伤性冷觉初级传入神经纤维:非损伤性冷觉感受器主要是由有髓鞘 Aδ 纤维支配。另外,有些对机械性刺激反应非常敏感的有髓传入神经纤维对冷刺激反应也较敏感。大约有 50%的慢适应机械刺激感受器,即皮肤浅表层的梅克尔小盘和皮肤深层的鲁菲尼小体,将正常皮肤温度逐渐冷却到 14.5℃的下降过程中均有反应,这种机械刺激性感受器对冷刺激的敏感性,可以解释通常人对冷物体的感觉似乎比热物体沉重的错觉。

2) 损伤性冷觉转导

(1) 损伤性冷觉转导分子:TRPA1 表达于 C 类纤维和 Aδ 纤维,也表达于角质细胞、成纤维细胞及肥大细胞。TRPA1 在温度＜17℃时被激活。

(2) 损伤性冷觉初级传入神经纤维:损伤性冷觉感受器由 Aδ 纤维和 C 类纤维支配。不同感觉纤维对不同温度刺激反应的阈值不同,Aδ 损伤感受器的平均放电频率和最大放电频率随刺激温度降低而增加。损伤性冷刺激不仅能引起 Aδ 纤维和 C 类纤维损伤感受器兴奋,而且可能参与冷痛觉的形成。大多数 Aδ 纤维和 C 类纤维是多觉型的,即机械性刺激和冷刺激均可引起其兴奋,并且激活的温度阈值是 -10～20℃较宽的温度范围内。此外,冷刺激本身又能损伤皮肤表浅部位神经末梢的传导,实验发现当皮肤暴露在 2～3℃条件下,这些部位的无髓鞘神经则不能传导动作电位,这就可以解释寒冷通常可以引起皮肤麻木感觉的原因。

三、皮肤感受器的作用机制

各种感受器都有一种共同的特征。不论何种类型的刺激,引起感受器兴奋的直接效应都是改变感受器的跨膜电位,这种变化称为感受器电位。膜感受器电位发生后则转移到与感受器细胞基底部相联系的末梢神经原纤维。当感受器电位超过神经原纤维的阈值时,则引起动作电位。

1. 不同的感受器可因不同性质的刺激以产生感受器电位

(1) 机械感受器:借助机械性变形作用使膜受到牵拉而开放膜孔。

(2) 化学感受器:化学物质作用于细胞膜引起膜孔开放。

(3) 温度感受器:通过改变细胞膜的温度使细胞膜膜的通透性发生变化。

2. 机械感受器的作用机制

机械感受器的共同特点是感觉膜的机械运动引起感受器活动。牵拉(或张力)影响细胞外的糖键和膜的细胞骨架,使通道蛋白的分子构型受到应力并改变电导。结果因为离子内流增加而产生了感应器电位,即膜电位变化。

皮肤触觉感受器的具体作用机制以环层小体为例加以说明:当环层小体受到机械性刺激时,小体外层被挤压而使神经末梢的膜变形,机械敏感性通道被打开。流过通道的电离子形成电流,产生感受器电位(receptor potential),形成去极化。如果去极化够大,就会爆发动作电位(action potential)。将产生动作电位所需要的最小感受器电位称为阈值(取决于不同的感受器的性质特征)。当膜电势达到一定的阈值时,动作电势就会通过连接在感受器上的轴突传输到初步的感觉神经元上。外加于环层小体中轴的机械压力越强时,感受器电位的幅度也越高。最初感受器电位的幅度表现出快速增高,但随着刺激强度的继续增大,幅度的增高越来越减少。

3. 温度感受器的作用机制

温度感觉的分子基础是由温度激活离子通道,几乎所有的离子通道都属于瞬时感受器电位(transient receptor potential, TRP)通道(图 7 - 3)。TRP 通道具有 6 次跨膜结构和位于胞内的 N 端和 C 端,其离子通透区由 S5 和 S6 之间的疏水片段构成,N 端含有锚蛋白样重复序列(ANK)。TRP 家族包含 7 个亚家族,每个亚族大多又包含 3~8 个成员,均为非选择性阳离子通道,对 Ca^{2+} 具有高通透性。

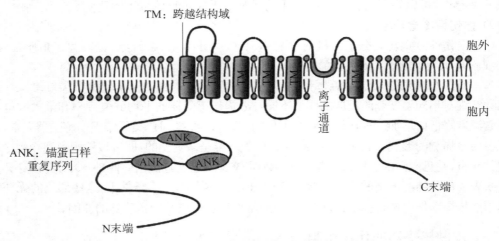

图 7 - 3　温度感觉的瞬时感受器电位通道

损伤性和非损伤性温度刺激均由 TRP 通道转导,TRP 相应的离子通道蛋白存在于细胞膜或胞内
细胞器膜上,激活时主要引起 Ca^{2+} 内流,引起感受器膜去极化,产生感受器电位

四、皮肤触觉、温度觉的传导通路

触觉分为粗略触觉和精细触觉,粗略触觉沿浅感觉传导途径上行,精细触觉沿深感觉传导途径上行。皮肤的两点间距离辨别和物体纹理粗细辨别称精细触觉。手指尤其是指尖具有精细触觉,其两点辨别距离在食指指腹可达到 2 mm,手指其他部分在 4 mm,手掌为 10 mm,而其他皮肤一般是 2 cm 左右,能编码详细的空间定位信息。

(一)躯干四肢痛温觉、粗触觉和压觉传导通路

由 3 级神经元组成,见图 7 - 4。

第 1 级神经元胞体位于脊神经节内,周围突随脊神经分布到躯干、四肢皮肤和黏膜等处的感受器;中枢突经后根进入脊髓,止于后角细胞。其中,传导痛温觉的纤维(细纤维)在后根的外侧部入脊髓经背外侧束终止于第2级神经元;传导粗触觉和压觉的纤维(粗纤维)经后根内侧部进入脊髓后索,终止于第2级神经元。

第2级神经元主要是脊髓后角神经元,它们发出的纤维上升1~2个节段,经中央管前方的白质前连合交叉到对侧。其中一部分纤维进入外侧束组成脊髓丘脑侧束,传导痛、温觉。另一部分纤维进入前索组成脊髓丘脑前束,传导粗触觉。两束分别在脊髓对侧的外侧索和前索上行,经延髓、脑桥和中脑止于背侧丘脑的腹后外侧核。

第3级神经元胞体位于背侧丘脑的腹后外侧核,它们发出的纤维组成丘脑皮质束,经内囊后肢投射到中央后回上2/3和中央旁小叶的后部。

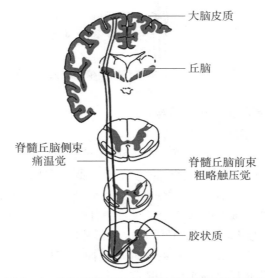

图7-4 躯干四肢痛温觉、粗触觉和压觉传导通路

(二)躯干四肢的本体感觉和精细触觉传导通路

由3级神经元组成,见图7-5。

第1级神经元胞体位于脊神经节内,其周围突随脊神经分布到躯干和四肢的肌、腱、关节等处的本体觉感受器和皮肤精细触觉感受器,中枢突经脊神经后根,进入脊髓同侧的后索。来自脊髓第4胸节段以下的纤维走在内侧,形成薄束,传导躯干下部和下肢的本体感觉和皮肤的精细触觉;来自脊髓第4胸节段以上的纤维位于外侧,形成楔束,传导躯干上部和上肢的本体感觉和皮肤的精细触觉。薄束和楔束在脊髓后索内上升,分别止于延髓的薄束核和楔束核。

第2级神经元胞体在薄束核和楔束核,由两核发出的纤维呈弓形前行至中央管腹侧,在中线与对侧纤维交叉,形成内侧丘系交叉,交叉后的纤维在中线两侧上行,称内侧丘系,经过脑桥和中脑止于背侧丘脑的腹后外侧核。

第3级神经元胞体在背侧丘脑腹后外侧核,该核发出纤维组成丘脑皮质束,经内囊后肢投射到中央后回的上2/3和中央旁小叶的后部,部分纤维投射至中央前回。

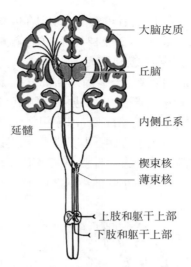

大脑皮质

丘脑

内侧丘系

延髓

楔束核

薄束核

上肢和躯干上部

下肢和躯干上部

图 7－5　躯干四肢的本体感觉和精细触觉传导通路

（三）头面部痛、温、粗触觉和压觉传导通路

由 3 级神经元组成，见图 7－6。

第 1 级神经元胞体位于三叉神经节、面神经的膝神经节、舌咽神经上神经节和迷走神经上神经节内，其周围突经相应的脑神经分支分布于头面部皮肤及口、鼻腔黏膜的相关感受器，中枢突经三叉神经、面神经、舌咽神经和迷走神经入脑干；三叉神经中传导痛温觉的三叉神经根的纤维入脑后下降组成为三叉神经脊束，连同面神经、舌咽神经和迷走神经的纤维一起止于三叉神经脊束核；传导触压觉的纤维终止于三叉神经脑桥核。

第 2 级神经元胞体位于三叉神经脊束核和三叉神经脑桥核内，它们发出纤维交叉到对侧，组成三叉丘系，止于背侧丘脑的腹后内侧核。

第 3 级神经元胞体位于背侧丘脑的腹后内侧核，它们发出纤维参与组成丘脑皮质束，经内囊后肢，投射到中央后回下 1/3。

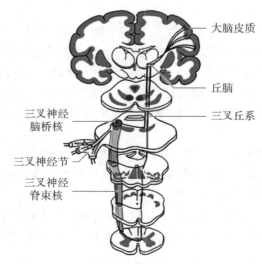

大脑皮质

丘脑

三叉神经
脑桥核

三叉丘系

三叉神经节

三叉神经
脊束核

图 7－6　头面部痛、温、粗触觉和压觉传导通路

五、躯体感觉的神经系统

人类神经系统包括中枢神经系统（central nervous system）和周围神经系统（peripheral nervous system）两部分。

（一）中枢神经系统

中枢神经系统由脑（brain，encephalon）和脊髓（spinal cord）组成，两者在结构和功能上紧密联系。脑于颅腔内，在枕骨大孔处与脊髓相续。一般将脑可分为6部分：端脑、间脑、中脑、脑桥、延髓和小脑。通常将中脑、脑桥和延髓合称为脑干。脊髓与脑的各部之间有着广泛的纤维联系，正常状态下，脊髓的活动是在脑的控制下进行的，但脊髓本身也能完成许多反射活动。

1. 大脑

大脑（cerebrum）也称端脑（telencephalon），是脑的最高级部分。大脑分为左右两个半球，中间由胼胝体相连使左右两个半球的神经传导形成通路。每个半球表层被灰质覆盖，称为大脑皮质（cerebral cortex）；深部为白质，亦称髓质，髓质内有灰质核团，称为基底核（basal nuclei）。

大脑的两个半球主要可以分为4个部分：额叶（frontal lobe）、顶叶（parietal lobe）、颞叶（temporal lobe）和枕叶（occipital），4个分区的位置、结构和主要功能各有不同。

（1）额叶：主要包括躯体运动中枢和额叶联络区。躯体运动中枢位于中央前回，主要控制躯体的运动。额叶联络区主要掌管语言能力、高级思维，同时还与智力和精神活动有密切关系。

（2）顶叶：主要包括躯体感觉中枢（图7-7）和躯体联络区。第一躯体感觉区：位于中央后回和中央旁小叶的后部，接受背侧丘脑腹后核中继的躯体浅感觉和本体感觉冲动，产生躯体、四肢、头面部浅部的痛觉、温觉、触压觉和本体感觉。

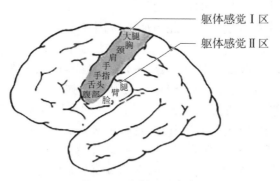

图7-7 躯体感觉中枢

第一躯体感觉区具有以下特点：①躯体感觉传入冲动向皮质投射是交叉性的，即一侧体表感觉传入冲动向对侧皮质的相应区域投射，但头面部感觉的投射是双侧性的。②躯体各部位感觉在皮质的投射区域具有一定的分野，总的布局呈一个倒置的人形，但头面部代表区内部的布局是正立的关系，即下肢代表区在顶部（膝部以下的代表区在皮质内侧面），上肢代表区在中间部；头、面部代表区在底部。③投射区的大小与不同体表部位的感觉分辨精细程度有关,感觉分辨越精细的部位在中央后回的代表区也越大。例如大拇指和食指的代表区面积要比胸部 12 根脊神经传入支配的代表区总面积大几倍。这表明感觉分辨精细的部位具有较大数量的感觉装置,而皮质上与其相联系的神经元数量也较多,这种结构特点有利于进行精细的感觉分析(图 7 - 8)。

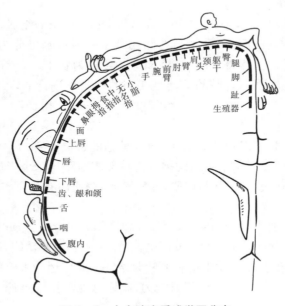

图 7 - 8　人大脑皮质感觉区分布

第二躯体感觉区:位于中央后回的中、上部和中央旁小叶后部,具有粗糙的分析作用。感受躯干四肢的肌、键、骨膜及关节的深部感觉,为本体感觉的投射区。

(3) 颞叶:主要负责听觉信息的加工处理。

(4) 枕叶:主要负责视觉信号的传递与加工,属于初级加工区域。

2. 间脑

间脑(diencephalon)一般分为背侧丘脑、后丘脑、上丘脑、底丘脑和下丘脑 5 个部分,结构与功能十分复杂。背侧丘脑(dorsal thalamus)又称丘脑,为间脑中最大的部分,位于间脑的背侧部,由一对卵圆形的灰质团块组成。背侧丘脑的腹后外侧核接受内侧丘系和脊丘系的纤维。腹后核发出纤维(丘脑中央辐射)投射至大脑皮质中央后回的躯体感觉中枢。腹后核的传入和传出纤维均有严格定位关系:传导头面部感觉的纤维投射到腹后内侧核,由腹后内侧核发出纤维投射到大脑皮质中央后回下部头面部躯体感觉中枢;传导上肢、躯干和下肢感觉的纤维由内向外依次投射到腹后外侧核,再由该核发出纤维投射到相应的上肢、躯干和下肢大脑皮质躯体感觉中枢代表区。

3. 小脑

小脑(cerebellum)是机体重要的躯体运动调节中枢,其功能主要是维持身体平衡、调节肌张力和协调随意运动。

4. 脑干

脑干(brain stem)自下而上由延髓、脑桥和中脑三部分组成。脑干位于颅后窝前部,上接间脑,下续脊髓。脑干的内部结构由灰质、白质和网状结构构成。

1) 脑干的灰质

根据其纤维联系及功能的不同可分为三类:脑神经核,直接与第Ⅲ～Ⅻ对脑神经相连;中继核,经过脑干的上、下行纤维束在此进行中继换元;网状核,位于脑干网状结构。

与触温觉相关的结构包括:

(1) 脑神经核:一般躯体感觉核有 3 对,即三叉神经中脑核、三叉神经脑桥核和三叉神经脊束核。它们接受来自头面部皮肤和口腔、鼻腔黏膜的一般躯体感觉冲动。①三叉神经中脑核(mesencephalic nucleus of trigeminal nerve):位于中脑水管周围灰质的外侧边缘和菱形窝上部第四脑室室底灰质的外侧缘。核内含有许多假单极神经元以及少量的双极和多级神经元。假单极神经元的周围突随三叉神经分布于咀嚼肌、表情肌、牙齿、牙周组织、下颌关节囊和硬膜等处,传递本体感觉和触、压觉;中枢突终止于三叉神经运动核和三叉神经脊束核等。②三叉神经脑桥核(pontine nucleus of trigeminal nerve):位于脑桥中部网状结构内,三叉神经运动核的外侧,主要接受经三叉神经传入的头面部触、压觉初级纤维,还接受来自三叉神经中脑核的纤维。③三叉神经脊束核(spinal nucleus of trigeminal nerve):在延髓下部位于延髓背外侧部浅层;在延髓上部,位于孤束核的腹外侧;在脑桥中下部,位于前庭神经核的腹外侧。此核主要接受三叉神经内传递头面部痛、温觉的初级感觉纤维;下部还接受来自面神经、舌咽神经和迷走神经的一般躯体感觉纤维。

(2) 中继核:传递躯干四肢意识性本体感觉和精细触觉冲动的中继核团为薄束核与楔束核,分别位于延髓下部薄束结节和楔束结节的深面。此二核分别接受薄束和楔束纤维的终止,其传出纤维在本平面绕过中央灰质外侧形成内弓状纤维,在中央管腹侧越中线交叉至对侧,形成内侧丘系交叉。交叉后的纤维在中线两侧、锥体束的后方转折上行,形成内侧丘系。

2) 脑干的白质

脑干的白质主要由长的上、下行纤维束和出入小脑的纤维组成。与触温觉传导相关的长的上行纤维束主要有:

(1) 内侧丘系(medial lemniscus):由对侧薄束核和楔束核发出的二级感觉纤维,经内侧丘系交叉后形成,向上经脑干终于丘脑腹后外侧核。内侧丘系传递对侧躯干和上、下肢的意识性本体感觉和精细触觉。传递躯干下部和下肢感觉的纤维由薄束核发出,而传递躯干上部和上肢感觉的纤维由楔束核发出。

(2) 脊髓丘脑束(spinothalamic tract):又称脊丘系,包括脊髓丘脑侧束和脊髓丘脑前束。脊髓丘脑束终于丘脑腹后外侧核,侧束传递对侧躯干、四肢的痛温觉,前束传递双侧躯干、四肢粗触觉和压觉。

(3) 三叉丘脑束(trigeminothalamic tract):由对侧三叉神经脊束核及大部分三叉神经脑桥核的二级感觉纤维组成。主要传导对侧头面部皮肤、牙及口腔、鼻腔黏膜和脑膜的痛温觉和触压觉。三叉神经脑桥核的部分神经元发出传导牙和口腔黏膜的触压觉纤维,直接进入同侧三叉丘系,止于同侧丘脑腹后内侧核。

3) 脑干的网状结构

在脑干被盖的广大区域内,除了明显的脑神经核、中继核和长的纤维束外,尚有神经纤维纵横交织成网状,其间散在大小不等的神经细胞团块的结构,称为脑干的网状结构

(reticular formation of brain stem)。网状结构对传入中枢的感觉信息有修正、加强和抑制等方面的影响。

5. 脊髓

脊髓(spinal cord)位于椎管内,接受、初步整合并传递躯体感觉信息到高位中枢,并具有调控躯体运动的功能。脊髓主要由灰质和白质组成。在脊髓的水平面,可见中央有一细小的中央管,管壁上有室管膜上皮覆盖,围绕中央管周围是H形的灰质,灰质的外周是白质。

1) 脊髓灰质

脊髓灰质是神经元胞体及树突、神经胶质和血管等的复合体。在横切面上,有些灰质柱呈突起状称为角。每侧的灰质,前部扩大为前角;后部狭细为后角;在胸髓和上部腰髓,前、后角之间有向外伸出的侧角。前、后角之间的区域为中间带;中央管前、后的灰质分别称为灰质前连合和灰质后连合,连接两侧的灰质。因灰质前、后连合位于中央管周围,又称中央灰质。脊髓灰质后角是皮肤感受外界痛、温、触压觉等刺激的初级传入纤维终末和侧支的主要接受区。

2) 脊髓白质

脊髓白质的神经纤维可分为:传入纤维、传出纤维、上行纤维、下行纤维和脊髓固有纤维。

与触温觉相关的神经纤维主要包括:

(1) 传入纤维:由脊神经节神经元的中枢突组成,经后根进入脊髓,分内、外侧两部分。内侧部纤维粗,沿后角内侧部进入后索,组成薄束、楔束,主要传导本体感觉和精细触觉,其侧支进入脊髓灰质。外侧部主要由细的无髓和有髓纤维组成,这些纤维进入脊髓上升或下降1~2节段,在胶状质的背外侧聚集成背外侧束,由此束发出侧支或终支进入后角。后根外侧部的细纤维主要传导痛觉、温度觉、粗触压觉和内脏感觉信息。

(2) 上行纤维(传导)束:又称感觉传导束。主要是将后根传入的各种感觉信息向上传递到脑的不同部位。①薄束(fasciculus gracilis)和楔束(fasciculus cuneatus):此二束位于后索,是脊神经后根内侧部的粗纤维在同侧脊髓后索的直接延续。薄束起自同侧第5胸节及以下的脊神经节细胞,楔束起自同侧第4胸节及以上的脊神经节细胞。这些细胞的周围突分别至肌、腱、关节和皮肤的感受器;中枢突后根内侧部进入脊髓,在后索上行,止于延髓的薄束核和楔束核。薄、楔束传导同侧躯干及上下肢的肌、腱、关节的本体感觉(位置觉、运动觉和震动觉)和皮肤的精细触觉(如通过触摸辨别物体纹理粗细和两点距离)信息。②脊髓丘脑束(spinothalamic tract):分为脊髓丘脑侧束和脊髓丘脑前束。脊髓丘脑侧束位于外侧索的前半部,并与其邻近的纤维束有重叠,主要传递痛、温觉信息。脊髓丘脑前束位于前索,前根纤维的内侧,主要传递粗触觉、压觉信息。

(二)周围神经系统

周围神经系统由脑发出的脑神经(cranial nerve)和脊髓发出的脊神经(spinal nerve)组成。周围神经系统可分为传入(感觉)神经和传出(运动)神经。周围神经分布于全身,将脑和脊髓与全身其他组织、器官联系起来,使中枢神经系统既能通过遍布躯体与内脏的无数感受装置(各种感受器和感觉器官)和相应的周围与中枢传输通路感知、分辨机体内外环境的变化,又能通过躯体神经系统、自主神经系统、神经内分泌系统和高级整合系统做出相应的反应(通过传出神经传达调节指令)和产生相应的意识活动,以保证人体功能的完整协调及其对环境的适应。

1. 周围神经的解剖

1）神经细胞

神经细胞（nerve cell）也称神经元（neuron），是神经系统的形态和功能单位，具有接受刺激、整合信息和传导冲动的能力。神经细胞可分为胞体、树突和轴突三部分。

（1）胞体（soma）：是神经元的营养和代谢中心，主要位于大脑和小脑的皮质、脑干和脊髓的灰质以及神经节内，全部由细胞膜、细胞质和细胞核构成。

（2）树突（dendrite）：每个神经元有一至多个树突，树突上有许多棘状突起，称树突棘，是神经元间形成突触的主要部位，树突的功能主要是接受刺激。

（3）轴突（axon）：每个神经元一般只有一个轴突，大多由胞体发出。轴突起始段的轴膜较厚，膜下有电子密度高的致密层。此段轴膜容易引起电兴奋，常是神经元产生神经冲动的起始部位，神经冲动形成后在轴膜上向终末传递，因此轴突的主要功能是传导神经冲动。

2）周围神经系统的神经胶质细胞

（1）施万细胞（Schwann cell）：又称神经膜细胞，包裹着周围神经纤维的轴突。施万细胞能分泌神经营养因子，促进受损伤的神经元存活及其轴突再生。

（2）卫星细胞（satellite cell）：是神经节内包裹神经元胞体的一层扁平或立方形细胞，其核圆或卵圆形，染色质较浓密。

（3）神经纤维（nerve fiber）：由神经元的长轴突及包绕它的神经胶质细胞构成。根据神经胶质细胞是否形成髓鞘（myelin sheath），可将其分为有髓神经纤维和无髓神经纤维两类。①有髓神经纤维（myelinated nerve fiber）：其施万细胞呈长卷筒状，一个接一个地套在轴突外面。相邻的施万细胞不完全连接，神经纤维上这一部位较狭窄，称郎飞结（Ranvier node），该部位的轴膜部分裸露。相邻两个郎飞结之间的一段神经纤维称结间体（internode），因此一个结间体的外围部分即为一个施万细胞。在有髓神经纤维的横切面上，施万细胞可分为3层。中层为多层细胞膜同心卷绕（可达50层）形成的髓鞘，以髓鞘为界，胞质分为内侧胞质和外侧胞质。因此，髓鞘是由施万细胞的胞膜构成，而胞质被挤至髓鞘的内、外侧及两端（即靠近郎飞结处）。②无髓神经纤维（unmyelinated nerve fiber）：其施万细胞为不规则的长柱状，表面有数量不等、深浅不同的纵行凹沟，纵沟内有较细的轴突，施万细胞的膜不形成髓鞘包绕它们。因此，一条无髓神经纤维可含多条轴突。由于相邻的施万细胞衔接紧密，故无郎飞结。

2. 神经纤维的功能、分类及相应感觉传导

1）神经纤维的功能

神经纤维负责传导神经冲动，这种电流的传导是在轴膜进行的。有髓神经纤维的神经冲动呈跳跃式传导，故传导速度快。这是由于有髓神经纤维的髓鞘含高浓度的类脂而具有疏水性，在组织液与轴膜间起绝缘作用。另外，髓鞘电阻比轴膜高得多，而电容却很低，电流只能使郎飞结处的轴膜（能与细胞外液接触）产生兴奋。所以轴突起始段产生的神经冲动，必须通过郎飞结处的轴膜传导，从一个郎飞结跳到下一个郎飞结。有髓神经纤维的轴突越粗，其髓鞘也越厚，结间体越长，神经冲动跳跃的距离便越大，传导速度越快。无髓神经纤维因无髓鞘和郎飞结，神经冲动只能沿着轴突的轴膜连续传导，故传导速度慢得多。

2）周围神经纤维的分类

神经纤维用超强刺激诱发的动作电位有几个峰，每个峰都代表着传导速度不同的一组

纤维。Erlanger 和 Gasser 用 α、β、γ 和 δ 来区分传导速度由快到慢的 A 纤维,后来又发现了两种更慢的纤维 B 和纤维 C。用电生理学方法可以鉴别 A 纤维和 B 纤维(尽管在组织学上它们是相似的),B 纤维没有负后电位,因而在产生动作电位后没有超常期;B 纤维的负峰持续时间比 A 纤维的长一倍多;B 纤维的复合动作电位光滑,而没有分散的峰(说明不同传导速度的纤维分布是平均的)。C 纤维和 A、B 纤维不同,是几条纤维共有一个神经膜细胞,且没有髓鞘,在生理上,其兴奋阈很高,波峰时限长,传导缓慢。A 型神经纤维具有发达的髓鞘,直径最粗,一般为 1~22 μm,传导速度很快,每秒可达 5~120 m,大多数的躯体感觉和运动纤维属此类,这类神经纤维对抗损伤的能力很低,损伤后恢复较慢。B 型神经纤维也具有髓鞘,神经纤维较细,直径为 1~3 μm,传导速度慢,每秒为 3~15 m,自主神经的节前纤维属此类,这类神经纤维对抗损伤的能力稍强,损伤后易恢复。C 型神经纤维最细,直径仅0.5~1 μm,都属于无髓纤维,传导速度很慢,每秒为 2 m,自主神经节后纤维、后根痛温觉传入纤维属于此类,这类神经纤维受损伤后很易恢复,由于恢复过程中不生成髓鞘,所以再生较快。

3)触温觉对应的传入神经纤维

触压觉(包括振动觉)是由较粗的有髓传入纤维 Aβ 神经纤维传导。冷觉是通过细小的有髓鞘的 Aδ 神经纤维介导;热觉是通过无髓鞘的 C 类神经纤维介导;冷痛觉是由 Aδ 神经纤维和 C 类神经纤维共同介导;热痛觉大部分是由 C 类神经纤维介导,同时涉及少量 Aδ 神经纤维。

第二节　触温觉功能评估技术

触温觉功能评估主要包括客观感觉功能检测和主观感觉功能检查。客观感觉功能检测通过电生理检测技术结合神经系统解剖学定位原则,对周围神经感觉障碍进行定位,从而为临床检查提供详细的客观证据。主观感觉功能检查对感觉进行定量判断的一种心理物理学技术,临床检查简便、快速,但难以进行定量化,其重复性及特异性不高。

一、客观感觉功能检测

客观感觉功能检测主要通过感觉神经传导检测进行评估。神经传导检测(nerve conduction studies)可定义为从一条周围神经诱发出动作电位的部位传导至其远端某些部位冲动的记录。可通过检查神经传导电冲动的能力对神经损伤与否进行评价。对于感觉神经来说,电位是通过刺激一端感觉神经,冲动沿着神经干传导,在感觉神经的另一端记录这种冲动,此种形式产生的电位叫作感觉神经电位(sensory nerve action potential,SNAP)。

(一)神经纤维的生物电现象

1. 静息电位

静息电位(resting membrane potenial)是指神经纤维处于安静状态时,存在于细胞内外的电位差。这种细胞膜外是正电位,细胞膜内是负电位,两者的电位差稳定于静息电位固定水平的状态,叫极化(polarized)状态。

将一条单个的神经纤维分离出来,把阴极射线示波器的一个参考电极放在浸泡神经纤维的溶液中,此溶液的电解质成分与细胞外液相似。此溶液联接地线,使胞外电位总是零电位;另一个探测电极连接到探测电极上,准备插入神经纤维里去。当微电极尚在细胞外面时,示波器上的光点在 0 mV 处扫描成一条直线。一旦微电极刺破细胞膜进入细胞质内,示波器上的光点立即下降到 −90 mV 处扫描。这就证明,当神经纤维处于静息状态时,细胞膜外是正电位,细胞膜内是负电位,膜内外有 90 mV 的电位差。也就是说,以膜外为零电位,则膜内是 −90 mV,这种电位差叫静息电位。

2. 动作电位

当神经纤维接受外来刺激时,如果刺激达不到一定强度,它虽可使膜电位去极化,但不能触发动作电位(action potential)产生。只有当刺激达到某一强度使膜电位去极化到阈电位(threshold potential)时,才可触发动作电位。因此,动作电位是指可兴奋细胞受到刺激时在静息电位的基础上产生的可扩布的电位变化过程。动作电位由峰电位(迅速去极化上升支和迅速复极化下降支的总称)和后电位(缓慢的电位变化,包括负后电位和正后电位)组成,反映了神经纤维细胞膜内的电位变化:由原来静息状态的 −90 mV,迅速升高到了 +30 mV,膜内电位由静息状态的负电位变成了兴奋状态的正电位,出现了极化状态的倒转。膜内电位由 −90 mV 上升到 0 mV,为负电位的消失,膜内负电位的消失为去极化,再由 0 mV 上升到 +30 mV,这一段称为超射(over-shot)。两者相加就是动作电位的幅度,一共是 120 mV,这构成了动作电位曲线上升支,也叫去极化时相。动作电位在神经纤维某一个点上,只持续 0.5～1 ms,因而当上升支迅速到达最高峰后,立即迅速下降到原来的静息电位水平,这就构成了动作电位曲线的下降支,也叫复极化时相。

动作电位具有以下 3 个特点:

(1)全或无式脉冲反应:在阈下刺激时动作电位根本不出现,但当刺激一旦达到阈值或超过阈值,动作电位便在局部电位的基础上出现,并且快速达到固定的最大值,随后又迅速恢复到原初的静息膜电位水平。

(2)不衰减传导:动作电位作为电脉冲,它一旦发生,则该处的膜电位便爆发式变为内正外负,这一变化会对仍处于静息膜电位(内负外正)的相邻部位形成刺激。这样,在某处产生的动作电位便以这种局部电流机制依次诱发相邻部位产生动作电位,又由于动作电位是全或无式脉冲反应,所以它可不衰减地向远距离传导。

(3)兴奋性后变化:在神经纤维的某处一旦产生动作电位,则该处的兴奋性便将发生一系列变化。在动作电位的绝对不应期内,无论用如何强的刺激电流在该处都不能引起动作电位;在随后的相对不应期内,用较强的阈上刺激方可以在该处引起动作电位,并且其振幅还要小一些。

3. 神经冲动的传导

神经冲动沿着神经纤维迅速传导。由于发生动作电位部位的跨膜电位是外负内正,而邻接的未兴奋部位仍处于静息状态,跨膜电位是外正内负,并且细胞内液和细胞外液都是导电的,于是就在兴奋部位和邻接的未兴奋部位之间产生局部电流。局部电流流动的方向:在细胞外液中是从未兴奋部位流向已兴奋部位;在细胞内液中,是从已兴奋部位流向未兴奋部位,其结果就使未兴奋部位膜内电位升高,膜外电位降低,也就是说产生了去极化。未兴奋部位的去极化,一旦达到阈电位,细胞膜中的钠通道突然大量开放,而产生动作电位。冲动就是通过这样的机制,迅速向前传导。

（二）感觉神经电位的检测指标

1. 潜伏期

潜伏期（incubation period）代表从神经受到刺激到所测定的神经开始出现动作电位所用的时间。在感觉神经中，潜伏期仅有赖于最快神经纤维的传导速度和去极化波的传导距离。

2. 传导速度

传导速度（conduction velocity）是指神经传导动作电位的快慢程度，可应用下列公式计算：速度＝距离/时间。感觉神经传导速度反映了快传导和有髓鞘感觉神经纤维的传导速度。

3. 波幅

波幅（amplitude）是指从基线到负相波波峰之间的距离，有时也用峰峰之间距离计算。波幅反映的是去极化感觉神经纤维的数量。由于在一条神经里含有了很多传导速度不同的纤维，对于每一次阈刺激，每个感觉神经纤维都能产生一个神经电位，这些单个神经电位的总和就产生了这条神经的电位。

4. 时程

时程（duration）是指从偏离潜伏期开始到恢复潜伏期的时间。

（三）感觉神经电位的检查原理

记录电极和参考电极应放在神经干的走行上，两点间距离应为 2～3 cm，记录电极靠近刺激器，地线放在记录电极和刺激电极之间。用表面刺激电极在特定区域的皮肤表面给予适当的刺激，即可在近端支配该区域皮肤的感觉神经上用表面电极记录到一个诱发产生的感觉神经动作电位，记录该动作电位的起始潜伏期和最大波幅。该动作电位的起始潜伏期反映了神经兴奋从刺激点传导到记录点的最短时间（time，T），测定刺激点到记录点之间的距离（distance，D），按照感觉传导速度（sensory conduction velocity，SCV）＝ D/T 即可计算出神经兴奋在感觉神经（或混合神经干）上的传导速度。感觉神经动作电位的最大波幅则反映了该刺激引发感觉神经兴奋的神经纤维数量。

（四）感觉神经电位常用的检测方法

正中神经和尺神经的记录电极位于手腕部，刺激电极分别位于中指和小指，腓总神经的记录电极位于外踝下方稍后，刺激电极则位于小腿后，距离记录电极 14 cm 处中点靠外侧。患者在检查前用温水浸泡手足 10～20 min，使其皮温保持在 32℃左右，刺激与记录均采用表面电极进行。整个测试过程在室内进行，温度控制在 24～26℃，患者取平卧位，使用肌电诱发电位仪测定受检者的尺神经、正中神经、腓总神经的神经传导速度。

（五）感觉神经电位检测的临床应用

（1）可以发现那些仅影响感觉神经而不影响运动神经的疾病，如股外侧皮神经炎、桡浅神经病和单纯感觉性多发性神经病。

（2）对于早期比较轻微的远端轴索损害或轻度混合神经损害，感觉神经电位异常可能是神经电生理检查的唯一发现，也就是说运动神经传导尚在正常范围内时，感觉神经电位却已经出现了异常，包括波幅降低或传导速度减慢。

（3）对鉴别后根神经节前损害疾病（神经根病）和节后损害疾病（神经丛及其后周围神经损害）非常重要。周围感觉纤维来源于后根神经节，节内含有双极细胞，它位于脊髓外、椎间孔附近,它的中枢支形成了感觉神经根,而周围支形成了周围感觉神经。感觉神经电位的形成依赖于后根神经节内细胞体和周围感觉支的完好无损,任何神经根损害,即使很严重,由于它位于后根神经节近端,所以,它仅影响中枢支,而后根神经节内细胞体和周围感觉支则完好无损,感觉神经电位仍然正常。所以,后根神经节近端任何部位包括神经根、脊髓以及脊髓以上部位的损害均不影响感觉神经电位,而如果后根神经节以下及其远端周围神经任何部位的损害均会产生异常感觉神经电位。也就是说,节后病变时,感觉神经电位通常为异常,而节前病变时,感觉神经电位正常。

(4) 由于感觉神经纤维没有参与运动单位,所以可以用来鉴别由于周围神经病、神经肌肉接头病变以及肌肉本身病变而导致的广泛性损害,而后两者感觉神经电位正常。

(六)感觉神经电位检测的优缺点

1. 优点

通过对传导速度和波幅的测定和比较,可以客观定量地判断刺激点到记录点之间感觉神经的功能状态,结果可靠,重复性好。感觉神经的病变常会导致其相应潜伏期的延长和(或)波幅的降低以及感觉传导速度的下降。

2. 缺点

神经传导速度只对评估直径较粗大的有髓鞘神经纤维敏感。此类神经纤维直径为 6～17 μm,并且往往在损害 30% 以上时才显示感觉神经传导速度减慢。但如果仅小直径或中等直径神经纤维受损,则神经传导速度可正常或轻度减慢。此外,神经传导速度检查又受到很多因素的影响,包括生理性因素如温度、年龄、身高等以及非生理性如电极阻抗、电噪声和一些技术方面因素。

二、主观感觉功能检查

定量感觉检查(quantitative sensory testing, QST)是对感觉进行定量判断的一种心理物理学技术,可以对感觉障碍的程度进行定量评价。

(一)感觉种类与神经纤维类型及其 QST 的临床意义

神经纤维根据它的直径、传导速度及电记录特性分为 4 种类型:A、B、C 及 Y 纤维。A、B 纤维又有许多亚型。周围神经中,振动觉及触觉、轻压觉、关节位置觉是由大直径、有髓鞘纤维(Aα, Aβ)传导的;温度及痛觉主要通过小直径、薄髓鞘的 Aδ 和无髓鞘的 C 纤维传导。在中枢神经系统中,振动觉、精细触觉是由后索传导的,温度觉是由脊髓丘脑束传导的。

目前已开展的 QST 感觉类型有:温度觉、振动觉、触压觉。定量温度觉检查(quantitative thermal perception testing, QTT)可检查冷觉、温觉、冷痛觉、热痛觉的阈值,主要反映小纤维的功能。振动觉、触压觉的阈值主要反映大纤维的功能。在许多周围神经病变中,可仅仅损害小纤维或仅仅损害大纤维,也可大小纤维成分同时受损害,神经大纤维的功能可以通过神经传导、定量振动觉检查等反映,而 QTT 是评价躯体神经小纤维功能的唯一检查方法,QST 与神经传导相结合,对周围神经功能进行综合评价可有互补作用,所以QST 的研究具有临床实用意义。

(二)定量感觉检查方法

QST 测定方法分为两个基本类型:包括反应时间在内的测定方法(reaction time inclusivemethods,RTIM)与不包括反应时间在内的测定方法(reaction time exclusive methods，RTEM）。反应时间：来自刺激点的冲动经周围神经到脑，加工以后，命令传出到手完成终止刺激的动作，此过程所需要的时间即为反应时间。在这段时间内，刺激的强度仍在不断变化，所以通过 RTIM 所得阈值比 RTEM 所得的绝对阈值要高。

1. 包括反应时间在内的测定方法

要求受试者在感受到一个特定的感觉或者感觉消失时通过按按钮等方法终止一个渐增或渐减的刺激。主要为界限法（method of limits）：将测量仪器置于受试者皮肤上，刺激强度从 0 开始或者一个基础温度开始呈直线或指数性增强或减弱，一旦受试者感受到特定的刺激时，立即按下按钮，仪器终止刺激并自动记录此时的数值，一般重复刺激 3～4 次，得到一个平均阈值。界限法的优点是得到确定阈值需要的测试周期短，但可能高估了实际的阈值。这是因为当刺激量不断改变时，患者先感知到刺激，再示意停止，这其中包含了患者从感知刺激到示意停止这一段反应时间。由于每个人的反应时间不同，部分检测者在达到阈值后尚未及时给出反馈，而刺激强度在此反应时间内仍在继续增加，因此该检测的结果绝对值偏大且变异更多。

2. 不包括反应时间在内的测定方法

此法包括一个事先设定的刺激强度序列，受试者不能终止刺激，每次刺激结束后刺激强度总是回复到 0 或基础强度，要求受试者在接受每次刺激后做出一个是与否的回答即"事后陈述"。随后的刺激强度的变化程度（增加或减少的幅度）是根据不同方法事先设定的；刺激方向的变化（强度增加或减少）是由受试者对前一个刺激的反应决定的，即：肯定的回答可引出一个较前小的刺激，否定的回答就引出一个较前大的刺激。

1）单刺激法

在这种方法中，先施加一个预定强度的刺激，当刺激结束后，要求被试者用"是"或"非"指出他是否感觉到刺激。一般，如果回答"是"，下一个强度会弱一些；反之，则下一个会强一些。对于不同的方法，刺激强度变化、测量终止和阈值计算的方式都不一样。

（1）水平法（method of levels）：刺激强度的变化程度（增加或减少的幅度）是根据不同方法事先设定的；刺激方向的变化（强度增加或减少）是由受试者对前一个刺激的反应决定的，即：如果回答"是"，下一次刺激降低 50%；回答"否"，下一次刺激增加 50%。当"是"与"否"之间的变化幅度达到仪器设置的最终变化幅度时刺激终止，最后一次"是"和"否"相对应的刺激水平的平均值就是阈值。水平法的优点是检测阈值不包括患者反应时间，但是和检查者事先设定好的停止测定时的数值精确度有关。缺点是需要很长的周期来确定阈值，另外，大量重复的测量可能引起患者的注意力涣散，影响检测结果。

（2）阶梯法（staircase）：这种方法定义了三种跃变，即粗调、中等、精确。先是进行粗调，直到第一个转折点后，改用中等的跃变，到下一个转折点后，全部改用细调。在细调中，每次"否"响应后，则停止测试进程。阈值定义为两个平均值的中点，两次平均值分别为：第一次"否"以后所有"是"响应点的平均值；所有"否"响应点的平均值。

（3）4-2-1 梯度法（4-2-1 stepping algorithm）：区别两个相邻强度的能力是依靠它们之间的最小差值，这个最小差值被称为"刚能引起注意的差值"（just noticeable differences，JNDs）。4-2-1 梯度法就是以 JNDs 为基础的，刺激强度分 25 个 JNDs，试验从 13 的水平开始，得到"是"或"否"的回答，据此随后的刺激分别以 4 个 JNDs 为梯度减少或增加，达到第一个转折点后增减梯度减为 2 个 JNDs，到第二个转折点后，增减梯度减为 1 个

JNDs。共刺激20次后,测试停止。阈值定义为跃变1JNDs阶段,所有转折点的均值。由于4-2-1法是一种快速而准确的方法,它可以大大缩短测试时间,并且准确性和可重复性均较高,因而有利于克服患者在较长时间测试中因困倦和走神带来的偏差,而且测试时间缩短,也节约了测试仪与操作人员的时间,从而降低了成本。

(4) 多组随机排列梯度(multiple random staircase)法:这种方法使用两个或更多刺激序列的复合,同样遵守响应为"否"刺激增强、为"是"则刺激减弱的基本原则。因为有时候,被试者会明白测试方法的原理,从而在一次测量中预测刺激的序列。插入属于不同序列的随机化的刺激,使这种猜测变得不可能。这种方法主要是克服患者主观因素的介入,使阈值相对客观一些。

2) 双刺激法

即双间隔的强迫选择法(forced choice algorithm,FC)。这种方法的刺激成对出现,在一个刺激中,一个有刺激强度,一个为空刺激(刺激强度为零),刺激结束后"强迫"受试者指出有刺激强度的一个刺激。

(三) 定量感觉检查具体操作方法

1. 温度觉阈值检查

温度觉定量分析指应用温度觉分析仪(thermal sensory analyzer)测定冷觉、热觉、冷痛觉和热痛觉的具体阈值,从而使温度觉分析得以量化。评估温度觉阈值的方法有多种,其中最常用的为界限法和水平法。

(1) 界限法:将热电极置于受试者皮肤上,热电极温度自基础温度(默认32℃)起始,并以一定的速率升高或降低,一旦受试者感受到温度刺激时,立即按下按键,仪器终止温度刺激并自动记录此时的温度值,同时热电极温度回到基础温度,下一次温度刺激再从基础温度开始(两次温度刺激之间有一定的间隔时间),对连续的多次温度刺激取平均值即为界限法测得的相应感觉的阈值。界限法一个完整的测试过程包括4个部分:①热电极温度递减,令受试者一旦感觉到温度变化即按键,温度刺激停止,仪器记录此时温度水平得到冷感觉阈值(cool threshold);②热电极温度递增,令受试者一旦感觉到温度变化即按键,得到热感觉阈值(warm threshold);③热电极温度递减,令受试者一旦产生痛觉即按键,得到冷痛觉阈值(cold pain thershold);④热电极温度递增,令受试者一旦产生痛觉即按键,得到热痛觉阈值(heat pain threshold)。冷觉、热觉测试重复4次,冷痛觉、热痛觉重复3次,所得平均值即为受试者相应的4种温度觉阈值。界限法包含反应时间差即受试者对感受到的温度刺激做出反应之前的信息处理过程中,温度刺激继续升高或降低,这可导致阈值测量的误差,使得感觉阈值评估过高、可变性增加。

(2) 水平法:仪器发放恒量强度的温度刺激,温度刺激终止时令受试者做出是否感受到温度刺激的应答。根据受试者的应答,仪器内部元件按特殊的运算法则调整下一次温度刺激水平。水平法可对热觉、冷觉分别进行测定,测量热觉时温度刺激按预先设置的初始变化幅度(3℃)升高,直至得到第一个"是"的应答。然后温度刺激依初始变化幅度的一半(1.5℃)降低,直至得到第一个"否"的应答。随后,依据受试者的反应决定方向的改变:应答为"否"升高、应答为"是"则降低。方向每改变一次变化幅度减半,当"是"与"否"之间的变化幅度达到仪器设置的最终变化幅度(0.1℃)时温度刺激终止,仪器内部元件可自动计算出最后一次"是"和"否"相对应的温度刺激水平的平均值,该值即水平法测得的热觉阈值,同理可测得冷觉阈值。该法利用预设的温度刺激水平和持续时间可以克服包含反应时间的缺点,使感觉阈值评估过高或可变性增加的可能性降至最低。

2. 触压觉阈值检查

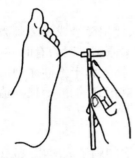

图 7 - 9　Von Frey 单丝压觉测量法

Von Frey 单丝压觉测量器(图 7 - 9)是由一系列粗细不同的尼龙单丝安装在手持塑料棒上组成。单丝与塑料棒成直角,尼龙单丝的规格有多种,标示的数值代表弯曲这些尼龙单丝所需力(单位:mg)的对数值。目前最常用的是采用三点测量法,即蹑趾腹和第一与第五跖骨头区 3 个部位。测量时遮住患者双目,检查者持数值最小的单丝开始试验,使单丝垂直地接触上述部位的皮肤表面,给予单丝足够的压力使之弯曲。整个按压单丝、接触皮肤和除去单丝的时间大约为 2 s,询问受检者是否有感觉,并进一步询问感觉的部位。当单丝已弯曲而患者仍无感觉时,换大的一号再试,直到连续两次单丝刚弯曲患者即有感觉时为止。通过计算该单丝所对应力的平均值而得到压力觉阈值。

3. 振动觉阈值检查

(1)音叉法:用于振动觉阈值的测试音叉振动频率为 128 Hz,有一个 8/8 刻度。测试时请患者闭眼,以患者双手拇指指骨间关节及双足蹑趾趾骨间关节为测量点,敲击音叉并将音叉垂直置于被测部位。询问受检者是否能感觉到振动,要求受检者在感觉振动消失时示意,由操作者读出此时音叉的振幅刻度,即为振动觉阈值,测试 2 次取平均值。(0~8,数值越小振幅越大,精确至 1),若刻度≥4,则患者之振动感正常,若刻度<4,则患者之振动感异常。

(2)感觉定量检查仪法:定量振动觉阈值(vibrating perception threshold, VPT)检查前,测试时请患者闭眼,先使被检者用手指大拇指腹试验振动刺激头,熟悉和体验振动觉。不选择患者足部大蹑趾作为检查前试验部位以防止出现感觉适应的情况,影响检查结果。同时告知患者当检查时足部某部位出现该种感觉时即提示检查者。选择患者双足大蹑趾腹、第一跖骨、第三跖骨、第五跖骨、足心和足跟部位分别检测振动觉。检查中保持被检者处在盲态,即在全部检查结束前不告诉其检查结果以消除患者对下次检查结果的预期和猜测。检查时,利用振动探头自身重量垂直方向置于被检部位上,防止探头水平移位。从 0 V 开始缓慢增加振动幅度直到患者体会到振动感觉,读取此时的数据。同一部位检测 3 次,取读数平均值,即为该部位的振动觉阈值。若当电压调至 50 V 以上患者仍然没有感觉则记录为51 V。结果判断:单足平均电压>10 V 以上为检查异常。

(四)定量感觉检查的优缺点

1. 优点

定量振动觉、定量触压觉的阈值可以评价大的有髓的 Aα 和 Aβ 纤维的功能。定量冷感觉可以评价小的有髓的 Aδ 纤维的功能,定量热感觉可以评价无髓 C 类小纤维的功能,定量热痛觉和定量冷痛觉可以评价有髓的 Aδ 纤维和无髓 C 类小纤维功能。因此,定量温度觉检查是评价躯体神经小纤维功能的唯一检查方法。

2. 缺点

QST 是一种以心理生理为基础的检查方法,客观性较差。而且一套完整的 QST 往往需要 1~2 h,但自始至终要患者保持精神高度集中比较困难。此外,还易受以下因素的影响：①受试者因素：包括年龄、皮肤温度等；②刺激相关因素：部位、电极面积、形式、强度变化率等；③环境因素：如温度和安静程度等。

第三节　引起皮肤触温觉障碍的常见疾病及治疗

周围神经极易受损，外伤、代谢因素、感染、压迫、药物中毒、遗传因素是引起周围神经损伤的常见原因。周围神经损伤后常表现为感觉障碍（感觉异常、感觉过度、疼痛等）、运动障碍和自主神经功能障碍。

一、糖尿病性周围神经病

糖尿病性神经病（diabetic peripheral neuropathy，DPN）是糖尿病最常见的并发症之一，病变广泛常累及肢体近端和（或）远端的感觉、运动神经和自主神经系统，脑神经也常受累。现认为糖尿病主要影响小的无髓鞘或薄髓鞘的 C 和 Aδ 神经纤维，这些纤维支配自主神经功能，感受热、痛感觉。它可能因长期无症状或仅表现为肢体的麻木、灼热感等感觉异常而不被发现。约半数以上的糖尿病患者最终发展成为糖尿病性神经病。

（一）糖尿病周围神经病的临床表现

（1）患者四肢远端的触觉、温度觉出现缺失、下降、过敏，运动功能发生障碍，出现肌力减弱等现象，肢体腱反射迟钝，下肢较上肢严重。

（2）患者四肢远端出现持续或者间歇性的发冷、发热感、麻木、疼痛、无力等症状。

（3）患者肢体末端出现排汗异常、皮肤变得干燥、粗糙无光泽感，有色素沉着等自主神经功能大幅度下降的趋势。

（二）糖尿病周围神经病变的感觉功能异常检测

1. 神经传导功能检查（NCS）

严重的患者出现神经传导速度减慢和波幅降低，下肢神经比上肢神经受损更严重，感觉神经比运动神经受损更严重。NCS 可以评估周围神经传递电信号的能力。如果神经的髓鞘、郎飞结、轴索出现病理改变，NCS 就会出现异常，其测量结果可以反映糖尿病周围神经病变是否存在及其分布和严重性，振幅可反映神经纤维减少的程度。由于现在发展的 NCS 具有良好客观性、量化性、非侵入性和可靠性的优点，许多研究推荐使用 NCS 来诊断糖尿病周围神经病变，但是 NCS 只能反映有髓鞘的大神经纤维的功能状态，对鉴别小神经纤维病变及脱髓鞘的神经纤维病变不敏感，在测试过程中，患者有明显不适感，而且比较昂贵和费时。

2. 定量感觉检查（QST）

冷感觉阈值减低、热感觉阈值增高；触压觉及振动觉阈值增高。温度觉阈值异常率明显高于振动觉阈值异常率。足部 QST 异常率高于手部 QST 异常率。

QST 具有多种感觉测量模式，轻触觉及振动觉可以评估有髓鞘的大神经纤维功能，温度觉可以评估有髓鞘或无髓鞘的小神经纤维功能。因此，QST 比 NCS 能评估更多的神经功能。而这些感觉异常是糖尿病周围神经病变的特点之一，对于小纤维神经病的诊断有很高的敏感性和特异性。

QST 的局限性在于其测试的是末梢神经到脑皮质的整个感觉神经轴的功能,并无定位功能;QST 的客观性不如 NCS,依赖受试者的合作及思想的集中程度;而且一套完整的 QST 往往需要 1～2 h,但自始至终要患者保持警觉比较困难,而且患者可能在不断的重复试验中,根据经验得到一个虚假的结果;另外,关于 QST 的重复性受很多因素影响,如仪器的类型、探头接触面积的大小、测试方法、测试者的人群特征、检查者是否是同一人、皮肤的基础温度、刺激的特征(包括刺激的强度、持续时间、温度改变的速度及刺激的部位)和两次检查相隔的时间等。

(三)糖尿病周围神经病变的治疗

1. 对因治疗

积极控制高血糖、高血压、高血脂是防治 DPN 最根本和最重要的手段,而早期积极有效地改善微循环、神经修复也是 DPN 重要的治疗措施。

2. 对症治疗

常用的利多卡因、美西律、苯妥英钠、卡马西平等,对痛超敏的锐痛、灼痛、触电样痛的治疗有效。

3. 外周神经减压手术

有助于改善嵌压部位的血流,改善疼痛等症状,并可减低肢体溃疡和截肢的发生率,但并非所有的患者均适合手术治疗,四肢远端对称性的周围神经病变或血糖波动引起的急性痛性周围神经病变手术治疗并不能获益。

二、麻风病周围神经损害

麻风病(leprosy)又名汉森病(Hansen's disease),是由麻风分枝杆菌(myeobacterium leprae)所致的一种慢性传染病。麻风分枝杆菌是一种细胞内寄生的革兰阳性抗酸杆菌,主要通过破损皮肤、黏膜的接触和鼻腔分泌物的飞沫等途径传播,主要宿主是人。麻风分枝杆菌主要侵犯皮肤和末梢神经,引起各种皮肤损害,并使神经丧失传导功能。临床表现主要取决于宿主应对细菌及其抗原产生细胞免疫反应的能力,各种类型的麻风代表了宿主的免疫反应,本病表现为局限性或播散性肉芽肿性病变。

(一)麻风病的临床表现

1. 未定类麻风

常见于儿童。表现为单个或数个浅色斑或粉红色斑,平坦,表面光滑,皮损较多时常呈非对称性分布;皮损可累及身体各部。皮损处有轻至中度的感觉障碍,一般无神经粗大。皮损一般可自行消退,约 30% 的病例进展为其余各型麻风。

2. 结核样型麻风

为疾病谱中最轻的一种,包括结核样型麻风和界限类偏结核样型麻风两种类型。

(1)结核样型麻风:皮损为单个或数个边界清楚的斑疹或斑块,表面干燥、闭汗、粗糙;毛发脱落,触觉、温觉和痛觉减弱或丧失(面部较少见)。神经受累发生较早,可为唯一症状(纯神经炎麻风)或早期表现,皮损附近常可触及增粗的周围神经。

(2)界限类偏结核样型麻风:皮损多发,一般有 10～20 个,分布较对称。常见皮损为斑疹或斑块,红色或铜色,毛发可脱落,周围神经受累多见,为非对称性,感觉中度或明显减退。

3. 中间界限类麻风

皮损数目较多,分布广泛,不对称;形态多样,可有斑疹、斑块和浸润性损害;色泽可为浅色、红色、红褐色、橘黄色或黄褐色等,有时同一皮损掺杂着几种颜色。斑块可呈奇特的地图状外观,中央有内缘清楚的"钻孔区"或"打洞区"。皮损处感觉轻度或中度减退,周围神经损害变异较大。

4. 瘤型麻风

瘤型麻风是疾病谱中较严重的一端,包括界限类偏瘤型麻风及瘤型麻风两种类型。

(1)界限类偏瘤型麻风:皮损广泛分布;早期有斑疹,以后发展为丘疹、结节和斑块。周围神经可能广泛受累,倾向于对称性分布;感觉和运动功能明显受损。

(2)瘤型麻风:是一种伴有持续性菌血症的系统性病变,大部分机体组织内可发现麻风杆菌。初期表现为皮肤、黏膜损害,随后出现神经、眼、网状内皮系统、骨骼及睾丸的病变。皮损可为斑疹、斑块、结节及弥漫性浸润。早期,神经损害可能并不明显;晚期出现的表浅神经病对称性分布,表现为神经变粗、质地坚实、支配区域有感觉及运动功能丧失。

(二)麻风病周围神经损害的临床表现

病变主要累及神经干和末梢神经,其中以尺神经最为常见,其次为腓总神经和正中神经等。主要表现为自发痛、放电样触痛,痛、温觉及运动功能减退甚至丧失。可伴有肌肉萎缩、关节畸形、受累神经干变粗大。

(三)麻风病周围神经损害的感觉功能异常检测

(1)经传导功能检查(NCS):传导速度减慢,潜伏期延长,继发轴索损害主要表现为波幅降低,甚至消失。

(2)定量感觉检查(QST):冷感觉阈值减低、热感觉阈值增高;触压觉及振动觉阈值增高。

(四)麻风病的治疗

目前公认的针对麻风病治疗的目的不是清除细菌,而仅仅是杀灭活菌,将活菌数量减少到在停止联合化疗(multi-drug therapy,MDT)后复发可能性最低的水平,并且在停止治疗前能够完全消除 RFP 耐药变异菌,能达到这一个目标的疗程就是最佳疗程,其他都属于不必要的过度治疗。常用药物包括:利福平、氧氟沙星、米诺环素、克拉霉素、氨苯砜和氯法齐明等。

📖 **[参考文献]**

[1] 吴志华. 临床皮肤性病学[M]. 北京:人民军医出版社,2011.

[2] 张学军,郑捷. 皮肤性病学[M]. 9 版. 北京:人民卫生出版社,2018.

[3] 闫剑群. 中枢神经系统与感觉器官[M]. 北京:人民卫生出版社,2015.

[4] 党静霞. 肌电图诊断与临床应用[M]. 北京:人民卫生出版社,2013.

[5] Lumpkin EA, Caterina MJ. Mechanisms of sensory transduction in the skin [J]. Nature, 2007, 445(7130):858 - 865.

[6] Dhaka A, Viswanath V, Patapoutian A. Trp ion channels and temperature sensation [J]. Annu Rev Neurosci, 2006,29:135 - 161.

[7] Cahusac M, Noyce R. A Pharmacological study of slowly adapting mechanoreceptors responsive to cold thermal stimulation [J]. Neuroscience,2007,148(2):489 - 500.

［8］杨永录,汪诚. 皮肤温觉转导与传入机制[J]. 成都医学院学报,2012,7(2)：496－500.

［9］McGlone F，Reilly D. The cutaneous sensory system［J］. Neurosci Biobehav Rev. 2010,34(2)：148－159.

［10］Birder LA，Perl ER. Cutaneous sensory receptors［J］. J Clin Neurophysiol. 1994,11(6)：534－552.

第八章　内　脏　感　觉

内脏（viscera），泛指身体的内部器官，包括头部、胸腔（胸部）、腹部和盆腔四大体腔内的器官。知觉（perception）是客观物质世界在脑的主观反映，是机体赖以生存的重要功能活动之一；人和动物通过对体内外环境变化的感受，可保持机体的内稳态，避免各种危险，寻找食物，求得生存。人类的感觉功能已经超出了生存的低层次需求，通过大脑的思维、判断以及语言功能，能对各种艺术进行赏析。

人们很容易意识到躯体感觉，然而，内脏感觉通常不易被察觉。在日常生活中，人们很难意识到自己内脏（心脏、肺、胃、肠、肾等）所产生的感觉，例如正常情况下心脏的跳动、胃肠道蠕动、肺的呼吸运动等，因为这些内脏器官的感受器神经末梢比较稀疏，较弱的刺激传递至中枢神经系统时，几乎使人不产生感觉。然而，在强烈或长期不断的刺激下，如心动过速、胃肠道蠕动加快、呼吸急促时，我们可以清晰地意识到这些内脏产生的感觉。

用术语"感觉"或"知觉"来描述感觉功能是故意对两者进行区别。感觉（sensation）是在刺激水平上对感觉受体细胞的激活；知觉是将感觉刺激转变为有意义模式的中心过程。感知取决于感觉，但并非所有感觉都能被感知。机体内感觉受体的主要作用是帮助我们了解周围环境或内部环境的状态。接受不同来源和类型的刺激，并将其转变为神经系统的电化学信号。当刺激改变感觉神经元的细胞膜电位时，就会发生这种情况。刺激使感觉细胞产生动作电位，该动作电位传递到中枢神经系统（centre nerve system，CNS）中，与其他感觉信息（有时甚至是更高级的认知功能）整合在一起，从而成为对该刺激的有意识感知。

感觉分为躯体感觉（somatic sensation）和内脏感觉（visceral sensation）。躯体感觉包括浅感觉和深感觉，浅感觉又包括触-压觉、温度觉和痛觉；深感觉主要包括位置觉和运动觉，即为本体感觉。由于内脏中很少分布温度觉和触-压觉感受器，以及不存在本体感受器，所以内脏感觉主要是痛觉。由内脏感受器接收的传入冲动所产生的感觉称为内脏感觉，它是基于内脏、体腔膜等处的刺激信号，内脏感受器把内脏的活动或者刺激传入中枢，并且被投射到相应部位，产生饥渴、饱胀、窒息、疲劳、便意、恶心、疼痛等感受，中枢整合后的冲动经传出神经传至相应的效应器，产生相应的效应，如胃肠蠕动加速、呕吐、呼吸加速、排便、排尿等。

第一节　内脏神经系统

　　内脏神经系统(visceral nerve system)也称自主神经系统,其分为周围部和中枢部,周围部主要分布于内脏、心血管和腺体,中枢部主要分布于脊髓、低位脑干(延髓、脑桥)、间脑、丘脑、大脑皮质等(图 8-1)。内脏神经系统可控制和调节内脏器官和腺体的功能,以适应内、外环境的变化,维持人体正常生理功能,促进人体的生长发育。例如血管张力反射、发汗反射、排尿反射等可在脊髓水平完成。延髓发出的自主神经传出纤维,支配头面部的所有腺体、心、支气管、喉、食管、胃、胰腺、肝脏、小肠等,循环呼吸等基本生命现象的反射调节在延髓水平已初步完成。自主神经系统还可调节体温、水平衡、腺垂体和神经垂体激素的分泌、睡眠、情绪等。

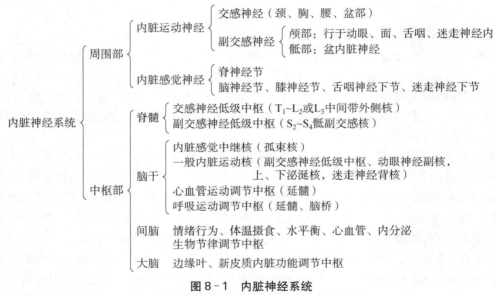

图 8-1　内脏神经系统
(摘自 8 年制《系统解剖学》第三版,人民卫生出版社)

　　内脏神经按照纤维的性质可分为运动纤维和感觉纤维两种;内脏感觉纤维是来自脊神经节的假单极神经元,其中枢突组成后根进入脊髓,周围突分布于内脏和腺体的感受器,将刺激冲动传入神经中枢。内脏运动纤维发自胸髓 12 个节段和腰髓 1～3 节段的中间外侧核(交感神经中枢)以及骶髓 2～4 节段的骶副交感核。该处神经元的轴突分布于内脏和腺体的效应器,支配心肌和平滑肌的运动,控制腺体的分泌。

　　内脏神经纤维根据传递神经冲动的方向不同,分为传入神经和传出神经两种。内脏传入神经是感知内部器官以及覆盖它们的膜或体壁信号的神经元。内脏传入的信息与心脏、肺、胃肠道或泌尿生殖器官等内脏的生理调节有关,或者有时表现为自主感觉,大多时候是痛苦的。内脏传入神经向中枢传递神经冲动,产生感觉,又称为内脏感觉神经。内脏传出神经由中枢向周围传递神经冲动,产生运动,又称为运动神经。因此,内脏神经系统也可分为内脏感觉神经系统和内脏运动神经系统。内脏运动神经又包括交感神经和副交感神经。交感神经、副交感神经和内脏感觉性神经在到达所支配脏器的行程中相互交织,形成内脏神经丛(plexus of visceral nerve,又称自主神经丛或植物神经丛),其包含有心丛、肺丛、腹腔丛、腹主动脉丛和腹下丛。这些神经丛主要攀附于头、颈部和胸、腹腔内动脉周围,或分布于脏器附近和器官之内。另外,不是所有的神经丛都包含这 3 种神经纤维,除颈内动脉丛、颈外动脉丛、锁骨下动脉丛和椎动脉丛等没有副交感神经参加外,其余的内脏神经丛均由交感和副交感神经组成。

一、内脏运动神经

与躯体运动神经不同(表 8 - 1),内脏运动神经(visceral motor nerve)可以调节心肌和平滑肌的活动以及腺体(消化腺、汗腺、部分内分泌腺)的分泌,不受人的意志控制;自低级中枢发出到达所支配器官的效应器需经过两个神经元——节前神经元和节后神经元;属于自主神经系统,包括交感神经、副交感神经和相对独立的肠神经系统;由于主要控制和调节动、植物的物质代谢活动,并不支配动物骨骼肌的运动,也被称为植物神经。自主神经由节前神经元和节后神经元组成。节前神经元胞体位于中枢内,发出的神经纤维称为节前纤维(preganglionic fiber)。自主神经节前纤维在抵达效应器官前进入神经节内换元,由节内神经元发出节后纤维(postganglionic fiber)支配效应器官。交感神经节位于椎旁节和椎前节内,离效应器较远,因此节前纤维短而节后纤维长;副交感神经节通常位于效应器官壁内,因此节前纤维长而节后纤维短。交感和副交感神经的递质主要是乙酰胆碱和去甲肾上腺素,此外也存在少量肽类和嘌呤类递质。根据传递至效应器上受体的不同,相应器官产生的效应也不同,交感系统兴奋主要作用于肾上腺素能受体,副交感神经兴奋主要作用于胆碱能系统受体,其作用的器官以及其产生相应的功能见表 8 - 2。

表 8 - 1　躯体运动神经与内脏运动神经的区别

区别	躯体运动神经	自主运动神经
神经元数量	1	2
外周神经组成	神经元	节前神经元,神经节,节后神经元
化学通路	胆碱能	胆碱能,氨能,氨基酸能,肽能
靶组织	骨骼肌	心肌,平滑肌,内分泌和外分泌腺体,部分脂肪组织
产生的效应	兴奋	兴奋或抑制
功能	姿势和动作	内脏功能,包括内脏的运动和分泌,控制代谢

表 8 - 2　交感神经和副交感神经的功能

组织	交感神经	副交感神经
心血管	心跳加速,心肌收缩力增强,冠状动脉舒张,血管收缩	心跳减慢,心肌收缩力减弱,冠状动脉收缩
肺	气管舒张	气管收缩
瞳孔	瞳孔开大	瞳孔缩小,睫状肌收缩

（续表）

输尿管和膀胱	蠕动减慢,膀胱三角肌收缩	蠕动增强,膀胱逼尿肌收缩,内括约肌松弛
胃肠道	抑制蠕动,抑制分泌	促进蠕动,抑制分泌
肾上腺	分泌肾上腺和去甲肾上腺素	无
子宫	妊娠子宫收缩,非妊娠子宫舒张	舒张血管
骨骼肌	收缩	舒张

（一）交感神经和副交感神经

交感神经（sympathetic nerve）系统通常被认为是"战斗或逃跑"系统,而副交感神经（parasympathetic nerve system）系统通常被认为是"休息和消化"系统。在面临某种挑战的情况下,人体的交感神经占主导地位,而在静息状态下,副交感神经占主导地位,可持续不断地调节身体资源的消耗和补充,对体内稳态和身体功能的整体生理平衡至关重要。在许多情况下,这两个系统具有"相反"的作用,其中一个系统激活生理反应,而另一个则具有抑制作用。因此,也可将交感神经系统和副交感神经系统简化为"兴奋性"和"抑制性"。

1. 交感神经

在面临挑战和威胁时,交感神经的高度兴奋能激发出身体中巨大的潜能,从而获得成功和生存的机会。在交感神经高度兴奋时,瞳孔会扩张,皮肤和肠道的血管收缩,从而将血液重新输送到重要器官和肌肉;支气管扩张以氧合增加;心率加快,心脏收缩力增强以维持重要器官的血供;消化功能和其他营养功能减弱,从而减少暂时不适当的活动（图 8-2）。同时,交感神经兴奋刺激肾上腺髓质释放肾上腺素和去甲肾上腺素到血液中,促进胰腺分泌胰高血糖素和胰岛素,从而进一步增强机体的代谢功能。

交感神经起自脊髓胸腰段（$T_1 \sim L_3$）的侧角,其纤维由相应脊段发出终止于椎旁神经节或椎前神经节。进入神经节更换神经元后发出较长的节后纤维到达效应器官。椎旁神经节在脊柱两侧联合成两条交感神经链。节前纤维在离开脊髓后可能在交感链内上行或下行数节段,然后终止于神经节。一根节前纤维往往有许多分支,分别与不同节后神经元联系,产生"分散"兴奋的效果。同样,节后纤维也有许多分支分别支配效应器的不同细胞。交感神经的周围部包括交感干、交感神经节,以及由节发出的分支和交感神经丛等。总而言之,交感神经实际上影响了所有周围神经,作为内脏运动神经系统的一部分,其分布广泛,几乎支配所有内脏器官。

2. 副交感神经

副交感神经系统的功能与交感神经系统大体相反,副交感神经兴奋会收缩瞳孔,减慢心律并增加肠道的蠕动。同时,交感神经系统活动抑制会使皮肤和肠道的血管扩张,立毛肌放松,减少儿茶酚胺从肾上腺髓质释放。虽然大多数器官都受到交感神经和副交感神经的双重支配,但有一些只受到交感神经支配,包括汗腺、肾上腺髓质、立毛肌和大多数动脉血管。

副交感神经由脑干的某些核团及脊髓骶段（$S_2 \sim S_4$）的灰质中间外侧柱发出节前神经元,混合于脑神经（动眼神经、面神经、舌咽神经及迷走神经）或脊神经中行走,到达器官内或器官旁,与副交感神经节中的节后神经元发生突触联系,随后节后神经元分布于内脏器官、平滑肌和腺体,并调节其功能活动。周围部的副交感神经节,位于器官的周围或器官的壁内,称器官旁节和器官内节,节内的细胞即为节后神经元,位于颅部的副交感神经节前纤维即在这些神经节内交换神经元,然后发出节后纤维随相应的脑神经到达所支配的器官。节内有交感神经及感觉神经纤维通过,分别称为交感根及感觉根。此外,还有位于身体其他部位很小的副交感神经节,只有在显微镜下才能看到。例如,位于心丛、肺丛、膀胱丛和子宫阴道丛内的神经节,以及位于支气管和消化管壁内的神经节等。

3. 肠神经系统

据说存在于人类肠道中的神经元要多于整个脊髓,上文已描述内脏运动系统中的交感和副交感神经都调节了肠道的活动,然而胃肠道中仍然有大量的神经元调控其功能(胰腺、胆囊等器官也具有)。然而,它并不能很好地与交感和副交感神经区域相适应。这些神经元和复杂肠神经丛或多或少地根据它们自己的反射规律而独立运作;因此,在没有交感神经或副交感神经的调控下,许多肠道功能仍能完美地运作(例如,离体的肠道也可以蠕动)。因此,大多数研究者倾向于将肠神经系统(enteric nervous system)归类为内脏运动系统中的独立组成部分。肠壁中的神经元包括局部和中央投射感觉神经元,其可以感受肠道中的机械和化学刺激,局部回路神经元可以整合这些传入的信息,另外还可以影响肠道壁平滑肌的运动以及腺体分泌物(例如消化酶、黏液、胃酸和胆汁)。

二、内脏运动的神经传导和中枢对内脏活动的调节

内脏运动包括一般内脏运动和特殊内脏运动,一般内脏运动的神经传导通路是指调控心血管、内脏平滑肌以及腺体等活动的传导通路,由多极神经元构成。一般认为此路径由额叶皮质经室周系统纤维至下丘脑;由边缘系统皮质下行纤维经隔核中继后,再经前脑内测束至下丘脑;由下丘脑发出的纤维经前脑内侧束、乳头被盖束、室周系统和背侧纵束下行至脑干内脏运动神经核和脑干网状结构;脑干网状结构再通过网状脊髓束至脊髓的内脏神经运动核。

特殊内脏运动的神经传导是指调控发生自第一到第六鳃弓的咀嚼肌、面部表情肌、咽喉肌等运动的传导通路,一般认为此路径是皮质核束的一部分,其上运动神经元是中央前回下部的锥体细胞,下运动神经元为三叉神经运动核、面神经核和疑核。

脊髓具有调节内脏活动反射中枢的作用,是内脏反射活动的初级中枢,基本的血管张力反射、发汗反射、排尿反射、排便反射、阴茎勃起反射等都是在脊髓水平完成。但脊髓对内脏活动的调节受到高位中枢的控制,例如,高位截瘫的患者不能控制排尿、排便,脊髓离断的患者在脊髓休克过后,由平卧位转成直立位时通常会感到头晕,这是因为此时直立性低血压反射的调节能力差,外周血管阻力不能及时发生适应性改变。

延髓发出的自主神经传出纤维支配头面部的所有腺体、心脏、支气管、食管、胃肠道、肝脏等,调节循环、呼吸以及消化等基本生命现象,其也被称为"生命中枢"。

下丘脑是较高级的内脏活动调节中枢,刺激下丘脑也可以产生自主神经反应,但多与一些较为复杂的生理过程混合在一起,例如,体温调节、内分泌活动、生物节律以及情绪调节等。下丘脑与边缘前脑和脑干网状结构的功能也联系紧密,传入下丘脑的神经冲动可来自边缘前脑和脑干网状结构,传出冲动也可抵达这些部位。另外,下丘脑还可产生诸如欲望、食欲、渴觉、摄食行为以及性欲等本能行为。另外,大脑皮质边缘系统也能对呼吸、血压、心率、胃肠道运动、瞳孔、咀嚼、唾液分泌、排便等进行调节,其作用多变,机制复杂。

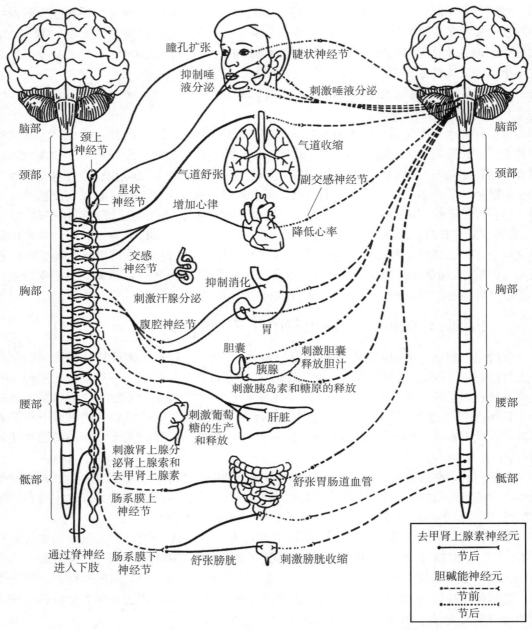

图 8-2　内脏运动神经系统的交感（左侧）和副交感（右侧）概述

三、内脏感觉神经和内脏感觉的传导

内脏感觉（visceral sensation）是内脏感受器把内脏的各种刺激传入中枢，并且被投射到相应部位所产生的知觉。如饥饿时，胃收缩引起的饥饿感觉；直肠和膀胱充盈时产生的尿意和便意等。人体内脏器官除有内脏运动神经纤维支配外，还有感觉神经分布，内脏感觉神经可将内脏感受器接受的刺激转化为神经冲动，并传入中枢，经过中枢整合信息后，直接通过

内脏运动神经或间接通过体液调节相应内在器官的活动。内脏感觉又分为一般内脏感觉和特殊内脏感觉,一般内脏感觉是指除嗅觉和味觉以外的全部心血管、腺体和内脏的感觉。特殊内脏感觉指的是嗅觉和味觉。

（一）内脏感觉神经

内脏感觉纤维是来自脊神经节的假单极神经元,其中枢突组成后根进入脊髓,周围突分布于内脏和腺体的感受器,将刺激冲动传入神经中枢。提供内脏感觉输入的传入纤维来自背根神经节以及与舌咽和迷走性脑神经相关的感觉神经节。但是,与支配皮肤和更深的躯体结构的机械感觉神经元相比,内脏感觉神经元要少得多(约是前者的1/10)。这也能解释为什么人在静息状态下很难察觉内脏的活动,就算有所察觉也是弥散性的,并且难以精确定位。因此,内脏感觉引起的传入活动具有两个重要功能:①向脏器局部反射提供反馈,以精准地调节单个器官的运动;②可以将更复杂的刺激信号通知到更高级别的整合中心(中枢神经系统),这些信号可能预示着潜在的威胁,从而控制协调更广泛的内脏运动、躯体运动、神经内分泌和行为活动。

（二）内脏感觉的神经传导

大部分内脏接受双重神经支配(即双重内脏神经支配),迷走神经和脊柱传入神经延伸至胸腔和腹腔器官,远端结肠和盆腔内脏(例如膀胱)除外。两条感觉神经还分别通过胸腰部和腰骶部传入的末端结肠和盆腔内脏传递信息。经迷走神经途径,其将胸部和上腹部内脏信息传递到脑干;经脊髓传入途径,其可通过背根传入脊髓中,以支配所有腹部和胸腔器官。这些传入通路分别在结状神经节和背根神经节中具有细胞体。迷走神经元与胸部和上腹部脏器的生理调节和感觉有关(如饱腹感、呼吸苦难、引起咳嗽的刺激等);而脊神经支配与疼痛和其他普通感觉以及一些反射活动有关;骨盆内产生的感觉和反射活动在很大程度上取决于骨盆神经。肠神经系统在肠壁中具有感觉神经元,其接受信号并投射到椎前交感神经节中的传出神经元。

胸、腹和盆腔内脏是内脏传入信息的主要来源,神经末梢可能出现在这些器官的肌肉层、脏层腹膜或肠系膜和网膜中。传入包括内脏壁的移动或伸展、内脏的组成、脏层腹膜以及肠系膜的伸展所发出的信号。内脏感觉神经的传入神经为自主神经,包括交感神经和副交感神经,胞体主要位于脑神经节和脊髓后根神经节内($T_7 \sim L_2$ 和 $S_2 \sim S_4$),也是假单极神经元,其周围突是粗细不等的有髓或无髓纤维。脑神经节包括膝神经节、舌咽神经下节、迷走神经下节,神经节细胞的周围突,随同面神经、舌咽神经和迷走神经分布于内脏器官,中枢突进入脑干,终止于孤束核。延髓中的孤束核是大脑中的中心结构,可接收内脏的感觉信息并相应地分配信息。内脏感觉除了通过脊髓传入途径外,胸部、上腹部脏器以及头颈部的内脏感觉一般直接通过舌咽神经和迷走神经进入脑干,最后也终止于孤束核内,其整合了广泛的内脏感觉信息,并将该信息直接或间接地传输到相关的内脏运动核、脑干网状结构以及前脑内侧和腹侧的几个协调内脏运动活动的关键区域。

总之,与躯体感觉系统(所有感觉信号都可以进入有意识的神经进行处理)不同,内脏有关的感觉纤维仅将有限的信息传递给意识。例如,我们大多数人完全不知道外周血管阻力的细微变化会升高或降低我们的平均动脉血压,但是这种隐秘的内脏信息传入引起的内脏神经反射功能对维持体内平衡至关重要。体内发生的许多事件,例如心脏的跳动或肠运动在没有任何意识的存在情况下发生。异常情况下,个人可能会意识到自己的心跳异常(心悸)或肠道活动异常(肠绞痛);其他常见的内脏感觉,例如腹胀、尿意、便意分别取决于感受胃、膀胱和直肠壁扩张或伸展的这些信号的神经元的活动性。虽然这些可能被视为内脏扩张接近危险极限的警告信号,但某些感觉(如饱腹感)也取决于与胃容量和与消化相关的激素变化的传入信号。有些感觉是特定疾病的病理因素,是由内脏炎症或其他身体变化引起的;例如,进食后胸骨下灼热感与胃酸分泌有关,但可能表明受影响组织内存在炎性或溃疡性变化。这种感觉与炎症变化之间的关联可能与内脏传入神经的敏感化有关,肠壁、输尿管壁收缩,胆道或子宫可能引起痉挛性疼痛,并逐渐消失。梗阻收缩引起的脏器绞痛最为明显。然而,内脏的收缩并不总是伴随有害的感觉,在性高潮期间盆腔器官的收缩则完全相反。

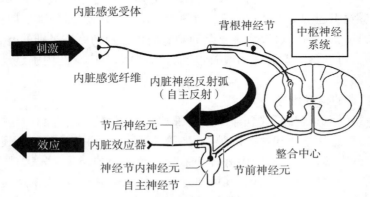

图 8-3 内脏感觉的神经传导示意图

表 8-3 内脏器官的神经支配(摘自八年制《系统解剖学》第三版,人民卫生出版社)

器官	神经	内脏神经传入纤维径路	节前纤维		节后纤维		功能
			起源	径路	起源	径路	
眼球	交感		$T_1 \sim T_2$ 脊髓侧角	经白交通支→交感干在干内上升	颈上神经节、颈内动脉丛内神经节	经颈内动脉丛→眼神经、睫状神经节→眼球	瞳孔开大血管收缩
	副交感		动眼神经副核	动眼神经→睫状神经节的短根或睫状长神经	睫状神经节	睫状短神经→瞳孔括约肌、睫状肌	瞳孔缩小,睫状肌收缩
心脏	交感	经颈中心、下心神经和胸心神经→T_1～$T_{4(5)}$脊髓后角	$T_2 \sim T_{5(6)}$脊髓侧角	经白交通支→交感干,在干内上升或不上升	颈上、中、下神经节和T_1～T_5脊神经	颈上、中、下神经和胸心神经→心丛→冠状丛→心房和心室	心跳加快心室收缩力加强,冠状动脉扩张
	副交感	迷走神经→延髓孤束核	迷走神经背核	迷走神经→颈心上、下心支,胸心支→心丛冠状丛→心房	心神经节、心房壁内的神经节	到心房、心室	心跳减慢,心室收缩力减弱,冠状动脉收缩

（续表）

器官	神经	内脏神经传入纤维径路	节前纤维 起源	节前纤维 径路	节后纤维 起源	节后纤维 径路	功能
支气管和肺	交感	来自胸膜脏层的传入纤维经交感神经肺支→T_2～T_5脊髓后角	T_2～T_5脊髓侧角	经白交通支→交感干,在干内上升或不上升	颈下神经节和第1～5胸交感节	肺支→肺前、后丛→肺	支气管扩张、抑制腺体分泌,血管收缩
	副交感	来自支气管和肺的传入纤维→迷走神经→延髓孤束核	迷走神经背核	迷走神经支气管支→肺丛→肺	肺丛内的神经节和支气管壁内的神经节	到支气管平滑肌和腺体	支气管收缩,促进腺体分泌
胃、小肠、升结肠和横结肠	交感	经腹腔丛→内脏大、小神经→T_6～T_{12}脊髓后角	T_6～T_{12}脊髓侧角	经白交通支→交感干→内脏大、小神经,腰内脏神经	腹腔神经节、主动脉肾神经节、肠系膜上神经节	沿各部分血管周围的神经丛分布	减少蠕动,降低张力,减少分泌,增加括约肌张力,血管收缩
	副交感	迷走神经→延髓孤束核	迷走神经背核	迷走神经→食管丛→胃丛→腹腔丛→肠系→膜上丛→胃肠壁	肠肌间丛和黏膜下丛内的神经节	到平滑肌和腺体	促进肠蠕动,增加肠壁张力,增加分泌,减少括约肌张力
降结肠至直肠	交感	腰内脏神经和交感干骶部的分支→L_1～L_3脊髓后角	T_{12}～L_3脊髓侧角	经白交通支→交感干→腰内脏神经、骶内脏神经→腹主动脉丛→肠系膜下丛、腹下丛	肠系膜下丛和腹下丛内神经节,少量在腰交感节	随各部分血管周围的神经丛分布	抑制肠蠕动,肛门内括约肌收缩
	副交感	经肠系膜下丛,盆丛→盆内脏神经,到S_2～S_4脊髓后角	S_2～S_4脊髓骶部副交感核	经第2～4骶神经→盆内脏神经→盆丛→降结肠、直肠	肠肌间丛和黏膜下丛内的神经节	到平滑肌和腺体	促进肠蠕动,肛门内括约肌松弛
肝、胆囊、胰腺	交感	经腹腔丛→内脏大、小神经→T_4～T_{10}脊髓后角	T_4～T_{10}脊髓侧角	经内脏大、小神经→腹腔丛	腹腔神经节、主动脉肾神经节	沿肝、胰血管分布	抑制腺体分泌
	副交感	迷走神经→延髓孤束核	迷走神经背核	迷走神经→腹腔丛	器官内神经节	沿肝、胆囊胰腺血管周围神经丛分布	加强腺体分泌

（续表）

器官	神经	内脏神经传入纤维径路	节前纤维		节后纤维		功能
			起源	径路	起源	径路	
肾	交感	经主动脉肾丛→内脏小神经→T_9～L_2脊髓后角	T_7～T_9脊髓侧角	经内脏大神经和腰内脏神经→腹腔丛、主动脉肾丛	腹腔神经节、主动脉肾神经节	沿肾血管周围神经丛分布	血管收缩
	副交感	迷走神经-延髓孤束核	迷走神经背核	迷走神经→腹腔丛、肾丛	主动脉肾神经节	沿肾血管分布	舒张血管，肾盂收缩
输尿管	交感	T_{11}～L_2脊髓后角	T_{11}～L_2脊髓侧角	经内脏小神经、腰内脏神经→腹腔丛和肠系膜上、下丛，肾丛	腹腔神经节、主动脉肾神经节	输尿管丛	抑制输尿管蠕动
	副交感	盆内脏神经→S_2～S_4脊髓后角	脊髓S_2～S_4副交感核	经盆内脏神经→输尿管丛	输尿管壁内神经节	沿血管分布	加强输尿管蠕动
膀胱	交感	盆丛→腹下丛→腰内脏神经到达L_1～L_2脊髓后角（传导来自膀胱体的痛觉）	L_1～L_2脊髓侧角	经白交通支→交感干→腰内脏神经、腹主动脉丛、肠系膜下丛、腹下丛、盆丛	肠系膜下丛和腹下丛内的神经节，少量在腰神经节	经膀胱丛到膀胱	血管收缩，膀胱三角肌收缩、尿道口关闭，对膀胱逼尿肌的作用很小或无作用
	副交感	盆丛→盆内脏神经，到达S_2～S_4脊髓后角（传导膀胱的牵张感和膀胱颈的痛觉）	S_2～S_4脊髓的骶副交感核	经第2～4骶神经→盆内脏神经→盆丛→膀胱丛	膀胱丛和膀胱壁内的神经节	到膀胱平滑肌	逼尿肌收缩，内括约肌松弛
男性生殖器	交感	盆丛→交感干，到达T_{11}～L_3脊髓后角	T_{11}～L_3脊髓侧角	经白交通支→交感干→腹腔丛→腹下丛→盆丛，或在交感干下行至交感干骶部	腰、骶神经节和肠系膜下神经节	经盆丛→前列腺丛→盆部生殖器，或从腰神经节发出支沿精索内动脉到睾丸	盆部生殖器平滑肌收缩配合射精；膀胱三角的肌同时收缩，关闭尿道内口，防止精液反流，血管收缩
	副交感		S_2～S_3脊髓骶部副交感核	经骶神经→盆内脏神经→盆丛、前列腺丛	盆丛和前列腺丛的神经节	到前列腺和海绵体的血管	促进海绵体血管舒张，与会阴神经配合使阴茎勃起

（续表）

器官	神经	内脏神经传入纤维径路	节前纤维		节后纤维		功能
			起源	径路	起源	径路	
子宫	交感	来自子宫底和体的痛觉纤维→子宫阴道丛→腹下丛→腰内脏神经和内脏最小神经，到达 T_{12}～L_2 脊髓后角	T_{12}～L_2 脊髓侧角	经白交通支→交感干→内脏最小神经和腰内脏神经→腹主动脉丛→腹下丛→盆丛→子宫阴道丛或在交感干下行至交感干骶部	腹下丛内的神经节,骶神经节	随子宫阴道丛至子宫壁	血管收缩，妊娠子宫收缩，非妊娠子宫舒张
	副交感	来自子宫颈的痛觉纤维经盆内脏神经到达 S_2～S_4 脊髓后角	S_2～S_4 脊髓骶部副交感核	经骶神经→盆内脏神经→腹下丛→盆丛→子宫阴道丛	子宫阴道丛内的子宫颈神经节及沿子宫血管的神经节	到子宫壁内	舒张血管，对子宫肌作用不明
肾上腺	交感		T_{10}～L_1，L_2 脊髓侧角	经白交通支→交感干→内脏小神经，内脏最小神经,肾小腺髓质	没有		分泌肾上腺素
松果体	交感		脊髓的交感神经中枢	经白交通支→交感干	颈上神经节	随颈内动脉及其分支至松果体	促进 5－HT 转化为黑色素紧张素，间接抑制性腺活动
上肢的血管和皮肤	交感	经血管周围丛和脊神经到 T_2～T_8 脊髓后角	T_2～T_8 脊髓侧角	经白交通支→交感干	颈中神经节颈胸神经节和上部胸神经节	经灰交通支→脊神经→血管和皮肤	皮肤和肌血管收缩（胆碱能纤维使血管舒张），汗腺分泌,竖毛
上肢的血管和皮肤	交感	经血管周围丛和脊神经到 T_{10}～L_3 脊髓后角	T_{10}～L_3 脊髓侧角	经白交通支→交感干	腰神经节和骶神经节	经灰交通支→脊神经→血管和皮肤	皮肤和肌血管收缩（胆碱能纤维使血管舒张），汗腺分泌,竖毛

第二节　内脏痛和内脏高敏感性

一、内脏痛

内脏痛(visceral pain)是临床常见症状,常由机械性牵拉、痉挛、缺血和炎症等刺激所致。例如,空腔脏器梗阻或扩张;脏器扭转或破裂,内脏的急性和慢性炎症,炎性渗出后的内脏表面彼此之间相互接触后的运动;内脏器官的血管栓塞;胃肠内容物通过胃肠壁穿孔渗入腹膜腔导致的腹膜炎、内脏出血、肿瘤等。

内脏感觉和内脏痛通常被认为是同义词。内脏疼痛定义了胸、腹或盆腔内脏引起的疼痛的复杂感觉体验。然而,并非所有内脏感觉都是痛苦的。例如,进食后或者憋尿时,由于胃壁和膀胱壁的伸展,会产生腹胀的感觉,如果伸展程度严重,则会感到疼痛。

定位不准确是内脏痛最主要的特点,如腹痛时患者常不能说出所发生疼痛的明确位置,因为痛觉感受器在内脏的分布比在躯体稀疏得多;发生缓慢,持续时间较长,即主要表现为慢性疼痛,常呈进行性增强,但有时也可迅速转为剧烈腹痛。空腔脏器(胃、肠、胆囊和胆管等)的壁上感受器对扩张和牵拉刺激十分敏感,而对切割、灼烧等易引起躯体性疼痛的刺激却不敏感。内脏痛能引起不愉快的情绪活动,并伴有恶心、呕吐和心血管及呼吸活动改变,这是因其能和副交感神经一起传递到岛状皮质,影响情绪和行为状态的缘故。

二、内脏高敏感性

目前,我们对大脑处理内脏刺激信号,内脏刺激信号的传导途径和递质,终末器官调节感觉的作用,以及症状与感觉运动功能障碍之间的联系了解甚少。内脏高敏感性(visceral hypersensitive)是慢性内脏痛的主要原因,又称为内脏痛觉过敏,是指引起内脏疼痛或不适刺激阈值的降低,内脏生理性刺激产生不适感或对伤害性刺激反应强烈的现象。主要表现为痛觉过敏、痛觉超敏和自发痛等反应性增强或敏化过程,对疼痛和不适的阈值降低,呈多部位、弥漫性分布,其被认为是功能性胃肠疾病发生的重要病理、生理基础,包括功能性消化不良和肠易激综合征、功能性胃酸反流等。早在 30 年前,Ritchie 在肠易激综合征患者中进行的实验发现,使用球囊扩张刺激患者的乙状结肠达到疼痛所需的强度要小于正常人。这种对实验性肠刺激的疼痛敏感性增强,被称为内脏痛觉过敏,其已在功能性胃肠疾病患者中反复得到证明。例如,非心源性胸痛患者对食管内球囊扩张刺激有痛觉过敏现象,且与食管运动性无关。功能性消化不良患者对胃内球囊扩张的超敏反应也已被证实,他们的恶心、腹胀和疼痛评分更高。实验证据显示这种内脏高敏感似乎并非只针对所患疾病的部位。肠易激综合征和功能性消化不良患者对直肠扩张的敏感性也有增强,且两组患者均对食管扩张痛觉过敏。另外,内脏高敏感性被认为在糖尿病的发展中也起着重要作用。内脏高敏感性在这些患者慢性疼痛的发展中起着重要作用,然而,引起并维持这种内脏高敏感性的机制仍然未完全阐明。

(一)三阶神经元引发的内脏知觉

脊髓背索和侧索是传递内脏痛的两条重要通路,脊髓背索-内侧丘系参与内脏痛觉信息的上行传递,是内脏躯体信息整合的重要部位。研究认为,脊髓内可能存在感觉放大的环路,其上行通路走行于脊髓背索中,后通过腹前区延脑的下行易化纤维提高脊髓内在敏感性投射神经元对伤害信号的反应,使内脏痛觉信息的上行传递呈现放大效应。肠壁中的内分泌细胞可作为化学和机械刺激的转换器,用于局部反射(例如蠕动)或引发对中枢神经系统的垂直投射。与躯体感觉一样,肠道感受到的信号通过三阶神经元到达中枢,产生意识感知。一阶神经元的细胞体位于背根神经节,终止于脊髓的背柱椎板(图8-2)。传入纤维投射到椎前神经节中的去甲肾上腺素能神经元,该反射中心在痛觉感知、调节和传导过程中起着重要的作用。躯体和内脏的信息共同传至脊髓背角神经元,并导致内脏-躯体反射和牵涉痛。发自脑干如中央导水管灰质的下行调节纤维(5-羟色胺能、肾上腺素能)可改变脊髓背角神经元的敏感性,从而在内脏刺激过程中起到控制知觉强度的作用(图8-2)。第二阶神经元将信号从脊髓背角投射到脑干中的丘脑和网状结构(图8-2),投射内脏中(结直肠、胰腺和十二指肠等)的痛觉。具有自主神经和饱觉中枢的第二阶神经元突触和第三阶神经元突触可以产生情绪反应(边缘系统)和意识感知(感觉皮质),且这些投射可以促发内脏痛觉反应,导致脉搏、血压、食欲和情绪的变化。感觉皮质中的投射位点仍然不明确。有证据表明,在食管、胃和直肠扩张时,前扣带回皮质、岛状小脑被激活。持续较长时间的内脏伤害信息可引起脊髓内脏躯体神经元的兴奋性增强,也被称为"上发条(wind-up)"现象。脊髓背角神经元敏化的特征是其对电刺激和机械刺激的反应增强,同时,自发性活动也增加,这种过度的反应使中枢对伤害性感觉传入信息放大,因此,原本有害的刺激就会导致痛觉过敏,而原本无害的刺激则可能诱发异常的痛觉,即使在刺激因素消除后,这种效应仍然可能存在。在功能性胃肠道疾病中,组织损伤时,静息状态下的痛觉神经元会被激活,当损害因素消失后,其仍然保持活性。因此,此种中枢兴奋性升高可能是通过脊髓及以上水平的结构产生正反馈通路而实现的,内脏高敏感性下内脏痛所伴有的运动和自主神经反应增强也可能与此有关。

(二)外周敏化和中枢敏化

外周敏化和中枢敏化是神经性疼痛发展的主要机制。在皮肤痛觉过敏的动物模型中,周围组织损伤可导致脊髓背角神经元活性改变。在组织损伤和炎症过程中,外周伤害感受器末端暴露于免疫和炎症介质的混合物中,如前列腺素、白三烯、5-羟色胺、组胺、细胞因子、神经营养因子和反应性代谢产物。这些化学物质可作用于外周伤害感受器末端,并通过改变突触前末端神经递质的释放或突触后膜上的递质来改变突触的功能。这种可调节的突触活动被称为"突触可塑性",是神经系统的基本特征,可使其适应有害的刺激。根据神经活动的频率、强度和持续时间,可以诱导突触增加(促进、增强或敏化)或减少(适应、降低或脱敏)。炎症介质作用于伤害感受器末端表达的G蛋白耦联或酪氨酸激酶受体,从而激活细胞内信号通路,继而通过受体和离子通道的磷酸化上调伤害感受器末端的敏感性和兴奋性。例如,在炎症之后,缓激肽诱导蛋白激酶C的活化,进而激活钠通道和类香草素受体TRPV1。这种炎性介质诱导的伤害感受器原发传入阈值的降低被称为"外周敏化"。外周敏化(peripheral sensitization)是指外周感觉神经纤维阈值降低和对外部刺激的反应增强,表现为强化的刺激-依赖性疼痛,又称为原发性痛觉过敏,其会在受伤或炎症部位引起痛觉过敏反应,从而导致对随后的疼痛刺激(主要是原发性)的反应增强,并认为无害刺激会引起疼痛(原发性异常性疼痛)。例如,晒伤后对热痛的敏感性增强,在此情况下,施加到患处的温水会感觉到灼热。外周敏化增加了神经递质从脊髓末梢和末端的释放,加重了神经源性炎症和伤害感受。疼痛通常始于周围感觉神经元的激活,随后激活感觉神经元并将伤害性信息传递至脊髓和大脑区域。在某种程度上,对外周致敏的抑制可以防止随后的中枢事件。对于疼痛的治疗,局部药物的使用可以通过特定的外周机制,如伤害性信息的传递,以抑制外周和中枢敏感化的过程。

初级感觉神经元的周围损伤可能与外周敏化有关。此外,这些神经元在损伤愈合后依然保持活跃,会导致先前沉默的伤害性神经元产生募集现象,从而这些外周神经传达至脊髓的伤害感受信息会增加,并通过多种整合机制增强脊髓背角神经元的兴奋性,这种现象被称为中枢敏化,中枢敏化(central sensitisation)是指中枢神经系统中伤害感受器对正常或阈下刺激的反应性增强,其可以导致患者对刺激高度敏感,增加对无害刺激的反应,受伤区域外的刺激引起的疼痛反应增加。中枢敏化被认为是造成周围健康组织出现痛觉过敏的原因(继发性痛觉过敏或异常性疼痛)。初级神经元传入末梢会释放多种神经递质,包括谷氨酸、P物质、前列腺素 E_2(PGE$_2$)和脑源性神经营养因子(BDNF)。由外周敏化导致的谷氨酸水平升高会引起 N-甲基-D-天冬氨酸(NMDA)受体的镁离子阻滞被去除,并随后被激活。谷氨酸盐还与离子型氨基-亚甲基膦酸(AMPA)受体和代谢型谷氨酸盐受体结合。P物质与 NK1 受体结合,BDNF 与酪氨酸激酶 B 受体结合,PGE$_2$ 与突触后膜上的内源性前列腺素受体结合。细胞内突触后钙(Ca^{2+})水平的升高会触发第二信使系统的激活,包括 cAMP、蛋白激酶 A 和 C,以及依赖 Ca^{2+} 钙调蛋白的蛋白激酶 II。这些激酶和酪氨酸激酶 Src 将 AMPA 和 NMDA 受体磷酸化,从而进一步增强它们的活性。一氧化氮和花生四烯酸的进一步释放(来自环氧合酶 2 的诱导)分别增强了突触前谷氨酸和前列腺素的释放,从而通过正反馈通路推动级联反应。

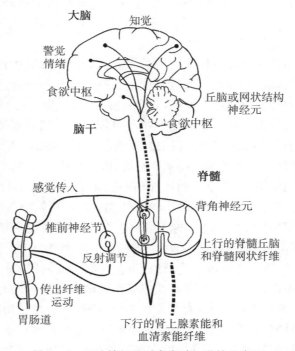

图 8-4 三阶神经元引发内脏知觉的示意图

第三节　内脏痛与临床常见疾病

在健康情况下,我们对内脏的轻微刺激可以稍有意识,例如进食后的饱腹感,但当刺激持续加强,这些感觉通常会上升到轻度不适的程度,最后甚至可能因为胃扩张而引起疼痛的感觉。恶心通常伴随内脏疼痛而发生,其他自主性反应也一样,例如出汗到发汗、呼吸困难。内脏疼痛还会产生强烈的情绪反应,以至于它们可能与所感觉到的疼痛强度不相称。强烈的情绪不仅会被内脏的感觉所唤起,而且反过来会引起更强烈的内脏感觉,从而焦虑痛苦等情绪会因正反馈而引起更强烈的内脏痛。因此,内脏病变程度与该病变产生的焦虑痛苦等情绪以及疼痛强度之间的相关性较差。这些伴随症状在临床中都是不可忽视的,我们经常在急诊室观察到,疼痛到"大喊大叫"的患者往往不如"安静"的患者严重。本小节主要简述与内脏疼痛相关的常见疾病与其相应的诊断和治疗方法。

一、胸痛

胸痛(chest pain)是临床上常见的症状,主要由胸部疾病所致。在门诊或者急诊室常常会遇见以胸痛为主要症状来寻求诊治的患者,急性胸痛通常被认为是心肌缺血的警告信号,但是也有可能是由胸部其他内脏引起。在临床上往往需要区分心脏来源和胸部其他内脏(肺、食管、胸主动脉等)来源的胸痛,说明这些患者中的大多数可能反而会因食管、肺、血管等功能性或器质性障碍而引起胸痛,也可能同时合并存在其他胸部内脏疾病引起的胸痛,由于内脏功能障碍(如心绞痛)而引起的内脏疼痛可能会通过内脏-内脏反射而受到另一器官功能障碍(如反流疾病)的影响。因此,在个别情况下,临床医生可能很难判断哪个器官是当前疼痛事件的主要起因。

(一)心源性胸痛

心绞痛(angina pectoris)是冠状动脉粥样硬化的一种临床症状,是一种慢性和进行性疾病,由于氧气供需之间的不平衡,通常是活动后或精神紧张(需求增加)以及冠脉狭窄(供给不足)诱发的心脏绞痛,是心肌缺血的表现。心绞痛常位于心前区、胸骨后,并会向左肩部、左臂、左侧颈部和面颊部放射,且常常伴有恶心、呕吐、心悸、出汗等自主神经症状,心肌梗死时往往会有濒死感。因为心肌缺血可以刺激心脏的感觉神经纤维产生痛觉冲动,并传至大脑皮质的痛觉中枢引起胸痛,由于冲动的传入有交感和副交感神经伴随,因此也会出现自主神经症状;来自心脏的感觉冲动可直接激发相应脊髓体表感觉神经元,引起相应体表区域的疼痛(牵涉痛)。另外,内脏-内脏反射的存在给心绞痛判断带来了困难,实验显示食管末端的酸滴注会导致犬的冠状动脉收缩,降低人冠状动脉血流速度。

急性心源性胸痛的快速诊断和治疗关乎患者的生命,12 导联心电图可以帮助诊断心肌缺血和心肌梗死。心绞痛的治疗重点在于改善心肌缺血,从而减轻疼痛,减少氧气需求(急性期卧床休息、β-受体阻滞剂治疗,或定期进行体育锻炼以在给定的活动水平上降低心率压积),或增加供氧量(通过冠状动脉搭桥术和经皮冠状动脉介入手术,使用硝酸甘油和钙通道阻滞剂进行治疗),另外,他汀类药物降脂治疗、阿司匹林和低分子量肝素以及其他抗血栓药物也可用于治疗冠心病。

（二）非心源性胸痛

在临床上，重要的是要彻底排除心绞痛和心肌梗死，并确定可能的非心脏原因引起的疼痛。多种非心脏因素的疾病可能会引起类似心绞痛的症状，其通常定义为持久性心绞痛样胸痛，无任何已知的心脏异常。胃食管反流疾病是最常见的引起心绞痛样胸痛的原因，其特征是过量的胃酸回流到食管。24 小时 pH 值测量是胸痛患者的诊断标准（pH 值<4.0 时，记录时间>4%）。尽管内镜检查阴性不能排除胃食管反流性疾病，但内镜食管炎可以确诊。胃食管反流性疾病的症状包括胃酸反流（"烧心"）、消化不良和胸部不适，有多达 10% 的反流患者以胸痛为唯一症状。在一项研究中，对入院时怀疑患有不稳定型心绞痛的冠心病患者，发现 50% 无心脏缺血迹象的患者患有胃食管反流性疾病。质子泵抑制剂（PPI）抑制胃酸是一线治疗手段。其他治疗方法包括减肥和稍微抬高床头以减少反流。

许多患者同时患有两个内脏功能障碍（心脏和食管），这使得区分疼痛的真正或者主要来源更加困难。大约 50% 的冠心病患者也患有胃食管反流疾病。心绞痛的治疗与硝酸盐和 β 受体阻滞剂合用可能会通过降低食管下括约肌压力而增加胃酸反流。此外，反流可能会降低运动测试中心绞痛的阈值。对于数次因心脏疼痛而没有局部缺血迹象就诊的患者，必须考虑其他非心源性胸痛。

因此，区分心源性的胸痛和非心源性的胸痛可以根据疼痛的具体部位和性质进行排除（表 8-3）。除此之外还可以通过其伴随症状，例如胸痛伴有呼吸困难，可能出现的肺栓塞、肺炎、气胸等。胸痛伴有吞咽困难多提示食管疾病。胸痛伴有面色苍白、大汗淋漓、休克等症状，可能需要考虑心肌梗死、夹层动脉瘤、肺栓塞等。诊断性治疗也有助于辨别。另外要考虑到的是腹部疾病也可以引起胸痛，例如胃炎、胃溃疡、胆囊炎、胰腺炎，甚至结肠相关疾病也可以表现为胸痛，主要原因还是因为牵涉痛导致。

表 8-4　不同疾病的胸痛特点
（摘自人民卫生出版社《诊断学》第九版）

疾病	年龄	疼痛部位	疼痛性质	影响疼痛因素
自发性气胸	青壮年	患侧胸部	呈撕裂样疼痛	因咳嗽或呼吸而加剧
结核性胸膜炎、心包炎	青壮年	患侧胸部、腋下	呈隐痛、钝痛、刺痛	因咳嗽或呼吸而加剧
心绞痛	40 岁以上	胸骨后或心前区	呈绞榨样痛、窒息感	时间短暂，休息或含服硝酸酯类药后缓解
心肌梗死	40 岁以上	胸骨后或心前区	呈绞榨样痛、濒死感	持续时间长，休息或含服硝酸酯类药后不易缓解
肋间神经痛	不定	沿肋间神经呈带状分布	刀割样、触电样灼痛	服用止痛药可短暂缓解
支气管肺癌	40 岁以上	胸膜或胸壁	持续、固定、剧烈	因咳嗽或呼吸而加剧
食管疾病	不定	食管或胸骨后	呈隐痛	进食时发作或加剧，服用抗酸剂和促动力药物可减轻或消失

二、腹痛

腹痛（abdominal pain）在临床中是非常重要的内脏感觉之一，其涉及的机制和病因都较复杂,熟练的区别腹痛的性质及其伴随症状可以有效地对疾病进行诊断。

腹痛多由腹部内脏疾病引起,但如肺炎、冠心病、风湿免疫性等腹部外及全身性疾病也可引起。引起腹痛的因素较多,除了临床疾病以外,神经和心理因素也对腹痛有影响。

腹痛的诊断是临床工作的难点,根据腹痛部位的不同可以初步判断内脏病变所在部位,如胃、十二指肠和胰腺等疾病的疼痛部位多位于中上腹部,胆囊炎、胆石症、肝脏疾病的疼痛多位于右上腹部;小肠疾病疼痛多在脐周;肾脏疾病、输尿管疾病多位于两侧腰部;结肠疾病、膀胱疾病和妇科疾病多在下腹部;另外弥漫性或部位不明确的腹痛多见于弥漫性腹膜炎、肠梗阻、急性肠炎等。患者描述腹痛的性质和程度也有助于疾病的诊断,中上腹部持续隐痛多为慢性胃炎或胃、十二指肠溃疡,后突发中上腹部剧烈刀割样痛多为溃疡穿孔,持续性、广泛性剧烈腹痛伴随板状腹,提示可能发展为急性弥漫性腹膜炎;上腹部持续性钝痛或刀割样疼痛呈阵发性加剧多为急性胰腺炎。其中隐痛或钝痛多为内脏性疼痛,多由胃肠张力变化或炎症引起,胀痛可能是由胃实质脏器包膜牵张所致。胆囊结石、胆总管结石、泌尿系结石常表现为阵发性绞痛。

（一）内脏性腹痛

内脏性腹痛(visceral pain)是腹腔内脏器的痛觉信号由交感神经传入脊髓引起。内脏疼痛的部位根据其传入神接收信号后传递至相应的脊髓节段在体表感应的部位而定(表8-5)。

其疼痛特点为:疼痛部位不确切,接近腹中线;疼痛感觉模糊,多为痉挛、不适、钝痛、灼痛;常伴有恶心、呕吐、出汗等其他自主神经兴奋症状(刺激经中枢神经处理后由交感神经或副交感神经传出引起自主神经反应)。

表8-5　内脏传入神接收信号后传递至相应的脊髓节段在体表感应的部位
（摘自人民卫生出版社《诊断学》第八版）

内脏	传入神经	相应的脊髓节段	体表感应部位
胃	内脏大神经	胸髓节 6～10	上腹部
小肠	内脏大神经	胸髓节 7～10	脐部
升结肠	腰交感神经链与主动脉前神经丛	胸髓节 12 与腰髓节 1	下腹部与耻骨上区
乙状结肠与直肠	骨盆神经及其神经丛	骶髓节 1～4	会阴部与肛门区
肝与胆囊	内脏大神经	胸髓节 7～10	右上腹及右肩胛
肾与输尿管	内脏最下神经及肾神经丛	胸髓节 12,腰髓节 1、2	腰部与腹股沟部
膀胱底	上腹下神经丛	胸髓节 11、12,腰髓节 1	耻骨上区及下背部
膀胱颈	骨盆神经及其神经丛	骶髓节 2～4	会阴部及阴茎
子宫底	上腹下神经丛	胸髓节 11、12,腰髓节 1	耻骨上区与下背部
子宫颈	骨盆神经及其神经丛	骶髓节 2～4	会阴部

（二）躯体性腹痛

躯体性腹痛(somatic pain)发生在腹壁包括腹部皮肤的体表痛和发生在躯体深部如壁层腹膜和肌肉的深部痛,经体神经传至脊神经根,反映到相应脊髓节段所支配的区域所引起(图8-5)。其特点是:定位准确,可在腹部一侧;程度剧烈而持续;可有局部腹肌强直;腹痛可因咳嗽、体位变化而加重。

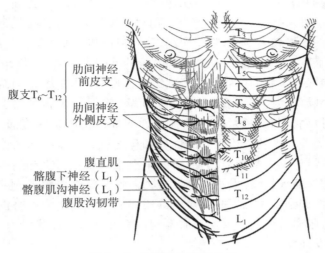

图 8-5 腹部体表神经分布

左侧标注（从上到下）：

肋间神经前皮支

腹支 $T_6 \sim T_{12}$

肋间神经外侧皮支

腹直肌

髂腹下神经（L_1）

髂腹肌沟神经（L_1）

腹股沟韧带

右侧标注：T_3、T_5、T_6、T_7、T_8、T_9、T_{10}、T_{11}、T_{12}、L_1

（三）牵涉痛

牵涉痛（referred pain）指内脏性疼痛牵涉到身体体表部位，即内脏痛觉信号传至相应脊髓节段，引起该节段支配的体表部位疼痛。当某些内脏发生病变时，常在体表一定区域产生感觉过敏或痛觉，这种现象称为牵涉痛。牵涉痛有定位明确，疼痛剧烈，有压痛、肌紧张以及痛觉过敏的特点。牵涉痛在体表的投影见图 8-6。

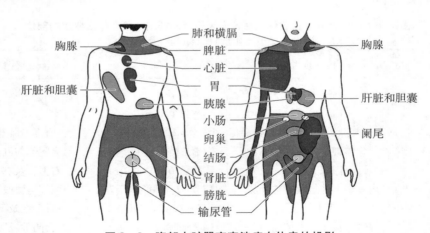

图 8-6 腹部内脏器官牵涉痛在体表的投影

左侧标注：胸腺、肝脏和胆囊

中间标注（从上到下）：肺和横膈、脾脏、心脏、胃、胰腺、小肠、卵巢、结肠、肾脏、膀胱、输尿管

右侧标注：胸腺、肝脏和胆囊、阑尾

在脊髓背角中几乎没有神经元专门用于内脏疼痛的传递，但它可以通过与皮肤疼痛有关的脊髓背角神经元集中传递，所以某些腹部脏器的疾病有时被认为是皮肤疼痛。因此，患者向医生提供的疼痛部位来源可能来自其他部位，这是一种令人困惑的现象，被称为"牵涉痛"。最常见的临床病例，如冠心病引起的心绞痛，并放射到左臂和手指；胆囊疼痛向肩背部放射；食管疼痛放射到胸壁；输尿管疼痛（肾结石引起）向下腹部以及会阴部放射；阑尾炎放射至脐周痛。了解牵涉痛可以帮助明确诊断疾病，否则可能会被误诊或漏诊。

发生牵涉痛的体表部位与病变器官往往受同一节段脊神经的支配。体表部位和病变脏器的感觉神经进入同一脊髓节段。从患病内脏传来的冲动可以扩散或影响到邻近的躯体感觉神经元,从而产生牵涉性痛。

三、急性腹痛和慢性腹痛

临床上,根据腹痛的起病缓急和病程长短可分为急性腹痛和慢性腹痛。

(一)急性腹痛

急性腹痛(acute abdominal pain)又称为急腹症,是需要密切注意和治疗的疾病。急性腹痛可能由腹腔内的感染、炎症、血管阻塞或肠梗阻等引起,患者通常会突然出现腹部疼痛,并伴有恶心或呕吐,多数急腹症患者似乎都有痛苦的疾病面容。引起急性腹痛的病因种类繁多,如急性胃炎、急性肠炎、急性胰腺炎等腹腔器官的急性炎症;肠梗阻、肠套叠、胆囊结石等空腔脏器的阻塞或急性扩张;肠扭转、胃肠穿孔、肝破裂、脾破裂、输尿管结石、异位妊娠等脏器扭转或破裂;肠系膜血管栓塞、腹主动脉瘤、门静脉血栓等腹腔内血管栓塞;以上急性腹痛多以内脏痛为初发,多数疾病可伴有牵涉痛,而后可因疾病的发展而出现躯体性疼痛。腹壁挫伤、脓肿、腹壁带状疱疹等腹壁急性可引起急性的躯体性疼痛,若是类似腹壁脓肿穿破腹腔引起腹腔内脏器感染,也可出现内脏性疼痛。除此之外,胸腔(大叶性肺炎、心肌梗死、胸椎结核等)和全身性疾病(腹型过敏性紫癜、铅中毒、尿毒症等)也可以引起急腹症,前者大多数是由于胸腔疾病引起的腹部牵涉痛,后者大多数是内脏痛。

急腹症的快速初步诊断和治疗至关重要,评价和治疗应同时进行。诊断措施包括询问病史、体格检查、血液学检查和影像学检查等。年长的患者因急性腹痛就诊,此时询问病史以及体格检查显得尤为重要。若患者有冠心病病史,那就不能仅考虑腹部疾病,需进一步询问伴随症状,以及进一步进行腹部查体;若患者腹部某个部位出现局限或者广泛的压痛、反跳痛体征(腹部查体也不仅仅只有触诊,还需结合视诊、叩诊、听诊),则可初步判断为腹部疾病引起,但也不能排除可能合并心绞痛,因此,心电图和心肌酶谱检查可以辅助诊断。在40岁以上的成年人中,12导联心电图可以帮助诊断因严重腹痛引起的心肌梗死。因此,当存在其他基础疾病时,诊断腹痛的来源不能只限于腹部疾病,这样诊断一种疾病的同时容易忽略另外一种严重的疾病。除此之外,询问有无基础病史也有助于辅助诊断腹部疾病,例如,有一主诉为剧烈腹痛的患者,腹部体格检查未发现有明显的腹膜炎体征,询问病史发现患者有房颤史,此时则应怀疑患者可能为肠系膜动脉栓塞,进一步借助影像学检查如CT血管造影或肠系膜血管造影则有助于确诊。另外,体格检查有时也会误导诊断。例如:胃溃疡穿孔的患者,往往也有右下腹麦氏点的压痛和反跳痛,草率地诊断为急性阑尾炎,则会导致不好的后果,此时进一步进行腹部立位片、CT检查则有助于快速诊断。急诊的床旁超声可以在不到5 min的时间内诊断出胆囊炎、肾积水、异位妊娠等疾病。多层螺旋CT扫描使急性腹痛的诊断变得更加简单。由于潜在的不稳定以及患者需要时间,通常不能简单地使用MRI。

临床中对于急腹症的治疗主要是要针对病因进行治疗,草率地使用止痛药只会扰乱病因诊断。若明确病因,则可以适当使用止痛药物,但过度使用可能会掩盖病情进展的信息。对于急腹症患者的治疗,首先应密切观察患者的生命体征,低血压和心动过速提示血容量不足或感染性休克,需要迅速进行积极的液体复苏。当腹腔脏器或腹腔内感染时,应及时使用覆盖革兰阴性杆菌的广谱抗生素(需根据血培养、腹腔穿刺液培养的结果和药敏试验进行调整。如果根据表现或身体检查结果怀疑有外科急症，在执行可能耗时的检测之前，必须联系外科医生。总之，急性腹痛需要在诊断和治疗中进行快速干预、快速识别，以及时挽救患者的生命。

（二）慢性腹痛

慢性腹痛（chronic abdominal pain）是指已经持续存在至少 2 个月的间歇性或持续性腹痛（功能性或器质性病因）。也有一些临床医生认为持续 3 个月的疼痛才可被认为是慢性疼痛，但罗马标准关于功能性腹痛的标准通常要求症状持续至少 2 个月。慢性腹痛多见于儿童及青少年，慢性腹痛的症状因患者而异，并且可能随每次发作而变化。慢性腹痛发作可持续几分钟或几小时，肚脐区域或腹部任何地方都可出现，可能与进食有关，白天或黑夜任何时候都可能出现。在儿童中，最常见的原因是乳糖不耐症、便秘、胃食管反流病；在年轻人中，常见原因包括因消化性溃疡，功能性消化不良，胃刺激（由非甾体类抗炎药、可乐饮料和辛辣食物引起），肝病（如肝炎），胆囊疾病（如慢性胆囊炎），炎性肠病（如克罗恩病、肠易激综合征）等；在老年人中，癌症（胃癌、胰腺癌、结肠癌或卵巢癌等腹腔及盆腔的恶性肿瘤）引起的慢性腹痛变得更加普遍。

通常在腹痛症状出现了 2 个月或更长时间时，医生已对患者进行了评估，且已识别出引起腹痛的原因，如既往病史中存在急性胆囊炎、阑尾炎、胰腺炎等疾病，治疗好转后继续出现腹痛，有可能与这些器官的慢性炎症有关。如果已对患者进行了评估，但尚未查明原因，则只有约 10% 的患者患有器质性疾病，其余的 90% 患者可能只是功能性腹痛。功能性腹痛是指已经存在了 6 个月以上，并且没有任何特定身体疾病或其他胃肠道问题（例如消化性溃疡疾病）的腹痛，且与药物或毒素无关。当排便习惯改变的患者发生功能性腹痛时，则患者可能患有肠易激综合征（IBS）。功能性腹痛通常会干扰人的生活，会给患者心理带来巨大的负担，且造成疼痛的确切原因依然不清楚。遗传因素、生活压力、性格、社交状况和潜在的精神障碍（例如抑郁或焦虑）都可能导致功能性疼痛。儿童的功能性腹痛可能与需要注意（例如兄弟姐妹出生或家庭搬迁）、上学压力以及虐待儿童等精神心理因素有关。

器质性腹痛是由特定原因引起的，与功能性疾病相比，器质性疾病通常引起疼痛的频率要少得多。器质性腹痛的原因包括腹部脏器的慢性炎症（慢性胆囊炎、慢性胰腺炎、慢性阑尾炎、胃溃疡等），腹腔脏器扭转或梗阻（慢性肠扭转、慢性肠梗阻、十二指肠淤积症等），铅中毒，血卟啉病，恶性肿瘤的压迫侵袭周围的器官和神经组织（良性肿瘤也可以通过压迫周围脏器引起慢性腹痛）。在临床实践中，急性和慢性腹痛之间的区别可能会重叠，尤其对于器质性腹痛患者，脏器的慢性炎症可能由于某种诱因急性发作，从而出现急性腹痛。功能性腹痛也可出现疼痛突然加重现象，但是往往可以自行缓解。

临床上，患者需要进行血常规、尿常规、肝肾功能、血淀粉酶等检验以评估肝脏、肾脏和胰腺的功能。对于慢性腹痛的中老年患者，最重要的就是需要排除恶性肿瘤的可能。如果患者超过 50 岁或有结肠癌危险因素（例如疾病的家族病史、黑便、贫血等），则建议进行胃镜或者结肠镜检查，如果伴有营养不良、体重减轻等情况，应该进一步行腹部增强 CT 或 MRI 检查。若年龄在 50 岁以下，建议对腹部进行 CT 或者超声检查，再根据病史和体格检查的结果进行其他检查。如果任何检查结果异常，患者出现新的症状或在检查过程中发现新的异常，则需要进行附加检查。

慢性腹痛的治疗取决于病因和症状。例如，患者有乳糖不耐症，那么无乳糖饮食（消除牛奶和其他乳制品)对缓解腹痛会有所帮助。如果患者有便秘,使用泻药以及在饮食中添加纤维会有所帮助。功能性腹痛的治疗取决于患者症状,重点在于帮助患者恢复正常的日常活动并减轻腹痛引起不适感。在诊断功能性腹痛后,尽管疼痛真实存在,但通常没有严重的病因,而情绪因素(例如压力、焦虑、沮丧)可能会触发或加重症状。目前尚无治疗功能性腹痛的方法,但有许多缓解症状的措施可以使用。这些措施取决于医生、患者和患者家庭成员之间的信任和理解关系。①医生通过与患者沟通,在进行体格检查、实验室和影像学检查结果后表明患者并没有危险,鼓励患者参加工作,学校和社交活动,尽可能减少压力或焦虑的根源。如果患者继续感到焦虑或沮丧,并且这些情绪反应似乎与疼痛有关,医生可以给患者服用抗抑郁症的药物以减轻焦虑。②帮助患者改变其行为的疗法,例如放松训练、生物反馈和催眠,也可能有助于减轻焦虑,并帮助患者更好地忍受疼痛。③高纤维饮食可能对患者有益,患者需要避免可能引起疼痛的食物。例如,避免食用大量难以消化并产生大量气体的食物,并避免饮用含糖量高的饮料,适当使用解痉药对患者的疼痛也有所帮助。

　　器质性腹痛大多与腹腔或者盆腔内脏器的器质性损害有关,炎症性肠病、肠结核、胃十二指肠溃疡等引起的慢性腹痛,可以通过药物治疗得到好转,然而这些疾病突发加重引起并发症时则需进行手术治疗。一些已经明确诊断,引起慢性腹痛的脏器慢性炎症,如慢性阑尾炎、胆囊结石合并慢性胆囊炎、慢性胰腺炎合并胰管扩张等,疼痛已经严重影响日常生活,则患者需进行手术治疗,对于部分会发展成为癌症的慢性炎症,也需进行手术治疗。引起器质性腹痛最严重的疾病是恶性肿瘤,目前对于腹腔以及盆腔脏器的恶性肿瘤最有效的治疗方式仍然是手术,对于早期的恶性肿瘤患者,手术治疗可以达到较好的效果,但是对于部分恶性程度较高的肿瘤,即使是早期治疗后,预后仍然较差,例如胰腺癌、胆囊癌和肝内外胆管癌等。恶性肿瘤经手术切除后的辅助放化疗也是提高患者预后的重要治疗方式,另外各种靶向药物的研发也提高了部分晚期肿瘤患者的生存。对于癌症晚期疼痛患者,口服阿片类药物是缓解症状的首选。最常用的阿片类药物是吗啡、羟考酮、氢吗啡酮和美沙酮,以及包括芬太尼和丁丙诺啡在内的透皮药物,具体对于癌症疼痛的治疗可进一步了解癌症的三阶梯止痛法。除此之外,神经阻滞也是治疗癌症痛的治疗方式,同时可联合阿片类药物对疼痛进行缓解。

四、盆腔痛

　　慢性盆腔痛(chronic pelvic pain)很常见,影响大约 1/6 的成年女性,疼痛严重时会极大影响生活。骨盆疼痛是发生在小腹或骨盆的疼痛,并排除月经、怀孕或性交等因素。慢性盆腔疼痛难以定义,有的医生使用 3 个月的疼痛时间作为标准,有的使用 6 个月的疼痛时间作为标准,还有使用其他标准的,例如由疼痛引起的残疾程度,病理学上的证实或缺乏。鉴于个人对疼痛的反应差异很大,而且由于对相关病理的不明确,这些定义似乎都不合适。近年来,人们认识到"神经系统"在感知疼痛中的核心作用,神经功能受许多因素影响,包括是否存在炎性疾病、激素环境以及来自上级中枢的信号反馈,另外,自主神经系统的作用也很重要。慢性盆腔痛是一种症状,不是一种诊断,是由多种因素引起。骨盆内部或与之相关的任何结构都可能引起疼痛,应设法确定是盆腔中的哪个脏器或组成部分引起的疼痛以便对其进行治疗。子宫内膜异位症、炎症性肠病、盆腔炎等是引起盆腔疼痛综合征的常见原因,并且可能在同一个患者中存在。有研究人员提出,潜在的区域神经功能障碍影响骨盆中多个系统,以解释某些患者的症状。这种区域神经功能障碍的病因可以不同,例如子宫内膜异位症引起的炎症反应可能会影响区域神经网络并因此损害肠功能,进而产生肠易激综合征。

子宫内膜异位症的患者比健康的女性更容易感受到疼痛,但也可能没有任何症状。子宫内膜异位症的疼痛呈周期性变化,在经期前一周非经痛明显增强。目前也不能清楚解释为什么患有相似疾病的妇女所经历的疼痛程度差异很大,可能与病变部位的不同、疾病程度和浸润深度有关。子宫内膜异位症可能通过释放疼痛的炎症介质(缓激肽、前列腺素和肿瘤坏死因子等)引起疼痛,可通过神经和组织的牵拉或收缩而引起疼痛;另外,子宫内膜异位症可侵犯神经,造成的神经损伤可能会成为疼痛的根源,即使神经没有受到破坏,在子宫内膜异位症的存在下,其功能也可能发生变化。另外,合并其他因素(肠易激综合征、抑郁症和社会心理因素等)也应考虑在内,这样有助于辅助诊断和治疗。

盆腔炎也是引起慢性盆腔痛的重要病因。性传播引起的感染非常普遍,衣原体和淋病奈瑟球菌定居于子宫颈,而后可向上感染扩散到上生殖道,感染子宫、输卵管和骨盆中的组织。慢性盆腔炎急性发作时可伴有疼痛或性交后阴道出血,但也可能为隐痛或无任何症状。慢性盆腔炎的诊断通常需要通过腹腔镜检查盆腔是否有损害,或既往是否有过衣原体感染的证据。盆腔炎可在骨盆内引起严重的解剖学上的改变,形成盆腔粘连并对输卵管引起永久性的损害,例如引起输卵管积水,导致不孕症和增加异位妊娠的风险。慢性盆腔炎疼痛的病因尚不清楚,可能是骨盆的粘连和变形引起疼痛,也可能是骨盆感染损害了周围神经,因此检测衣原体感染并进行治疗是必要的。和慢性腹痛一样,慢性盆腔疼痛的患者也常见抑郁症和睡眠障碍,这可能是疼痛产生的结果,而不是原因,但特殊的治疗可能会改善患者的情况。研究报道,某些人格特征可能使个体更加容易患有疼痛综合征。认知行为疗法可能会有所帮助。例如,对疼痛根源的执着寻找、过去所经历的疾病以及家庭因素都可能会加剧患者的焦虑。生活中的压力可能会影响患者缓解疼痛的能力。患有慢性疼痛可能会导致患者或护理人员无助行为模式的发展,即使治疗了疼痛,这种行为模式也会根深蒂固并持续存在。在解决疼痛之前,可能更加需要解决这些患者的心理行为因素。

医生询问病史和体格检查对确定慢性盆腔疼痛的原因非常重要。对于慢性疼痛的患者,询问病史不仅可以提供准确诊断的基础,而且与患者交谈可以了解患者的心理状态以及有助于使其确信自己的痛苦和想法得到了认真对待,因此,询问病史也有部分治疗的作用。病史中最重要的特征之一是询问疼痛是否随时间变化,例如疼痛多在整个月经周期,还需要注意疼痛与其他生理活动(如排尿、排便或运动)是否相关联,既往是否有过腹部或者盆腔手术史。仔细询问骨盆内的所有脏器及其功能情况也非常重要。医生需警惕不规则或性交后阴道出血等症状,这可能表明病情相对严重。另外,询问患者抑郁或睡眠障碍的症状对诊断和治疗也有所帮助。体格检查至关重要,不仅可以获得疾病的线索,还可以进一步拉近与患者的距离。查体应仔细检查腹部是否有瘢痕、最大压痛的部位。压痛可能相当分散或局限。反跳痛不常见,但可能提示潜在的腹膜张力增加。会阴部查体需要检查外阴部皮肤,系统地检查盆腔的所有部位,任何压痛,无论是局灶性的或散的,都应注意是否触及明显的肿瘤。如果需要检查子宫颈,可以进行双合诊或宫腔镜检查。另外,对于男性患者,直肠指诊也可以初步对前列腺进行检查。对于盆腔疼痛相关的病史询问和体格检查内容远远不止这些,在此也只简单地进行了讲述。

实验室检查,诸如血常规、肝肾功能可以了解患者全身的状况。如果怀疑泌尿系统引起的疼痛则可以再进行尿常规检查,若是怀疑妇产科疾病,则需进行阴道分泌物检查。影像学检查对器质性疾病的诊断作用显著,如果进行阴道检查,则行经阴道超声扫描,或者直接行CT 和 MRI 检查,可以显示卵巢囊肿或子宫内膜瘤、肌瘤、输卵管积水或其他异常,但这些疾病不一定是造成疼痛的原因。腹腔镜是诊断盆腔痛的金标准,可发现肠粘连和大多数种类的子宫内膜异位,但很少有其他引起疼痛的原因,但是在大约 1/3 的患者中,并未发现病理学异常。发现子宫内膜异位或肠粘连并不意味着这两种情况一定是引起疼痛的原因,因为其都可能是无症状的,但研究显示,即使诊断出子宫内膜异位症并且不加以治疗,约 1/3 的患者经过腹腔镜诊断后,其疼痛也可能有所改善,这也只能归类为心理因素了。

慢性盆腔疼痛患者的治疗,主要是针对患者的病因进行治疗,如果经过严密的诊断都未能找出病因或晚期肿瘤患者引起的疼痛,则可以仅选择通过镇痛来控制。非甾体类抗炎药(NSAIDs)可以减轻炎症和缓解疼痛,疼痛严重时应定期服用,如果单纯的止痛药效果不显著,可以加用辅助止痛药,如抗抑郁药和抗癫痫药。阿米替林相对有效,但不良反应很严重,并伴有便秘和视力模糊等抗胆碱能不良反应,且会导致嗜睡,也可利用这种效果来改善部分患者的睡眠。如果患者患有抑郁症,则应直接使用阿米替林或使用选择性 5-羟色胺再摄取抑制剂进行相应治疗。对慢性疼痛使用抗癫痫药(如加巴喷丁)也有效果,且耐受性良好。但是对于晚期肿瘤患者,NSAIDs 药物镇痛效果不大,如果需要其他药物,可以从曲马多开始逐渐往上升级至阿片类止痛药,如吗啡。对于子宫内膜异位症的盆腔疼痛患者,激素疗法(促性腺激素释放激素、孕激素)可以有效地缓解症状,但往往会带来相应的不良反应,其会抑制卵巢功能并减少或消除月经,激素治疗是缓解疼痛的一种方法,而不是治愈方法。治疗结束后,子宫内膜异位沉积物可能会重新被激活,导致疼痛复发。另外,联合使用口服避孕药也可以有效控制子宫内膜异位症的疼痛。对于药物无法缓解的子宫内膜异位症引起的疼痛,手术则是最有效的治疗方法。

第四节　内脏痛觉的评估

对人内脏痛进行实验研究可以探索有关正常和病理生理情况下所涉及的机制。疼痛的心理物理学在理解疼痛的神经生理学以及为现代疼痛测量和评估方法提供科学依据方面具有重要作用。感官测试的心理生理方法在理解病理生理性疼痛的机制中也起着关键作用,其中疼痛是疾病本身的组成部分,而不仅仅是症状。所有的疼痛测量方法都有一个共同的目标,即准确地表示人类的疼痛经历。

一、内脏痛觉的临床评估

在临床中,尤其是急诊情况下,内脏痛觉的评估往往都是医生通过观察患者的神态以及患者的自述病史,再加上体格检查来初步评估患者疼痛的程度,而后根据患者的疼痛程度再决定是否要进行进一步检查或者直接进行处理(对于腹痛原因不明的患者不能直接使用止痛药物,以免掩盖病情)。对于患有慢性内脏痛相关疾病的患者,可以通过使用标准化的量表评估患者对机械、化学和电刺激引起疼痛的阈值和疼痛的程度。另外,使用 PET、功能性磁共振、SPECT 可以观察患者接受刺激时脑血流的变化,因此也有助于评估内脏疼痛。

在内脏痛的研究中,内脏诱发的疼痛反应可以通过心理生理学或电生理学的方法进行评估。心理物理测试要求清醒和警觉的研究对象应完全理解所给出的说明并在测试过程中具有充分的合作能力。科研人员根据心理生理规律开发了心理物理方法,可分为反应依赖方法和刺激依赖方法。反应依赖方法取决于人如何评估给定等级(VAS/VRS/NRS)上的刺激强度或不适感。疼痛的程度可以通过麦吉尔疼痛问卷进行评估,该问卷也被广泛用于内脏疼痛研究。对于内脏疼痛刺激,从无痛到疼痛强度的转变很难进行量化。因此,通过使用视觉模拟评分系统,以考虑由于增加刺激而引起的非疼痛和疼痛感。感觉强度可以通过连续的电击刺激,采用视觉模拟量表(VAS)进行评估,范围从疼痛到非疼痛(具体见第九章"疼痛检测与评估"部分)。在 VAS 上从 1~5(疼痛阈值)对无痛感的强度进行评分。对于疼痛强度,使用 5~10 的评分,并以 5 分作为轻微疼痛,10 分作为难以忍受的疼痛。在胃肠道内,胃胀可以感觉为饱腹感,而直肠膨胀可被视为排便的冲动。因此,我们通常在胃肠道的不同部位中使用不同的描述符来描述非疼痛性感觉。胃肠道的最近端和最远端具有附加的体神经分布,在评估诱发反应时必须考虑这一点。因此,在直肠中,使用对空气、排便和疼痛的感觉对机械刺激的综合量表,因此也涉及器官的复合功能。

刺激-依赖的方法是基于刺激的调整直到达到预定的反应(通常为阈值)。达到阈值所需的刺激强度以物理单位表示。刺激-反应功能比阈值确定更具信息性,因为可以从数据中得出超阈值的响应特性。对于阈值的确定,可连续或逐步地增加刺激强度。机械、电或热对内脏刺激的阈值相对可靠,评估起来简单。阈值显示疼痛范围的开始位置(疼痛阈值)和结束位置(疼痛耐受性阈值)。环境和个人因素可能会影响疼痛反应,如月经周期、性别、种族等。

牵涉痛是由内脏神经终止于与躯体传入神经相同区域的脊髓所引起。其疼痛的程度和扩散程度取决于局部肠道疼痛的强度和持续时间,作为对内脏传入刺激的中枢活动的间接测量,以对涉及的疼痛区域的测量为主。通常要求志愿者或患者在刺激过程中或刺激后在皮肤上绘制相应的疼痛区域。在患有肠易激综合征、非溃疡性消化不良、慢性胰腺炎、食管炎、糖尿病性自主神经疾病和痛经的患者中发现了非典型和扩大的疼痛模式。这可能有助于了解这些患者的疾病发病机制。

二、内脏痛觉的实验评估

内脏疼痛是一种多维感知,单个标准化刺激的反应只能代表整个疼痛过程中非常有限的一部分;因此,重要的是要结合不同的刺激和评估方法,以获取有关正常和病理生理情况下内脏痛的差异信息。对于内脏痛,情感成分通常起着非常重要的作用。疼痛感觉的复杂性和主观性导致疼痛测量的困难。这催生了客观的评估方法,该方法不需要主观状态的报告,而是主要评估运动、自主神经、内分泌和中枢神经系统中有害刺激的反应。另外,由于实验中使用的疼痛刺激是人为的,且大多数对象都为健康个体,因此不能有效地检查疼痛的感觉。实际上,从情绪的观点来看,实验性疼痛刺激通常是短暂的、无害的、可预测、容易耐受并且几乎没有情绪压力的,因此与临床上疼痛的表现有显著差异。尽管如此,最近在实验室中使用实验性测量方法对疼痛的分析也越来越多,并取得了相当的成果。

在内脏痛的实验中可以使用多种方法来诱发疼痛,并且不同方法之间的相关性通常较低,说明可以收集不同的信息。因此,建议使用几种疼痛来检查疼痛感诱导技术或从正在研究的问题中明确推导出适当的疼痛诱导方法。最常用的疼痛诱导方法来自机械、温度、电或化学刺激的应用。对于内脏刺激,足够的刺激在形式上可能与体细胞刺激相似,但是传递方式更复杂。尽管对内脏痛的充分刺激尚不完全清楚,但各种自然刺激显然与内脏痛有关。自然发生的内脏刺激有空腔脏器的扩张、局部缺血、炎症、痉挛和牵拉。我们知道温度刺激(冷热)可能会引起内脏疼痛,但这在自然情况下似乎不会发生。此外,电刺激虽然不属于自然的,但在研究当中其相对可控。引起人内脏疼痛的理想实验刺激应该是自然、微创、在重复实验中可靠且可量化的。在伤害感受范围内,对刺激的反应应随刺激强度的增加而增加,并且最好通过引起诸如异常性疼痛和痛觉过敏的现象来模拟患病器官的疼痛。刺激人类内脏器官的不同方法基于:①电刺激;②机械刺激;③温度刺激;④化学刺激。

(1) 电刺激(electrical stimulation):直接通过电流使传入神经去极化,已广泛用于刺激胃肠系统。引起疼痛的电刺激强度是可重复且可靠的。

(2) 机械刺激(mechanical stimulation):由于大部分空腔脏器容易用来作为试验对象器官,且自然扩张时会产生刺激,使人产生疼痛,因此机械刺激是使用最广泛的技术。机械胃肠道刺激,尤其是球囊扩张,已被广泛用于研究,例如:①平滑肌紧张;②功能和器质性疾病;③牵涉痛和大脑激活模式,提供有关异常的信息;④在健康受试者和肠道疾病患者中筛选新的镇痛药。

(3) 温度刺激(thermal stimulation):短时持续的热刺激可以激活胃肠道黏膜中分布的传入神经。在人的食管、胃和直肠中已发现了热敏反应。在可以感觉到的范围内的温度刺激通常仅与上消化道的感觉有关,并且温度刺激显示出线性的刺激-反应关系。

(4) 化学刺激(chemical stimulation):器官炎症通常会导致感觉改变,包括疼痛,这可以在患有食管炎的患者中进行研究。胃肠道的化学刺激与临床炎症更相似,并且被认为可以接近理想的实验性内脏痛刺激。大多数化学刺激主要激活 C 纤维。食管的酸刺激能使肠道致敏,酒精、缓激肽、甘油、辣椒素和高渗盐水也可以对消化道进行化学刺激。德鲁斯等使用了多模式探头(冷、暖、电刺激和机械刺激),通过用远端食管的盐酸灌注诱导敏化前后食管下部的内脏刺激(图 8-7)。敏化导致对电气和机械刺激的痛觉过敏(疼痛阈值降低 29%

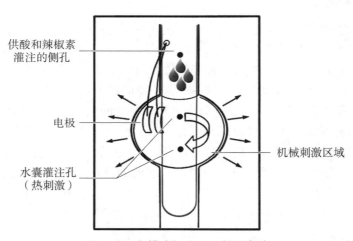

图 8-7　多模式探头用于刺激内脏

和 35%），对冷热刺激的痛觉过敏（感官等级提高 11%）。致敏后，对机械刺激的参考疼痛面积增加了 300% 以上，其中对所有刺激的参考疼痛的定位发生了变化。另外，基于疾病的动物模型（肠易激综合征、胰腺炎、结肠炎、输尿管结石等）也被用于研究内脏疼痛，对于研究潜在内脏疾病的特定机制非常有价值。

第五节　内脏感觉与知觉

人们很早就意识到机体有 5 种感觉：视觉、听觉、嗅觉、味觉和触觉，但是这 5 种感觉的概念过于简单。因为机体还存在传感系统，可提供有关平衡（前庭感觉）、身体位置和运动（本体感觉和运动感觉）、疼痛（伤害感受）和温度（热感受）的信息。感觉和知觉是两个密切相关而又独立的过程，感觉是由我们的感官感受器获得的有关内、外环境输入，而知觉则是大脑选择、组织和解释这些感觉的过程。换句话说，感觉是知觉的生理基础。每个人对相同感官的感知可能会有所不同，因为每个人的大脑可以根据个体的学习、记忆、情感和期望来不同地解释刺激。例如，不同的人品尝同一种食物可以感受到不同的味道，不同的人对同一幅画也产生不一样的感受。

机体在接受体内外环境不同的刺激时会产生不同的感觉，且一种刺激可能会产生多种感觉。例如，当血糖下降时，人体会产生饥饿、全身乏力、头晕、心悸等多种感受，当嗅到难闻的食物或吃到难吃的食物时，会导致恶心、呕吐。听觉和视觉上的刺激同样可以引起疼痛、恶心、心悸、头晕等感觉。内脏感觉的感知是在皮质水平上介导的，因此也可以受到如压力、注意力和焦虑之类认知机制的影响。另外，内脏感受器在接受刺激时，往往还容易产生情绪上的变化，内脏痛经常伴随着情绪低落、焦虑、易怒。早在 1873 年，达尔文已经观察到情绪会影响自主神经反应，他指出“当机体处于愤怒状态，心脏的跳动会加速，或者会受到干扰，颜面会出现潮红或发紫，还有可能变得苍白”。

一、心理因素与知觉

情绪是指人类和动物对客观环境刺激所表达的一种特殊的心理体验和某种固定形式的躯体行为表现，情绪可表现为恐惧、焦虑、发怒、愉快、痛苦、平静、惊讶等，情绪活动可以引起机体一系列的生理反应，主要包括自主神经系统和内分泌系统功能活动的变化，其主要受下丘脑和边缘系统调节，内脏活动也受到这些大脑中枢的调节，这也是为什么情绪可以影响机体感觉的原因。通常情绪生理反应表现为交感神经系统的相对亢进，例如，在机体发生防御反应时（运动、焦虑、情绪激动），可出现瞳孔扩大、出汗、心率加快、血压升高、皮肤和血管内脏收缩等交感神经兴奋的表现，一般生理反应下，机体可能不会感觉到有何异常感受，若是交感神经功能异常增强，则会感受到心率加快引起的心悸，呼吸加快引起的憋气感，血压升高引起的头痛等。心理因素（学习紧张、工作压力、家庭负担、婚姻等）可以导致自主神经功能失调，从而也引起机体产生各种感觉异常（腹痛、胸闷、呼吸困难、心悸等）。

二、特殊内脏感觉与知觉

除了情绪、精神、心理等因素可以影响各种内脏感官外，特殊内脏感觉与一般内脏感觉之间也存在联系,并且可以共同影响机体的内脏知觉以及情绪。胃食管反流的患者通常会有腹部不适、饱胀、泛酸、胃灼热等症状,往往还伴随着味觉和嗅觉功能的变化,且与病情的严重程度有关。在老年患者中,这些感觉变化的严重程度和表现形式差异很大,其特征可以是"完全没有味道或气味,敏感性降低或增加,正常味道和气味失真"。另外,由于味觉和嗅觉的功能下降,也会导致患者的情绪和心理状态发生改变,从而也会进一步影响疾病。味觉神经元主要在岛叶的少颗粒皮质区,而对胃肠感觉有反应的神经元正好位于味觉区的尾部,并且大多数位于背侧颗粒状岛状区域。神经元的位置对味觉和胃肠道感觉输入有一定的重叠。研究显示电刺激人丘脑会产生味觉和胃饱满感,且功能磁共振成像研究表明,受到刺激如饥饿、大量吸气、valsalva 动作等,岛状皮质中的血流增加仅出现在味觉皮质的尾部,说明味觉和胃肠道感觉中枢有着重叠部分,这也可以解释为什么吃了难吃的食物,人会出现饱腹感,甚至出现恶心、呕吐以及心跳加速、出汗等部分自主神经反应。

　　巴甫洛夫的开创性实验为了解食欲和进食生理学上的伴随行为奠定了基础。巴甫洛夫最基本的观察之一是在进食和假进食期间唾液、胃液和胰液的分泌先于食物进入口腔,并通过各种感觉途径向大脑发出信号。经过数十年的发展,人们对嗅觉受体及其在中枢神经系统中的神经通路有了实质性的了解,发现嗅觉可决定觅食和偏爱选择食物的方式,且与饥饿、食欲和饱腹感有关。对于食物能否让人产生愉悦的感觉,嗅觉起着重要的作用,且可以影响食物的摄入和消化。昂贵的食物可以促进摄入而无须饥饿信号。某些大脑回路处理与食物奖励有关的信息,并且对可口食物的享乐价值敏感,从而影响获取这些食物的动机行为。

　　食物相关的视觉、嗅觉和味觉信息集中在大脑的相关区域,包括眶额皮质、岛叶和杏仁核,食物摄入信息传入这些区域会影响行为。众所周知,感官的信号输入会影响消化过程,在预期或头期阶段,对食物的感官知觉通过迷走神经的副交感神经纤维来驱动胃液的分泌,以准备食物的摄入(图8-8)。嗅觉在机体对食物知觉中起着双重作用,与食物的"首次接触"中,气味在空气中传播,机体通过嗅闻刺激鼻子中的嗅觉感觉神经元,完成食物刺激的定

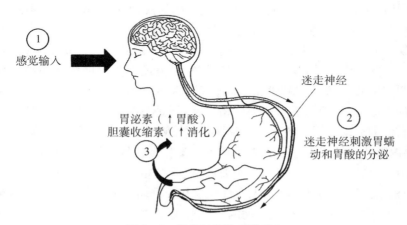

图8-8　消化过程的感觉输入

　　在头期,闻到食物的气味(嗅觉),见到食物的样子(视觉),通过迷走神经的副交感神经纤维促进胃液分泌,为食物摄取做准备。在胃阶段,食物进入胃后导致胃泌素的分泌,而其他激素则在肠道阶段(食物离开胃之前)促进胃酸分泌。胆囊收缩素(CCK)是一种主要的胃肠激素,可以调控胆囊收缩和胰腺酶分泌,以抑制胃排空并促进消化

位和识别。在食用食物期间发生的"第二次接触"中,通过鼻后途径完成了味道的感知。在食物分解过程中通过咀嚼而释放的嗅觉分子在呼气后进入鼻腔以刺激嗅觉感觉神经元。禁食期间释放的饥饿信号与嗅觉增强相关,最有可能增加对能量密集食品的食欲。与食物有关的气味也已被证明可引起口内唾液分泌以及头期反应,如胃酸的分泌和胰岛素释放。进餐后,会产生饱腹感,指的是与新食物相比,所吃食物的愉悦感会有所降低,这种饱腹感和胃肠道消化过程中给大脑释放的信号最后会让机体不愿继续进食。重要的是,眶额皮质神经元在饱食后会停止对嗅觉和味觉的反应,这也表明饱腹感会抑制嗅觉神经元的活动。除此之外,视觉、听觉和触觉也可以影响进食以及相关的感官知觉。

恶心(nausea)和呕吐(vomiting)是在健康人群和患者中常见且令人难受的感觉,恶心是想呕吐的不愉快感觉,通常伴随冷汗、面色苍白、流涎,与十二指肠收缩以及肠内容物回流到胃有关。恶心通常先于呕吐,但也可以单独发生。呕吐是一种强烈的非自愿行为,通常伴随恶心。引起恶心呕吐的因素众多,前庭疾病(梅尼埃病、晕动病),胃肠道疾病(胆囊炎、阑尾炎、胰腺炎等),呼吸循环疾病(心肌梗死、流感、心律失常等),妊娠,各种药物,放化疗,甚至心理因素和外在压力等都可以引起恶心、呕吐。引起呕吐的刺激主要来自消化系统,对舌根、咽部、胃、肠刺激都是造成恶心呕吐的原因。除了消化系统的感受器之外,其他系统感受器受到的刺激也有可能引发呕吐反射,这些刺激有可能来自泌尿生殖系统器官、视觉、味觉、嗅觉、平衡觉等。上述感受器所受到的刺激会经由迷走神经、交感神经、舌咽神经等的传入通路将神经冲动传导至位于延髓部位的呕吐中枢,经信息整合后,通过自主神经传出,控制膈肌、胸部和腹部肌肉导致呕吐。下面通过晕动病来简单描述恶心、呕吐与其他感官之间的联系。

晕动病,也被称为晕车病,首要症状就是恶心和呕吐,但晕动病还包括各种各样的体征和症状,包括出冷汗、面色苍白、流涎增加、嗜睡、头痛甚至剧烈疼痛等。诱发晕动病的生理机制很复杂(具体可详见平衡觉章节),但眩晕往往伴随各种症状,当前庭半规管受体持续或者过强地刺激时,前庭感受器可感受到刺激,形成神经冲动,传至中枢,信息整合后经内脏神经系统传出,从而引起自主神经功能失调,导致心率加快、血压下降、呼吸频率增加、恶心、呕吐等现象。同时,还可引起躯体各种姿势的调节反射,例如反射性地改变颈部和四肢紧张以维持身体平衡。研究已经发现了恶心和呕吐过程的神经通路,且发现了引起恶心和控制引起呕吐相关肌肉的脑干区域,其包括孤束核、尾状延髓的背外侧网状结构和旁臂核,它们整合了导致恶心和呕吐的信号。膈肌和腹肌引起呕吐的详细神经支配和协调机制也已经明确。在安静的呼吸中,它们的活动处于反相状态,但是在呕吐(以及一系列涉及姿势稳定的活动)期间,它们的活动是同步的。尾状延髓的背外侧网状结构和旁臂核均受内脏传入神经的影响,这些内脏传入神经也会影响前庭迷路。孤束核是许多内脏传入神经的终点,并且还接受延髓最后区(该区域曾经被认为是主要的"呕吐中枢")的传出投射,其为呕吐的中枢模式发生器(中枢模式发生器是一种在无脊椎动物和脊椎动物中都存在的神经回路,它可以在不接受节律输入的情况下产生神经活动的节律模式)。提供了输入,从而控制膈肌和腹肌的运动调控呕吐(图 8-9)。另外,呕吐中枢还包括化学感受器触发区(chemoreceptor trigger zone,CTZ),其具有防御血脑屏障的功能,可检测血液和脑脊液中的循环毒素,并且对多种循环催吐药敏感,包括吗啡、静脉内硫酸铜和某些与尿毒症相关的循环代谢催吐药、感染和辐射。激活后,CTZ 不会直接引起呕吐,而是将刺激传递到综合呕吐中枢,从而产生呕吐,这也解释了药物不良反应引起的恶心、呕吐。

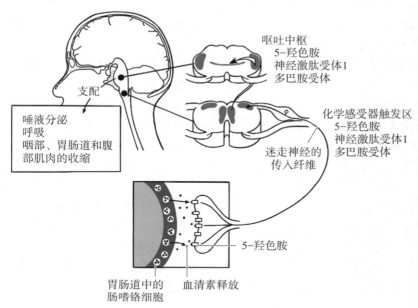

图 8-9 呕吐反射的神经传导示意图

研究发现内脏刺激对前庭系统也有很强的影响,科学家通过在胃内递送硫酸铜可激活内脏传入神经冲动引起恶心和呕吐,发现其可以影响前庭核中神经元的活动水平。另外,平衡觉引起呕吐的机制与焦虑和恐惧反应相关的机制之间也有复杂的相互关系,这些因素也可能是引起焦虑的基础,并且使一些患有晕动病的人开始晕车时就感到恐惧。这种关系实际上可能是双向的,焦虑和恐惧也增加了晕车的严重性。

三、自主神经系统与知觉

机体在内外环境中感受到的压力可以导致机体产生不同的反应,也可以使人产生各种各样的感觉。应激(stress)可以定义为一种内在的或外在的干扰力,它可能干扰机体的平衡,其可以是真实的(物理的)或感知的(心理的)。压力来源可以是机体内部的(炎症、血压、血糖、二氧化碳分压、氧分压等),或外部的("外部感受性"、心理上、视觉上、听觉上等)。应激可引起适应性反应,从而稳定有机体的内部环境并确保其生存,过程涉及许多神经生物学系统,如下丘脑-垂体-肾上腺(HPA)轴和自主神经系统(ANS)。在健康的机体中,这些生理反应系统可以快速打开和关闭,以对应激做出反应,从而维持机体内环境稳态。其中自主神经系统接受外在信号后可以使大脑产生自主反应模式,使接受到的感觉信号达到意识。

自主神经系统可以对内外环境中的各种应激做出相应的反应,功能相反的交感和副交感神经处于相互平衡中。当机体处于紧张活动状态时,交感神经活动起着主要作用,交感神经激活可以使机体感受到激动、愤怒等情绪上的变化,以及心悸、气短、胸闷、头晕和头疼等感官上的变化。副交感神经兴奋时,机体可以感受到更多来自胃肠道的感觉,比如腹胀腹痛、恶心呕吐、打嗝、肠鸣等。内脏感觉通过脑神经和脊神经传至中枢,脑神经提供的传入神经(有时也称为副交感神经传入系统),主要携带机械感受器和化学感觉信息。经由脊神经到达的传入神经(通常称为交感传入神经系统)主要传达与温度和即将或正在进行的组织损伤有关的感觉,这些感觉可能是机械、化学或热学因素引起的。机体内环境的改变,可以通过内脏感觉神经纤维传入中枢,形成感觉后,又通过内脏运动神经(包括交感神经和副交感神经)将整合后的信息传入效应器,从而产生相应的效应,另外,平滑肌收缩舒张、器官收缩舒张、心脏收缩舒张、毛细血管的收缩舒张等都还可以继续引起机体感官的变化,这种感受往往是多重的,而不是单一的。因此,中枢接受到内脏感觉信号后,进一步处理产生的知觉与自主神经关系密切。

Porges 于 1994 年提出了多元迷走神经理论(polyvagal theory,见图 8-10),其理论使我们了解人使如何根据自身的感觉与旁人的声音、面部表情相互动,再进一步判断环境是安全或者是危险的,其让我们认识到自主神经系统不仅包括对内外环境的应激,其还与社会关系密切联系,且与人类多种精神疾病,包括抑郁症、创伤后综合征、自闭症等有关。

之前我们描述过交感神经系统的工作是通过增加血压/心率等,并搁置不必要的功能(例如消化系统),使我们在需要时采取行动(战斗/逃跑)。副交感神经系统与此相反,它在感觉到威胁消失后使身体恢复体内平衡。Porges 将自主神经系统分为三部分分层系统(三部分分层就是安全、危险、生命危险)(图 8-10),其保留了交感神经系统,并详细描述了迷走神经的两个不同途径——背侧迷走神经途径和腹侧迷走神经。

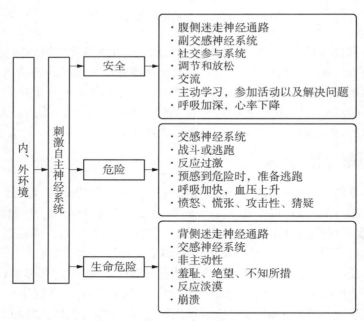

图 8-10　porges 的多元迷走神经理论

当我们位于阶梯的顶端时(即处于安全状态时),机体处于腹侧迷走神经通路,其可以激活"社交参与系统",此为副交感神经系统的一部分。当处于此状态时,机体会感到安全,喜欢与他人建立联系,并且可进行良好的沟通。另外,机体的心律会减慢,呼吸加深,感到全身肌肉放松,且会使用温暖的面部表情和声音变化来驱动人与人之间的联系,可以更好地集中注意力,进行学习和解决问题。

当感受到周围的环境不安全时,机体的压力水平会上升,并且会沿着"多元迷走神经"阶梯下降。处于这种状态时,机体会动员起来,身体会充满活力和力量,以远离大脑认为危险的一切。当人体处于交感神经系统兴奋时,心率和血压会上升,呼吸会加快,应激产生的激素会充斥身体,疼痛耐受性会增加,肌肉会变得紧绷,并且我们的大脑难以进行复杂情绪的处理。尽管在这种状态下身体难以与外界进行沟通,但机体动员起来具有面对危险或潜在危险的价值。机体会根据当时的感受过滤在此状态下遇到的情况,这意味着即使在威胁小的情况下,机体也可能会迅速发起攻击,做出判断。

如果机体继续感受到压力,其会沿着阶梯进一步进入背侧迷走神经通路。这时候我们就会陷入"停滞状态",感觉无法逃脱并且无助和不知所措,此状态是一种生存状态。当我们处于这种状态时,呼吸会变浅,语言能力变差,疼痛承受能力增强,同时会避免目光与人接触,无法进行社交方面的交流,感到无助或无望。这种状态使我们在面临真正的危机时有机会逃离,或者在当机体朝着危机发展的情况下死亡时,能够相对无痛苦地死去。

总之,自主神经系统不仅仅对机体内外环境的感受信号进行传递,在大脑产生各种相应的知觉,其演化还决定了人情绪的表达、社会交流以及行为状态。多元迷走神经理论的提出,也可以为许多临床诊断上与精神心理问题相关联的症状提供线索和依据。

[参考文献]

[1] 丁文龙,王海杰. 系统解剖学[M]. 3 版. 北京:人民卫生出版社,2015.

[2] 王庭槐. 生理学[M]. 9 版. 北京:人民卫生出版社,2018.

[3] 万学红,卢雪峰. 诊断学[M]. 9 版. 北京:人民卫生出版社,2018.

[4] Fernando C Morrison JFB. Visceral Sensation[M]. Amsterdam, Elsevier, 1986.

[5] Larry R. Squire. Encyclopedia of neuroscience[M]. Amsterdam, Elsevier, 2009.

[6] Pasricha PJ, Willis WD, Gebhart GF. Chronic abdominal and Visceral Pain theory and practice [M]. Losangeles, CRC press, 2007.

[7] Maria AG. Visceral Pain Clinical:pathophysiological and therapeutic aspects[M]. London, Oxford university press, 2009.

[8] Annu Rev Neurosci [M]//Saper CB. The central autonomic nervous system:conscious visceral perception and autonomic pattern generation. London, Oxford university press, 2002.

第九章 痛 觉

　　痛（pain）一词即源于希腊语（poena）和拉丁语（punishement），均由惩罚的含义衍生而来，古代人认为痛是人类触怒神灵后所受到的惩罚。西方医学奠基人希波克拉底在《希波克拉底全集》中提到"哪里有疼痛，哪里就需要治疗"，"感到特别疼痛的地方就是有病情的地方"。在我国春秋战国时代的医书《黄帝内经》记载了针灸治疗头痛、耳痛、腰痛和胃痛等。19世纪末到20世纪初期，随着生物电和动作电位等重大科学发现，痛觉理论研究取得了突飞猛进的进展。冯·弗雷和谢林顿首先提出了外周存在痛感受器的概念。1930年，法国外科医师 Leriche 认为慢性痛是一种疾病状态。1936年，美国麻醉学家 Rovenstine 教授创立了疼痛门诊（pain clinic）。1965年，Melzack 和 Wall 提出的痛信号传导调控机制的"闸门学说"（gate control theory）是学术界对痛觉及其调控机制认识的里程碑，开启了痛觉机制研究的细胞分子时代。

　　国际疼痛研究学会（International Association for the Study of Pain, IASP）将痛觉定义为由实际或潜在的组织损伤，或对此类损伤的描述，所引起的不愉快的感觉和情感经历，可同时伴呼吸、循环、代谢、内分泌以及心理和情绪的改变，是继呼吸、脉搏、血压、体温之后的第五大生命体征。痛觉是复杂的神经活动，在未完全掌握其病理规律之前，很难对痛觉做出完整、确切的定义。痛觉是进化上的一种预警机制，引起机体一系列防御性保护反应，是机体不可或缺的一种保护功能。当痛觉提醒人类规避损伤和疾病风险时，称之为"好痛"，如阑尾炎发作时的腹痛、心脏病发作时的胸痛等。然而当痛觉发展成慢性痛后，已不具备其保护作用，而成为一种难以忍受的折磨，称之为"坏痛"，这种痛越早克服、越早治疗越好。痛觉包含"感觉"和"情感"两个成分。痛觉具有感觉的共性特点：有相应的感受器、感受器激活所需的适宜刺激、感受器的定位分布和对刺激强度的鉴别等；其"情感成分"与逃避密切相关，变异性大，易受经验影响。大多数情况下，组织损伤刺激伤害性感受器最终引起痛觉，但有些状态下，损伤并不引起痛觉。相反，痛觉可在无组织损伤时产生，或在损伤完全修复后仍然存在。痛觉感受的缺失或过敏均会使人体遭受并积累更多的损伤，影响工作和生活质量，是临床上面临的难题之一。

第一节　痛觉分类及对人体的影响

一、痛觉分类

痛觉涉及临床许多专科,引起痛觉的病因是多方面的,包括创伤、炎症、神经病变和精神因素等。痛觉涉及全身各器官系统,不同部位的痛觉其性质不同。对痛觉进行合理分类有益于正确诊断疾病、提高治疗效果。

1. 按疼痛发生部位分类

1) 根据发生的躯体部位分类

可分为头痛、颌面部痛、颈部痛、肩及上肢痛、胸背部痛、腹部痛、腰骶部痛、髋及下肢痛、肛门及会阴部痛等。

2) 根据发生的组织器官、系统分类

(1) 躯体痛:由浅表(皮肤、皮下组织、黏膜)或深部组织(肌肉、肌腱、筋膜、关节、骨骼)的痛觉感受器受到各种伤害性刺激所引起,前者称为浅表躯体痛,后者称为深部躯体痛。多为局部剧烈疼痛,定位清楚。如肩周炎、膝关节炎和带状疱疹后神经痛等。

(2) 内脏痛:由于内脏牵拉、压迫、扭转或肠管的扩张等引起。痛觉定位不准确、可呈隐痛、胀痛、牵拉痛或绞痛,如胆石症的胆绞痛、肾输尿管结石的肾绞痛等。有时还存在着牵涉痛,牵涉痛常远离病变部位,如心绞痛时可牵涉左上肢,胆囊炎时可出现右肩部痛。

(3) 中枢痛:主要指脊髓、脑干、丘脑和大脑皮质等神经中枢疾病,如脑梗死、脑出血、脑肿瘤、脊髓空洞症、多发性硬化症等引起的痛觉。中枢痛难以定位,在有病变后立即出现或延迟几年,痛性质不固定,多表现为持续性刺痛或麻木,活动加重,休息好转。

2. 按性质分类

1) 刺痛

疼痛信号经外周神经中的 Aδ 纤维传入中枢。疼痛产生迅速,消失快,定位明确,常引发机体保护性反射。

2) 灼痛

疼痛信号经外周神经中的 C 类纤维传入。痛觉产生慢,消失也慢,疼痛定位不准确,往往难以忍受。疼痛可反射性引起同一脊髓节段支配的横纹肌紧张,多伴有心血管和呼吸系统的变化。

3) 酸痛

痛觉信号经外周神经中的 Aδ 纤维和 C 类纤维传入。痛觉定位不准确,描述困难。常伴有内脏和躯体反应,以及较强的情绪反应。

其他还包括绞痛、胀痛、钻顶样痛、爆裂样痛、跳动样痛、撕裂样痛、牵拉样痛和压轧样痛等。

3. 按原因分类

(1) 创伤性痛:主要是皮肤、肌肉、筋膜、韧带、骨和关节的损伤等引起的痛觉,如骨折、急性或慢性腰扭伤、肱骨外上髁炎、骨关节炎、烧伤等。

（2）炎症痛：由生物源性或化学源性炎症所致的痛觉。如纤维肌痛综合征、风湿性关节炎、类风湿关节炎和强直性脊柱炎等。

（3）神经病理性痛：神经病理性痛（neuropathic pain）是末梢神经至中枢神经任何部位的神经损伤或病变引起的痛觉，呈放电样、针刺样、烧灼样、刀割样，可出现痛觉过敏、痛觉异常。如三叉神经痛、舌咽神经痛、带状疱疹后神经痛和残肢痛等。

（4）癌痛：癌痛（cancer pain）是由癌症引起的痛觉，原因多为肿瘤侵犯周围器官、损害神经、破坏骨质和侵犯内脏管道发生梗阻。常见于肝癌、胃癌、胰腺癌、胆管癌和恶性肿瘤骨转移等。

（5）精神（心理）性痛：精神（心理）性痛（psychogenic pain）主要是由于心理因素或心理障碍引起的痛觉，多无确切的躯体病变和阳性检查结果，患者常主诉周身痛或多处顽固性痛。可伴其他心理障碍表现，如失眠、多梦、困倦等。

（6）其他原因引起的痛觉：除上述原因外，还有一些其他原因引起痛觉，如动静脉栓塞、脉管炎、雷诺综合征、顽固性心绞痛、糖尿病性末梢神经炎和痛风等。

4. 按持续时间分类

通常根据持续时间可分为急性痛（acute pain）和慢性痛（chronic pain）。急性痛的持续时间不超过 3 个月，慢性痛持续时间在 3 个月以上，包括肌肉骨骼源痛、神经病理性痛、骨性关节炎、风湿性关节炎等。急性痛和慢性痛的临床特点见表 9-1。

表 9-1　急性痛和慢性痛的临床特征

急 性 痛	慢 性 痛
由器官疾病所诱发预警信号	对机体无益
有明确的病因	无明确的病因
随着原发疾病治愈而消失	通常对多种治疗无明显疗效
属于阿片类药物适应证并有效	阿片类药物疗效不佳
原发病症	继发病症

二、痛觉对人体的影响

痛觉不仅使患者遭受痛苦，更重要的是影响机体生理功能，带来各种并发症，有些并发症是致命的，如高血压、心肌梗死、脑出血等。

（1）对心血管系统的影响：痛觉可引起患者体内激素和活性物质释放增加，引起患者血压升高、心动过速和心律失常。对于冠心病患者，可导致心肌缺血，甚至心肌梗死。对心脏功能低下的患者可引起充血性心力衰竭。

（2）对呼吸系统的影响：胸腹部痛觉可造成患者呼吸系统的通气功能下降，发生缺氧和二氧化碳蓄积，长时间的呼吸做功增加可致呼吸功能衰竭。

（3）对机体免疫机制的影响：痛觉引起的应激反应导致淋巴细胞减少，白细胞增多和网状内皮系统处于抑制状态，患者对病菌的抵抗力减弱，受感染和其他并发症的发生率增加。肿瘤患者因体内杀伤性 T 细胞的功能下降和数量减少等免疫改变，可导致肿瘤转移或复发。

（4）对凝血功能的影响：血小板的黏附功能增强，纤维蛋白溶解能力降低，使机体处于高凝状态,有心血管、脑血管异常的患者,有导致脑血栓或心血管意外的可能。

(5)对内分泌功能的影响:痛觉可引起体内多种激素的释放,导致高血糖、蛋白质和脂质分解代谢增强,使糖尿病患者的病情加重。内源性儿茶酚胺的大量释放可增加外周伤害性感受神经末梢的敏感性。

(6)强烈的痛觉还可使患者出现恐惧感、失眠、焦虑等心理改变,严重影响其和他人的正常生活。

因此,了解痛觉发生发展机制,对于有效预防和治疗疼痛,改善患者生活质量,具有重要意义。

第二节 痛 觉 生 理

痛觉是神经末梢痛觉感受器受到伤害和病理变化刺激后,通过神经冲动传导到中枢的大脑皮质而产生的一种主观感受。参与痛觉的神经系统是一个复杂的神经结构,包括特定的伤害性感受器、不同水平的感觉中继结构、中枢神经调节网络及丘脑皮质环路和边缘系统环路等。另外,在神经系统中,除了上行传导通路外,还有下行通路参与调节疼痛。伤害感受(nociception)是在组织损伤后感知疼痛过程中的一系列电-化学反应,见图9-1。通常认为伤害感受的过程包括以下4个方面:①传导(transduction):伤害性刺激转变成感觉神经末梢电活动;②传递(transmission):电信号沿感觉神经系统向中枢传递;③调节(modulation):中间神经元调节伤害性刺激传递;④感知(perception):伤害性刺激经传导、传递以及调节后,最终形成主观痛觉和情感体验。

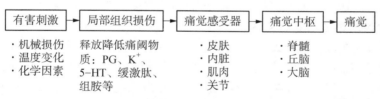

图9-1 痛觉是感受器、传导神经和痛觉中区共同参与完成的主观感觉

一、痛觉的周围神经机制

1. 伤害性感受器

人体感受各种信号是由不同性能的感受器感知和传入的。根据感受器对信号的感知的差别,分为机械感受器、化学感受器、温度感受器和光感受器等。同时根据感受器的形态结构特点又可分为裸露神经末梢(痛、触觉感受器),Krause 小体(冷感受器),Ruffini 终端(热感受器),Meissner 小体(触觉感受器)和特殊感受器(视、听、嗅、味)等。按照部位感受器可分为表层、深层和内脏感受器。

痛觉的产生首先要激活感受器,这种感受组织伤害的感受器,称为伤害性感受器(nociceptor)。伤害性感受器多为非特异性的游离或未分化的神经末梢,广泛分布于皮肤、肌肉、骨膜、关节、血管和内脏等处。一般认为初级传入伤害感受器是 Aδ 纤维和 C 类纤维的终末分支,其细胞体位于背根神经节,主要感受机械性刺激、化学性刺激和冷热刺激,见图9-2。

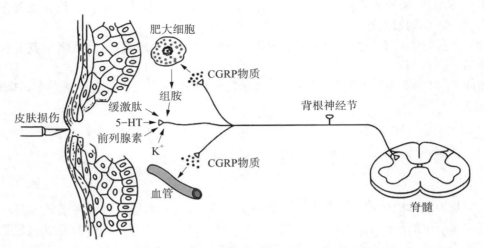

图9-2 伤害性感受器及其细胞体脊髓背根神经节

2. 伤害性感受的传入

伤害感受器被激活后主要通过 Aδ 纤维和 C 类纤维将产生的伤害信息传递到中枢神经系统(CNS)。Aδ 纤维是细的有髓神经纤维,能够快速传递神经冲动,与刺激后产生的快痛和初痛有关,疼痛性质通常为针刺样锐痛。C 类纤维是细的无髓神经纤维,它与慢痛和后痛相关,痛感通常为灼痛。传递伤害性感受的 Aδ 纤维和 C 类纤维并非简单的痛觉信息传导体,在受到损伤后,其本身就可以成为痛病灶而引起许多病理、生理改变。

3. 交感神经纤维与痛觉的关系

交感神经系统在慢性痛的发生和发展过程中具有重要作用。神经损伤甚至是轻微的创伤也能导致交感神经功能紊乱,甚至诱发复杂区域疼痛综合征(complex regional pain syndrome, CRPS)。CRPS 常伴有交感神经功能失调,表现为痛觉过敏(allodynia)、触诱发痛和烧灼痛。实验研究显示,周围神经损伤后形成的新芽(sprout)对 α-肾上腺素能激动剂非常敏感。同时还发现背根神经节上存在 α-肾上腺素能受体,背根神经节与交感神经传出纤维终末之间形成神经突触联系,因此交感神经的活动可使周围传入纤维的痛觉感受发生异常。

4. 外周敏感化

神经元之间是通过化学性神经递质来完成信息交流的。在组织损伤时,肥大细胞、巨噬细胞和淋巴细胞等释放炎症介质,产生炎症反应。伤害性刺激也可引起神经源性炎症反应,使血管舒张。上述因素导致毛细血管渗透性增加,使血浆向血管外渗出,并刺激细胞因子和炎症介质的产生和释放,如 K^+、H^+、血清素、缓激肽、P 物质(SP)、组胺、神经生长因子等,间接活化磷脂酶 A2、环氧化酶的瀑布反应,最后导致前列腺素的形成。前列腺素可能是通过 Na^+、Ca^{2+} 来致敏外周神经元感受器。这些化学物质或炎症介质使正常时不能引起疼痛的低强度刺激也能导致疼痛。组织损伤后所发生的这一系列变化被称为外周敏感化(peripheral sensitization)。当外周伤害性感受器发生敏感化后,可表现为:①自发性疼痛

（spontaneous pain）；②痛觉过敏（hyperalgesia）；③触诱发痛（allodynia），见图9-3。

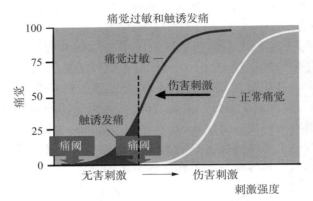

图9-3　痛觉外周敏化表现为痛觉过敏和触诱发痛

二、痛觉的中枢神经机制

1. 脊髓对痛觉的感知

脊髓是伤害性信息向大脑中枢传递的中继站。Aδ纤维和C类纤维的细胞体位于脊髓背根神经节内。Aδ感觉纤维大多终止于脊髓背角的第Ⅰ层，部分终止于第Ⅱ和第Ⅴ层；C类纤维终止于脊髓背角的第Ⅰ层和Ⅱ层，很少终止于第Ⅴ层。这些细胞体发出的轴突组成束，上行或下行若干脊髓节段，与第二级痛觉传导纤维构成突触。

2. 痛觉信息的上行传导

某些二级神经元是投射性神经元，可将伤害性信息传给更高一级的脑神经。脊髓背角第Ⅱ层内有丰富的小中间神经元，其中一些是兴奋性中间神经元，可将一级神经元的传入性冲动传递给位于第Ⅰ层和第Ⅴ层中的投射神经元；第Ⅱ层中的少数细胞具有长轴突，可直接向脑进行投射。

伤害感受器的传入冲动，在脊髓背角神经元初步整合后，经上行通路进入中枢的高级部位。这些上行通路包括脊髓颈核束（SCT）、脊髓网状束（SRT）、脊髓丘脑束（STT）、脊髓下丘脑束（SHT）、脊髓中脑束（SMT）、脊髓旁臂杏仁束（SPAT）和脊髓旁臂下丘脑束（SPHT）等。在这些痛觉传导束中，SRT和SCT传导快痛，而STT、SMT、SPAT、SPHT和SHT既传导快痛又传导慢痛。

3. 痛觉中枢

1）皮质下中枢

与痛觉的感知、整合和调控相关的皮质下中枢主要包括丘脑、下丘脑及其他一些脑内神经核团和神经元。丘脑中参与疼痛传递的核团包括内、外侧核群中的腹后内侧核和腹后外侧核，髓板内核群中的束旁核、中央核，下丘脑的视前区-下丘脑前区，下丘脑腹内侧核等。形态学和电生理学均证实丘脑是最重要的痛觉整合中枢。痛觉冲动进入丘脑即可感觉疼痛，但感知的疼痛是模糊、定位不清的，丘脑痛觉中枢在大脑有广泛的投射区。

2）大脑皮质

大脑皮质是分辨痛觉和发出反应的高级中枢。研究认为参与痛觉全过程的大脑皮质区有第Ⅰ、第Ⅱ、第Ⅲ感觉区和边缘系统。第Ⅰ感觉区为疼痛感觉分辨区;第Ⅱ感觉区主要感觉内脏性疼痛;第Ⅲ感觉区参与深感觉的分辨和疼痛反应活动;边缘系统主要参与内脏性疼痛和心理性疼痛的调控。

(1)第Ⅰ躯体感觉区:第Ⅰ躯体感觉区位于中央后回和旁中央小叶的后部(3、1、2区),自纵裂延伸至外侧裂的区域,见图9-4。第Ⅰ躯体感觉区躯体感觉区直接接受同侧丘脑腹后外侧核(VPL)和腹后内侧核(VPM)的伤害感受性刺激信息的传入,而VPL和VPM是疼痛外侧上行系统的一部分。除此之外,伤害感受性刺激信息还可通过属于疼痛内侧上行系统的丘脑中央外侧核(the centrolateral nucleus, CL)投射至第一躯体感觉区。研究表明,在猴子中,第Ⅰ躯体感觉区伤害感受刺激神经元集中位于3b和1区的板层Ⅲ至板层Ⅴ。第Ⅰ躯体感觉神经元可编码伤害性刺激的强度。身体各部在此区的投射特点是:①上下颠倒,但头部是正的;②左右交叉;③身体各部在该区投射范围的大小也取决于该部感觉敏感程度,例如手指和唇的感受器最密,在感觉区的投射范围就最大,见图9-5。

(2)第Ⅱ躯体感觉区:第Ⅱ躯体感觉区位于外侧裂上方中央后回下面的岛盖皮质。与第Ⅰ躯体感觉区类似,既接受属于外侧上行系统的VPL和VPM,也接受属于内侧上行系统的CL的信息传入。相比于第Ⅰ躯体感觉区,第Ⅱ躯体感觉区似乎在感受伤害性刺激的空间立体定位上发挥重要作用,而不是感受刺激的强度。

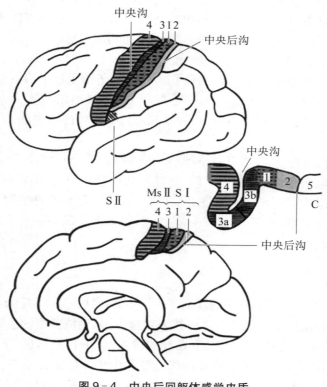

图9-4 中央后回躯体感觉皮质

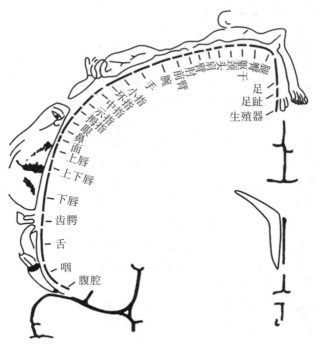

图 9-5 中央后回感觉区拓扑分布示意图

（3）前扣带回：前扣带回（anterior cingulate cortex，ACC）是边缘系统的一部分，它接受内侧丘脑核团（丘脑背内侧核的腹尾部、束旁核和中央外侧核）的投射。ACC 的伤害感受性神经元具有接受经内侧丘脑核团上行的神经投射的特性。虽然，ACC 的神经元有部分编码刺激强度的功能，但它与痛情感-动机功能密切相关，而非痛识别功能。

（4）岛叶（the insular cortex，IC）：是另一个与边缘系统联系的感觉皮质，它接受经内侧脊髓丘脑束上行的信息传入。IC 被认为是一个具有感受多种感觉的区域，可感受伤害性刺激、触觉、前庭信息、味觉，以及内脏感觉。有实验研究发现丘脑感觉中继核团 VMpo 向 IC 的投射纤维，而 VMpo 内含有大量的感受伤害刺激和温度刺激的神经元。

4. 中枢敏感化

初级传入神经元反复持久的刺激，使神经元突触释放包括降钙素基因相关肽在内的一些物质，增加了脊髓背角释放的谷氨酸、P 物质、兴奋性氨基酸和天冬氨酸等物质，这些神经递质或调质作用于相应的受体，激发对痛觉的快速和缓慢应答，使脊髓背角神经元兴奋性呈活性依赖性升高，从而使 CNS 的功能和活性产生实质性改变。其结果是脊髓背角细胞对现存传入冲动和原来的阈下传入冲动的反应性升高，产生：①对正常刺激的反应增强；②接受区扩大；③新近传入冲动激活阈值降低等变化。临床上表现为：对正常的无害性刺激反应增强（触诱发痛）；对损伤区域的机械和热刺激反应过强（痛觉过敏）；对来自损伤周围的未损伤区域的机械刺激发生过强反应。这些改变均是损伤后脊髓背角神经元兴奋性增强所致，也就是中枢敏感化（central sensitization）。

三、痛觉调控的下行抑制系统

目前认为中枢神经系统存在4个层次的痛觉下行抑制系统：①皮质和间脑系统。②中脑导水管周围灰质（paraaqueductal gray matter，PAG）和脑室旁周围灰质（paraventrical gray matter，PVG），富含脑啡肽和阿片受体，电刺激这个系统或微量注射阿片可产生镇痛效应。其中PAG主要接受额叶、岛叶、下丘脑、边缘系统和网状系统的投射，传出纤维至延髓前腹侧部，来自延髓前腹侧部的纤维经背外侧束投射至后角调节后角的电活动。③延髓头端腹侧（rostal ventrical medulla，RVM）结构，特别是接受PAG兴奋性传入的中缝大核（midline raphe nuclei，MRN）及其邻近的网状结构，它们又发出5-羟色胺能和去甲肾上腺素能纤维经由腹侧索下行。④延髓和脊髓后角，接受从MRN等核团下行的5-羟色胺能纤维，这些纤维末梢止于板层Ⅰ、Ⅱ、Ⅴ层内的伤害感受神经元。蓝斑-亚蓝斑复合体（locus ceruleus-subceruleus complex）和脑干其他部位的去甲肾上腺素能神经元也发出下行纤维作用于后角内的伤害感受神经元。内源性痛觉调制系统（endogenous pain modulating system）就是以PAG和MRN为核心，联结延髓头端腹内侧网状结构，通过下行抑制通路对脊髓后角的痛觉初级传入活动进行调节。

下行痛觉调控系统的调节因子：阿片肽是下行痛觉调控系统中最重要的激活及调节因子。人体自身镇痛潜能在较大程度上受内源性阿片肽释放及其参与的下行痛觉调控的影响。

痛觉调控系统还参与止痛药的镇痛作用机制过程。外源性阿片也是通过激活脑、脊髓背角、神经节的阿片受体发挥镇痛作用。三环类抗抑郁药则是通过选择性抑制神经末梢对神经递质去甲肾上腺素和5-羟色胺的再摄取发挥辅助镇痛作用。

四、疼痛机制假说

到目前为止，对疼痛产生机制的研究均是从疼痛本质的某方面进行，尚存在不足之处。随着科技的进步、实验方法及实验技术的发展，在旧学说理论基础上，新学说在不断充实和完善，对痛觉的认识也逐步深入。现介绍几个有代表性的痛觉学说如下：

1. 强度学说

强度学说（intensity theory of pain）认为不存在特异性感受器，在非特异性感受器细胞上的刺激逐渐增加或积聚到一定水平时即可导致疼痛，如眼、耳是视觉和听觉器官，但受到过度刺激时（强光、噪声）也可诱发痛觉。

2. 模式学说

模式学说（pattern theory of pain）认为产生痛觉的神经冲动具有特殊的模式而非存在特殊感受器。

3. 特异性学说

特异性学说（specificity theory of pain）认为每种躯体感觉都存在其特异性通路，即非伤害性机械刺激及伤害性刺激分别作用于其特异性的感受器，通过特定的传入纤维进而作用于脊髓或者脑干的"机械感受性"二级神经元，这些二级神经元进一步投射到更高级的"机械感受性"脑区。

4. 闸门控制学说

闸门控制学说（gate control theory of pain）认为痛觉的产生决定于刺激兴奋的传入纤维种类和中枢的功能结构特征。痛觉信号在到达大脑皮质前正常情况下在脊髓内进行有效的突触前和突触后抑制性调控。细纤维兴奋可以打开"闸门"让痛觉神经冲动通过，粗纤维兴奋使"闸门"关闭，痛觉冲动传导受阻。进一步的研究表明"闸门"的开和关，除受传入神经纤维粗细的影响之外，还受更高级中枢控制系统的控制和影响。尽管闸门学说有所欠缺，但对痛觉机制、生理、药理和治疗等方面具有重要意义。

第三节　痛觉测量与评估

痛觉是患者个人的主观体验，受文化教育水平、身体状态、注意力、社会环境和心理等多因素影响。评估痛觉方法虽然很多，但目前还没有一种方法能确切表达患者的主观不适感觉。相对准确的临床痛觉评估有利于明确诊断和制订治疗方案、监测治疗效果。痛觉不仅与生理和病理变化有关，还受情绪和心理因素影响。对痛觉进行连续、动态测量的同时，还应进行心理学评估。

一、主观评估指标

1. 视觉模拟评分法

视觉模拟评分法（visual analogue scale，VAS）最早在心理学中用于评估如焦虑、抑郁等情绪变化，可用于评估急性或慢性疼痛。该方法简单易行，比较稳定，有可比性。具体评估方法是：在纸上划一条 10 cm 的横线，横线的一端为 0，表示无痛；另一端为 10，表示剧痛；中间部分表示不同程度的疼痛。让患者根据痛的自我感觉在横线上划一记号，记号处代表痛的程度，见图 9 - 6 和图 9 - 7。根据标定物位置可以读出疼痛强度。临床评估 0 分代表无痛；3 分以下代表轻度疼痛，患者尚能忍受；4～6 分代表患者疼痛并影响日常生活，但能忍受；7～10 分代表患者剧烈的疼痛，难以忍受。

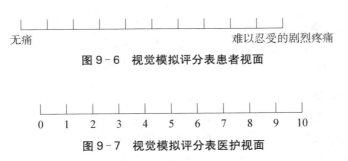

无痛　　　　　　　　　　　　　　　　难以忍受的剧烈疼痛

图 9 - 6　视觉模拟评分表患者视面

0　1　2　3　4　5　6　7　8　9　10

图 9 - 7　视觉模拟评分表医护视面

VAS 简单易行、有效，比较客观且敏感，较少受其他因素影响。临床治疗前后使用同样方法可对治疗效果进行较为客观的评价，广泛用于临床诊疗和痛觉基础研究。初次使用 VAS 时，医务人员应耐心地解释和说明，以便更好地了解患者的疼痛强度，在老年痴呆、儿童、精神错乱和服用镇静剂患者，以及晚期癌痛患者情绪不好时，难以完成 VAS

评价。

2. 数字评分法

数字评分法(numerical rating scale，NRS)是一种用数字直接表达疼痛强度的方法，见图9-8。患者被要求用数字表达疼痛强度，可以以口述或书面的形式，优点是较 VAS 法更为直观。医务人员可以根据患者描述的疼痛程度做出数字标记，也可以让患者自己画出一个最能代表自身疼痛程度的数字。此方法在临床上较为常用，是术后患者疼痛程度评估最常使用的方法之一；也可以教会患者或家属使用，用于对比治疗前后疼痛强度的变化，为治疗提供参考依据。通常可用疼痛与睡眠的关系提示疼痛强度。若疼痛完全不影响睡眠，评分在 4 分以下，为轻度痛；若疼痛影响睡眠但仍可自然入睡，评分 4～6 分，为中度痛；若疼痛导致不能睡眠或睡眠中痛醒，需用镇痛药物或其他手段辅助帮助睡眠，评分应为 7～10 分，为重度痛。此法的不足之处是患者易受数字和描述文字的影响，从而降低了其灵敏度和准确性。

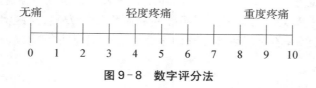

图 9-8　数字评分法

3. 口述描绘评分法

口述描绘评分法(verbal rating scale，VRS)将疼痛测量尺与口述描绘评分法相结合，特点是将描绘疼痛强度的词汇通过疼痛测量尺图形表达，使描绘疼痛强度词汇的梯度更容易使患者理解和使用。该评分法有 4 级评分、5 级评分、6 级评分、12 级评分和 15 级评分等。其中以 4 级和 5 级评分较简便实用，见图 9-9。

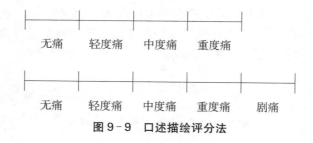

图 9-9　口述描绘评分法

4. 简明 McGill 疼痛问卷

简明 McGill 疼痛问卷(short-form of McGill pain questionnaire，SF-MPQ)是 Melzack 于 1985 年提出的内容简洁、可靠敏感、费时较少的一种评价工具。它由 15 个代表词组成，11 个为感觉类，4 个为情感类，每个代表词都让患者进行疼痛强度等级的排序：0，无；1，轻度；2，中度；3，重度。由此分类求出疼痛评级指数(pain rating index，PRI)及总和(表 9-2)。SF-MPQ 适用于检测时间有限，需要得到较多信息的情况。

表9-2 简明McGill疼痛问卷

疼痛描述词	无痛	轻度痛	中度痛	重度痛
跳痛	0	1	2	3
反射痛	0	1	2	3
刺痛	0	1	2	3
锐痛	0	1	2	3
夹痛	0	1	2	3
咬痛	0	1	2	3
烧灼痛	0	1	2	3
创伤痛	0	1	2	3
剧烈痛	0	1	2	3
触痛	0	1	2	3
割裂痛	0	1	2	3
疲劳	0	1	2	3
不适感	0	1	2	3
恐惧感	0	1	2	3
折磨感	0	1	2	3
PPI	0 无痛 1 轻度痛 2 中度痛 3 重度痛			

5. ID Pain 自评量表

ID Pain 自评量表(pain ID self rating scale)主要用于初步筛选神经病理性疼痛,是简明、有效、易操作、敏感性高的患者自测筛选工具(表9-3)。

表9-3 ID Pain 自评量表

自 测 题	评 分	
	是	否
您是否出现针刺样疼痛	1	0
您是否出现烧灼样疼痛	1	0
您是否出现麻木感	1	0
您是否出现触电样疼痛	1	0
您的疼痛是否会因异物的触碰而加重	1	0
您的疼痛是否只出现在关节部位	−1	0

二、客观评估指标

1. 痛阈测定

(1)热辐射法(thermal radiation,TR):为温度测痛方法,它使用凸透镜聚焦,将热源发出的光线均匀地投射到受测试皮肤表面区域,随着热辐射能的增强,受测试皮区产生疼痛并逐渐增强,当热辐射疼痛与患者原有疼痛程度相等时,可用此时的单位面积皮肤每秒钟所受到的热量表示疼痛的强度。从测试开始的热刺激量逐渐增加至刚刚引起疼痛时的仪器所显示的热辐射量值即为"强度痛阈"[一般健康成年人约为 $836 \, mJ/(s \cdot cm^2)$];而达到"强度痛阈"后继续增加刺激强度直至患者无法忍受时仪器所显示的热辐射量值即为"耐痛阈";而在固定刺激强度不变的情况下,连续给予辐射热刺激直至刚刚引起疼痛的时间即为"时间痛阈"。

热辐射法在测量过程中能精确控制热辐射刺激的强度、时间和测试部位的面积,引起的痛觉明显而固定,一般不受其他因素的影响,可用于较为精确的实验检测,但操作不慎可能引起皮肤损伤。

(2) 电刺激法(electrical stimulation,ES):多种类型的电流均可作为痛刺激源,目前常用的为方波电刺激,这是因为方波电流的上升和下降速率极高,波幅在瞬间内即可达到最大刺激值,也可降低到零,并且方波的波形规则既有利于掌握刺激强度,也有利于测量和计算。

电刺激测定痛阈在应用中具有定量精确、简便易行、重复性好的特点,并且极少损伤组织。在具体操作中,电刺激的波幅、波宽、串长、程序和时间间隔等指标均可随意调整,它既可以用于皮肤测痛,也可以用于外周神经和中枢神经系统的测定,除了可以产生疼痛感觉外,也产生麻木感。

(3) 机械刺激法:多数以压力作为刺激源,以往较常用弹簧式压力计,所给予的压力刺激量可以调节大小,并根据其刻度进行记录疼痛的产生及其程度。

(4) 冷或热刺激法:以温度作为刺激源,此时周围温度应保持恒定,常常以 20～25℃ 为宜,冷刺激时以 1℃ 左右的冷水为刺激源,热刺激时以辐射灯照射为刺激源,分别记录疼痛出现时的温度和时间,使用冷、热刺激法时应注意调节温度梯度,避免皮肤冻伤或烧伤。

(5) 药物刺激法:临床上使用高渗盐水、酸或碱性溶液、离子、5-羟色胺、缓激肽和组胺等均可引起疼痛,但由于剂量不易掌握,目前已多被其他方法所代替。

2. 生理生化学方法

由于疼痛可引起全身各系统不同程度的反应,因此常用的生理生化指标的测定均可在一定程度上反映疼痛,尤其在伤害性刺激或损伤的急性期。疼痛的生理相关性可以用来阐明疼痛产生的机制,并为发现新的治疗提供线索。

疼痛最常测定的生理指标是潮气量、心率、血压、皮肤的电活动、肌电图、皮质诱发电位、血浆皮质醇、神经肽类等。这些指标在疼痛的急性期有一定的相关性,但随着疼痛的持续存在,许多指标逐渐恢复。此外,这些指标对疼痛本身缺乏特异性,在情绪激动和应急反应时也可以出现。许多研究提示:尽管痛觉感受过程中伴有许多生理变化,但许多似乎是对应激的反应,并非痛觉所特有。

(1) 潮气量:痛刺激导致呼吸浅快,因此潮气量降低,但少数情况下会发生过度通气。

(2) 心率和血压:各种程度的痛觉均可通过刺激交感神经系统而使心率增快、血压升高并可伴有出汗或心律不齐。

(3) 心电图:由于交感神经活动增强,R-R 间期缩短,ST-T 变化或出现明显的心律不齐。

(4) 神经功能测定:主要测定神经的传导速度和给予刺激后的反应强度,可分别测定感觉和运动神经,同时可通过分析给予刺激的参数,如电压、电流强度、波幅及传导速度等来判断神经的生理功能状态或治疗前后的变化,也可以间接评价神经功能的完整性。

（5）激素类：血清儿茶酚胺、促肾上腺皮质激素、抗利尿激素、生长激素等应激激素水平升高。

（6）诱发电位（evoked potential，EP）：诱发电位是中枢神经系统感受外来或内在刺激后产生的生物电活动，中枢神经系统受到外在刺激后产生的生物电活动称为感觉诱发电位；根据刺激形式可分为体感诱发电位、听觉诱发电位、视觉诱发电位；根据诱发电位起源可分为皮质、皮质下和脊髓诱发电位。一般使用 $0.1\sim0.2\,ms$ 的方波脉冲，频率 $1\sim2\,Hz$，强度以引起轻度肌肉收缩为限，通过针电极或表面电极刺激外周神经。

三、行为测定

患者感到痛时会表现出一些行为变化，可间接反映患者痛的程度。通过对痛觉行为测量的研究，产生了大量复杂的观测技术和评分方法，用来评价与痛觉过程相伴的客观行为，给临床提供一些痛觉客观依据。当与患者的主观自我测量一同使用时，行为测量可以提供患者痛觉的更完整资料。但是，患者的心理状态可以掩盖行为表现。患者对痛觉自我评价和接受过培训的医护人员的评价很少一致，即使医师与患者的评价基本一致时，医师评价的痛觉强度也明显地低于患者自我评价。应注意行为测量方法不能代替患者自我评价。

1. 行为测定

行为测定主要用于婴儿、缺乏语言表达能力的儿童、言语表达能力差的成年人、意识不清、不能进行有目的交流的患者，需要与患者主观自我评价一起使用时。

2. 行为测定主要观察内容

（1）躯体行为：患者求医用药行为。

（2）功能损害：痛觉使患者的运动和活动减少，保护性体位，睡眠状况，人际关系的破坏等。

（3）痛表情：表现出疼痛患者面部表情扭曲，惊恐和呻吟。

四、心理学评估

鉴于人体痛觉是由生理、感觉、行为和认知等多因素构成，因此，多方位对痛觉进行认识和评估，有益于严重痛觉障碍患者的治疗。心理评估（psychological assessment）是以心理学的技术、方法和工具为主获得信息，对个体的心理状态、行为等心理现象做全面、系统和深入的客观描述、分类、鉴别与诊断的过程。心理评估可揭示与患者目前问题有关的心理社会各个方面，如心理障碍史、药物滥用或依赖、职业问题、近近的生活应激等。存在可能影响痛觉的心理因素并不能排除器质性病变的可能，反过来躯体阳性体征的缺乏也并不表明痛觉一定是精神性的。如果患者的痛觉只被认为与心理因素有关，患者常有愤怒和抵触情绪，不仅影响医患关系，而且可能对患者心理产生负面影响。心理评估可对痛觉障碍患者的心理问题进行量化和分级，理顺其痛觉行为与心理因素之间的因果或伴行关系，有助于建立相互信任的医患关系，为深层次的治疗措施提供有价值的心理学依据。临床上慢性痛患者由于长时间的痛苦折磨，常伴有焦虑和抑郁情绪，继而又加重疼痛。焦虑和抑郁情绪与痛觉感受程度呈明显正相关。

1. 焦虑

焦虑（anxiety）是没有明确客观对象和具体观念内容的提心吊胆和恐惧不安的心情，还伴有显著的自主神经症状和肌肉紧张,以及运动性不安。痛觉引起恐惧,恐惧导致焦虑,具体机制尚不清楚。常用的评估工具是焦虑自测量表(self-rating anxiety scale,SAS)。SAS由 William W. K. Zung 于 1971 年编制。从量表构造的形式到具体评定的方法,都与抑郁自评量表(SDS)十分相似,适用于有焦虑症状的成年人。焦虑是心理咨询门诊中较常见的一种情绪障碍,SAS 能够较好地反映有焦虑倾向的精神病求助者的主观感受,所以是咨询门诊中广泛应用的自评工具。

评分方法:SAS 采用 4 级评分,主要评定症状出现的频度,其标准为:1 分表示没有或很少时间有;2 分表示有时有;3 分表示大部分时间有;4 分表示绝大部分或全部时间都有。20 个条目中有 15 项是用负性词陈述的,按上述 1～4 顺序评分。其余 5 项(第 5、9、13、17、19 项)是用正性词陈述的,按 4～1 顺序反向计分。

结果分析:SAS 的主要统计指标为总分。将 20 条项目的得分总和作为总粗分。量表协作组对我国 1 158 名正常人 SAS 常模评定结果,总粗分为(29.79±10.07)分。正常上限为总粗分 40 分。50～59 分为轻度焦虑,60～69 分为中度焦虑,70 分以上为重度焦虑。

注意事项:由于焦虑是神经症的共同症状,故 SAS 在各类神经症鉴别中作用不大;关于焦虑症状的临床分级,除参考量表分值外,主要还应根据临床症状,特别是症状的程度来划分,量表总分值仅能作为一项参考指标而非绝对标准(表 9 - 4)。

表 9 - 4　焦虑自评量表(SAS)

项　目	评　分			
1. 我比平时容易紧张或者着急	1	2	3	4
2. 我无缘无故感到害怕	1	2	3	4
3. 我容易心里烦乱或感到惊恐	1	2	3	4
4. 我觉得我可能将要发疯	1	2	3	4
5. 我觉得一切都很好	1	2	3	4
6. 我手脚发抖打颤	1	2	3	4
7. 我因为头痛、颈痛和背痛而苦恼	1	2	3	4
8. 我觉得容易衰弱和疲乏	1	2	3	4
9. 我觉得心平气和,并且容易安静坐着	1	2	3	4
10. 我觉得心跳的很快	1	2	3	4
11. 我因为一阵阵头晕而苦恼	1	2	3	4
12. 我有晕倒发作,或觉得要晕倒似的	1	2	3	4
13. 我吸气呼气都感到很容易	1	2	3	4
14. 我的手脚麻木和刺痛	1	2	3	4
15. 我因为胃痛和消化不良而苦恼	1	2	3	4
16. 我常常要小便	1	2	3	4
17. 我的手脚常常是干燥温暖的	1	2	3	4
18. 我脸红发热	1	2	3	4
19. 我容易入睡并且一夜睡得很好	1	2	3	4
20. 我做噩梦	1	2	3	4

2. 抑郁

抑郁(depression)常见症状是抑郁心境。90％以上患者表现为抑郁、快感缺乏;疲劳感;说话、思维和运动迟滞;食欲改变;睡眠障碍,日常工作和娱乐活动兴趣降低;思维和注意力降低;无价值感;有自责感、罪恶感和羞耻感。这些是抑郁症的核心症状。常用的评估工具是抑郁自评量表(self-rating depression scale, SDS)。SDS 由 William W. K. Zung 编制于1965 年,使用简便,能有效反映门诊和住院患者抑郁状态的程度和变化。SDS 含有 20 个项目,其中 10 项(第 1、3、4、7、8、9、10、13、15、19 项)是正向评分,10 项是反向评分(第 2、5、6、11、12、14、16、17、18、20 项)。采用分为 4 级评分,按最近 1 周内症状出现的频度评分:①1 分(反向题为 4 分),表示没有或很少时间有;②2 分(反向题为 3 分),表示有时有;③3 分(反向题为 2 分),表示大部分时间有;④4 分(反向题为 1 分),表示绝大部分或全部时间都有。自评结束后,把 20 个项目中的各项分数相加,即得到总分数(表 9 - 5)。

结果分析:量表协作组对我国 1 340 名正常人 SDS 常模研究结果,总粗分为(33.46 ± 8.55)分,正常上限为总粗分 41 分,性别和年龄等因素对 SDS 影响不大。SDS 总分≥40 分要考虑有抑郁症状,需及时诊治。

表 9 - 5 抑郁自评量表(SDS)

项 目	评 分			
1. 我觉得闷闷不乐,情绪低沉	1	2	3	4
2. 我觉得一天之中早晨最好	1	2	3	4
3. 我一阵阵哭出来或觉得想哭	1	2	3	4
4. 我晚上睡眠不好	1	2	3	4
5. 我吃的跟平常一样多	1	2	3	4
6. 我与异性亲密接触时和以往一样感觉愉快	1	2	3	4
7. 我发觉我的体重在下降	1	2	3	4
8. 我有便秘的苦恼	1	2	3	4
9. 我心跳比平时快	1	2	3	4
10. 我无缘无故地感到疲乏	1	2	3	4
11. 我的头脑跟平常一样清楚	1	2	3	4
12. 我觉得经常做的事情并没有困难	1	2	3	4
13. 我觉得不安而平静不下来	1	2	3	4
14. 我对将来抱有希望	1	2	3	4
15. 我比平常容易生气激动	1	2	3	4
16. 我觉得作出决定是容易的	1	2	3	4
17. 我觉得自己是个有用的人,有人需要我	1	2	3	4
18. 我的生活过得很有意思	1	2	3	4
19. 我认为我死了别人会生活得好些	1	2	3	4
20. 平常感兴趣的事我仍然照样感兴趣	1	2	3	4

第四节　临床常见痛觉障碍诊断与治疗

一、痛觉障碍诊断的基本方法与程序

痛觉障碍本身可能是一种疾病，也可能是某些疾病的一个症状。依据患者的痛觉主诉、详细的病史采集、系统的体格检查和重点的专科检查以及其他辅助检查来判断痛觉障碍的来源和疾病，是取得良好治疗效果的前提。盲目和错误的诊断和治疗会延误和加重病情，给患者造成不必要的损失。诊断基本方法和程序是：

（1）根据患者主诉详细询问病史，包括现病史、既往史和家族史等。

（2）了解痛觉障碍的原因或诱因，如搬重物时突然引起腰腿痛，截肢术后幻肢痛等。有些并无明显原因，应询问有无感染、外伤、过劳、情绪激动、饮食习惯等，有助于病因判断，进而协助诊断。

（3）了解痛觉特征，包括部位、性质、持续时间、伴随症状以及加重和缓解的因素等。

（4）根据主诉和病史，进行重点的专科体格检查，确定压痛点和阳性体征，同时进行全面的体格检查以发现或排除其他系统疾病。

（5）根据病史和体格检查后的初步诊断，进行必要的影像学检查，如 X 线、CT、MRI、ECT、超声波、医用红外热像图、正电子发射型计算机断层显像（PET）、肌电图（EMG）、神经电生理等。

（6）根据患者具体情况，进行必要的实验室检查，如红细胞计数和血红蛋白、红细胞沉降率、C 反应蛋白、抗链球菌"O"（ASO）、类风湿因子（RF）、尿酸（UA）检查等。

（7）许多外周神经损伤可以通过电生理方法诊断。应用神经传导速度（NCS）测定和 EMG 检查的基本作用是评估"运动单位"的功能完整性。EMG 可以自己辨别肌肉病变、神经病变、神经丛病变和根性病变，分辨轴突损伤的部位和程度。体感诱发电位（SEP）用于丛性或根性神经病变的诊断，尤其是病变只累及感觉纤维。但迄今为止取得的成绩有限，对根性病变的诊断存在争议。SEP 与听觉诱发电位和视觉诱发电位一起用于多发性硬化症的诊断，也在脊髓手术中监测脊髓功能。

（8）必要时进行诊断性神经阻滞。

二、痛觉障碍的临床治疗方法

根据引起痛觉的原因和特点，决定相应的治疗方法。痛觉障碍的治疗包括去除病因、阻断痛觉信号传递和提高痛阈 3 个方面。对慢性疼痛目前主张采取综合治疗原则。对于内、外科及其他专科疾病引发的痛觉反应，主要方法应为去除病因，同时消除痛觉症状。目前痛觉障碍的治疗手段在不断地发展和增加，治疗方法包括药物治疗、中医中药与针灸疗法、物理治疗、心理治疗、神经阻滞疗法、神经毁损疗法、经皮神经电刺激疗法、脊髓电刺激治疗、经皮椎间盘髓核摘除或椎间盘化学髓核溶解术等微创介入治疗、手术治疗等。

1. **药物治疗**

药物是最基本、最常用的首选治疗方法。用于痛觉障碍治疗的药物种类很多，主要包括

非甾体类抗炎药、麻醉性镇痛药、糖皮质激素、抗抑郁药、抗惊厥药、局部麻醉药等。应用药物进行痛觉障碍治疗时,在明确诊断的前提下,要遵循以下原则:①要注意患者的个体差异大,应遵循用药个体化的原则。②有效性:针对不同病因,选择相对应作用机制的治疗痛觉障碍的药物。③安全性:注意药物的不良反应,长期慢性用药可能存在器官毒性的不良反应。④联合用药:可最大发挥药物的治疗作用,降低不良反应。⑤按药物作用的时间间隔给药,尽量提高镇痛效果。能口服的尽量经口服药,减少对机体的影响。⑥注意应用辅助药物,以减少焦虑、忧郁等症状。⑦密切观察和评估治疗效果,及时调整用药,避免药物不良反应,提高患者治疗依从性。

（1）非甾体类抗炎药（nonstrroidal anti-inflammatory drugs，NSAIDs）:具有解热镇痛、抗炎、抗风湿的作用。NSAIDs 种类繁多,根据其化学结构不同,可分为水杨酸类、苯胺类、吲哚类、芳基乙酸类、芳基丙酸类、吡唑酮类等,虽然化学结构不同,但具有相似的药理作用、作用机制和不良反应。作用机制是抑制环氧化酶（cyclooxygenase，COX）,减少前列腺素的合成。根据对环氧化酶选择性,可分为非选择性 COX 抑制剂和选择性 COX-2 抑制剂。用于肌肉或关节痛、头痛、牙痛、神经痛等,对严重创伤性剧痛和内脏平滑肌绞痛效果不理想。NSAIDs 是"癌痛三阶梯治疗方案"中轻中度疼痛的主要药物,无成瘾性。在我国,NSAIDs 是仅次于抗感染药物的第二大类药物,应关注其使用中的安全性。NSAIDs 存在潜在的心血管和消化道出血风险,应用时要严格掌握适应证,考虑患者全身情况,既往有溃疡病、高血压、心功能不全、脱水、严重感染和败血症、高血钾、高血钠等患者,慎用或避免使用,必要时加用胃黏膜保护药,注意监测凝血功能和水杨酸反应。常用的 NSAIDs 有阿司匹林、吲哚美辛、布洛芬、双氯芬酸、酮洛酸、美洛昔康、塞来昔布、氟比洛芬酯等。

（2）阿片类镇痛药:是最经典、止痛作用最强的镇痛药,通过作用于阿片受体产生镇痛作用,镇痛作用强,用于治疗急慢性痛和癌痛。连续多次使用有成瘾性,故此类药物称为"麻醉性镇痛药"。应用阿片类药物注意选择合适的剂量、剂型和给药间隔,使用抗呕吐药、缓泻剂、抗组胺药等辅助药物防治药物不良反应。癌痛治疗时遵循三阶梯镇痛原则。应用期间注意药物耐药、依赖和滥用等问题。常用药物包括吗啡、哌替啶、芬太尼、羟考酮、布托啡诺等。曲马多属于类阿片类镇痛药。

（3）抗癫痫药:从治疗学角度看,痛觉通常可分为伤害感受性痛和神经源性痛两大类。伤害感受性痛对 NSAIDs 和阿片类药物反应较好,而神经源性痛则对抗癫痫药物有较好反应。癫痫和神经源性痛在病理生理学和生化机制方面有诸多相似性,但由于神经源性痛的复杂性以及不同抗癫痫药的作用机制不同,一种抗癫痫药不可能对所有的神经源性痛有效。患者用哪种抗癫痫药主要根据临床疗效,治疗失败时,可更换另外一种抗癫痫药物,也可多种抗癫痫药物联合用药。常用药物有卡马西平、加巴喷丁、普瑞巴林等。

（4）抗抑郁药:慢性痛引起患者躯体不适的同时,也产生抑郁等心理反应。抑郁与痛觉相互影响形成恶性循环。抗抑郁药指具有提高情绪、增强活力作用的药物。根据化学结构不同分为 3 类:单胺氧化酶抑制剂（苯乙肼、超苯环丙胺）,三环类抗抑郁药（丙咪嗪、氯丙咪嗪、阿米替林、多塞平）及杂环类抗抑郁药（帕罗西汀、氟西汀、马来酸氟伏沙明、舍曲林等）。三环类和杂环类抗抑郁药目前应用广泛,其镇痛作用既源于抗抑郁作用,也有不依赖于抗抑郁作用的独立镇痛效应。抗抑郁药物都有一定不良反应,临床应用时从小剂量开始,缓慢加量,尽量避免抗抑郁药物联合使用。

（5）糖皮质激素：药理作用广泛，具有抗炎、免疫抑制、抗毒素、抗休克作用以及能对代谢、中枢神经系统等产生影响。在镇痛治疗中主要应用其抗炎和免疫抑制的药理作用。根据时效分为：短效激素（氢化可的松、可的松），中效激素（泼尼松、泼尼松龙、甲泼尼龙、曲安西龙）和长效激素（地塞米松、倍他米松）等。主要用于治疗炎症和创伤性痛、慢性痛和癌痛等。除全身给药外，还可关节腔内、关节周围、肌肉痛点、硬膜外腔给药及皮肤损害部位注射等。合理选择药物的剂型、剂量和给药方式能更好地发挥其镇痛效应，减轻不良反应。

（6）局部麻醉药：一类能暂时阻断神经传导功能的药物，在临床麻醉和镇痛中应用广泛，主要用于神经阻滞疗法。化学结构包括芳香环、中间链和胺基。根据中间链的不同，分为酯类和酰胺类局麻药。酯类局麻药有：普鲁卡因、氯普鲁卡因、丁卡因、可卡因等。酰胺类局麻药包括：利多卡因、布比卡因、依替卡因、丙胺卡因、罗哌卡因等。其中普鲁卡因、氯普鲁卡因是短效局麻药；利多卡因、丙胺卡因等是中效局麻药；布比卡因、左旋布比卡因、罗哌卡因等属于长效局麻药。

（7）其他药物。①神经破坏药：能毁损周围神经结构，使神经细胞脱水、变性、坏死，中断神经传导功能，达到较长时间的感觉和运动功能丧失。临床常用神经破坏药是乙醇和苯酚，纯甘油、冷盐水、高张盐水和亚甲蓝也有暂时性止痛作用。②骨骼肌松弛药：用于改善某些疾病引起的肌紧张状态和痉挛性麻痹，常用药包括乙哌立松、氯唑沙宗等。③可乐定：α_2 肾上腺素能受体激动药。原为中枢性降压药，近年发现其有镇痛、镇静和减少麻醉药用量等作用，主要用于术后镇痛和癌痛。给药途径是鞘内或椎管内给药，可增强椎管内阿片类药物的镇痛作用，对阿片耐受患者有效。④氯胺酮：非巴比妥类静脉麻醉药。研究表明，小剂量氯胺酮对于术后痛、癌痛及神经病理性痛有一定效果。⑤维生素：维生素 B_1 主要用于神经炎和神经痛的治疗以及慢性痛的治疗，如面神经炎、三叉神经痛、腰腿痛等。维生素 B_{12} 与 B_1 一样，可加入镇痛治疗复合液中局部注射、关节腔内或硬膜外腔给药。⑥胶原酶：多用于经保守治疗无效的腰椎间盘突出症。在 X 线定位下，将穿刺针插入腰椎间孔硬膜外或椎间盘内注射给药。⑦高乌甲素：非麻醉性镇痛药，镇痛作用强，无依赖性。用于各种急慢性痛，对癌痛不仅可以镇痛，而且有治疗作用。

2. 神经阻滞治疗

神经阻滞（nerve block，NB）是指直接在神经干末梢、神经丛、脑脊神经根或交感神经节等神经组织内或附近，注射局部麻醉药和（或）皮质类固醇等药物，或给予物理刺激，以终止、干扰或阻断神经传导功能，达到诊断或治疗目的，暂时或长期阻断患者的急慢性痛。神经阻滞疗法简便易行、不良反应小，诊疗范围和时效可选择性强，兼具诊断价值，是痛觉障碍治疗的重要方法和手段。

神经阻滞适应证广泛，几乎所有部位、所有性质疼痛均可采用神经阻滞疗法。神经阻滞的治疗效果与患者病情、医生对特定神经阻滞的解剖、不良反应及潜在的并发症熟悉程度等相关。对不合作、全身或穿刺部位有感染、有出血倾向或正在进行抗凝治疗、局麻药过敏的患者禁用神经阻滞。

神经阻滞作用机制包括：

（1）阻断痛觉神经传导通路：局部麻醉药及神经毁损药通过抑制神经细胞膜钠离子和钾离子流动，阻断神经纤维内神经冲动的传导。对于传导痛觉的无髓鞘 C 类神经纤维，局部麻醉药可迅速阻断其痛觉传导。蛛网膜下隙阻滞、硬膜外腔阻滞及腹腔神经丛阻滞，都可阻断痛觉传导。

（2）阻断痛觉传导恶性循环：由于外伤、炎症等引起的痛觉冲动进入脊髓后，部分传到大脑产生痛觉，部分经脊髓反射，刺激交感神经和运动神经，导致病变区域血管收缩，肌肉紧张，组织缺氧，代谢产物堆积，致痛物质生成，加重痛觉感受。神经阻滞阻断痛觉传导的同时，可缓解局部肌紧张和痉挛，阻断恶性循环。

（3）改善血液循环：交感神经阻滞可有效改善末梢血液循环，治疗因末梢血液循环不良导致的痛觉障碍，如闭塞性血栓性脉管炎、雷诺综合征等。

（4）抗炎：神经阻滞特别是交感神经阻滞具有抗炎作用。交感神经阻滞可改善局部血液循环，从而发挥免疫细胞的抗炎作用，增加病变区域自愈力。神经阻滞时应用的皮质类固醇制剂亦有抗炎作用。具体阻滞方法包括痛点注射、外周神经阻滞、神经节阻滞、神经丛阻滞、硬膜外腔阻滞、蛛网膜下隙阻滞、关节腔阻滞等。

3. 微创介入治疗

微创介入治疗（minimally invasive）是将神经阻滞和影像学相结合的临床镇痛治疗技术。进入 21 世纪以来，以微创介入治疗为标志的大量国际先进技术的引进，使我国镇痛技术得到了空前发展，体现了精准医学的内涵，改变了许多传统治疗模式，具有良好的应用前景。在既往 C 型臂 X 线引导技术的基础上，近几年逐步开展了超声、CT、MRI 引导下的微创治疗技术。治疗方法包括射频治疗、等离子治疗、激光治疗、经皮旋切椎间盘减压治疗、神经调控治疗、脊柱内镜下腰椎间盘突出治疗、胶原酶化学溶解技术、腰椎硬膜外腔镜技术、鞘内药物输注系统植入术等。

4. 物理治疗

物理治疗（physical therapy，physiotherapy，PT）是应用各种人工或天然物理因素治疗人体疾病的方法。物理能源有电、光、声、磁、水、温热、冷等。作用机制主要是利用物理因子对机体的刺激作用，直接作用于病变部位，或通过神经和体液调节，促进血液循环、降低神经兴奋性、改善组织代谢，缓解肌肉痉挛，起到抗炎止痛、消肿等作用。治疗方法有电疗法、光疗法、超声波疗法、体外冲击波疗法、冷冻疗法等。医疗体育（exercise therapy）是利用机体的各种功能练习和体育运动来治疗疾病与创伤、促进机体康复的一门科学。基本形式有保健操、医疗体操、或从医疗体操中挑选出来，简单有效的专门运动，如肩周炎患者的肩及上肢运动，膝关节炎患者的屈膝下蹲运动等。医疗体育具有调理和加强神经系统的活动过程，促进血液、淋巴循环，改善呼吸与消化功能，提高新陈代谢及整个机体功能的作用，是现代综合疗法的重要组成部分。

5. 患者自控镇痛治疗

患者自控镇痛（patient controlled analgesia，PCA）指患者感觉痛时，主动通过计算机控制的微量泵按压按钮向体内注射医生事先设定的药物剂量进行镇痛。PCA 装置包括 3 部分：储药泵、按压装置和连接导管。其参数包括单次给药量（bolus）、锁定时间（lockout time）、负荷量（loading dose）、持续输注量（continuous infusion）、单位时间最大量（maximal dose）和药物浓度。PCA 可以经静脉（PCIA）、硬膜外（PCEA）、皮下（PCSA）和外周神经阻滞（PCNA）等途径给药。其中 PCIA 和 PCEA 最为常用。PCA 常用于手术后痛、分娩痛、烧伤和创伤痛、神经病理性痛、心绞痛、癌痛等的治疗。

6. 神经外科治疗

对于某些慢性和顽固性痛，可以考虑神经外科手术治疗。目前常用的手术方法包括外周神经切断术、脊髓神经前根或后根切断术、脊髓部分切断术、交感神经切除术、三叉神经感觉根切断术以及脑立体定向毁损手术等。功能性神经外科应用立体定向技术(stereotactic techniques)在治疗顽固性慢性痛中显示了独特的作用。神经外科手术镇痛的同时,也可能出现一些并发症,例如本体感觉丧失,膀胱无力或阳痿,严重的心血管系统不稳定(高血压或低血压、心律失常或心跳停搏、术后颅内出血),肺炎或发音困难,持久麻木,截瘫或神经痛样综合征等。

7. 心理治疗

痛觉是生理过程,也是复杂的心理过程,在慢性痛中,心理因素的表现更为突出,身心兼治对其意义重大。心理治疗(psychotherapy),也称精神治疗(psychological treatment)或称谈话疗法(talking cure),就是应用心理学的原则和方法,通过语言、表情、姿势、行为以及周围环境来影响和改变患者原来不健康的认识、情绪和行为等,从而改善患者心理状态,解除焦虑和抑郁,增强战胜疾病的信心,达到缓解或消除痛觉症状的目的。心理治疗可以个别治疗,也可以集体治疗。具体治疗方法有行为疗法、心理动力学疗法(精神分析法)、支持疗法等。支持疗法通过医师对患者的同情、关心、安慰和鼓励,使患者对医师产生信任感和树立信心,提高患者自身战胜疾病的能力,是应用最广泛、容易实施且有效的心理疗法。心理治疗是现代医学模式的重要组成部分,在镇痛治疗中有非常重要的作用。

8. 中医治疗

我国中医对痛症的认识和诊疗有悠久的历史,积累了丰富的临床经验。中医学认为外邪(风、寒、暑、湿、燥、火),七情(喜、怒、忧、思、悲、恐、惊),痰饮,食积,结石,外伤等均可使脏腑、经络功能失调、气血不通,产生全身和局部的各种痛症。痛症的病因、病机有"不通则痛论""不荣则痛论""诸痛属心论"等。中医疗法主要包括中药内服法、中药外用法、推拿疗法、针灸疗法、埋线疗法等。治疗慢性痛的中成药有元胡止痛片、三七伤药片、云南白药、红药片、跌打丸、正骨水、壮骨关节丸、颈复康冲剂等。

针灸(acupuncture)疗法是中国一项古老的治疗技术,迄今已有3 000多年的历史,是中医学的重要组成部分,治疗范围非常广泛。针灸疗法是针刺和艾灸两种疗法的总称。针刺法是指用金属制成的不同形状的针具,在体表穴位上进行针刺、叩击、放血等操作;艾灸法是用艾绒做成栓状、条状或椎体状,点燃熏灼皮肤穴位,通过温热刺激来治疗疾病。通过针灸治疗可以消除气血瘀滞、疏通经络、宁心安神、阻断恶性循环,从而减轻或消除痛觉不适。1997年,根据一些设计严谨并设有合适对照组的临床试验研究结果,美国国立卫生研究院发表了一项声明,确认了针灸在痛觉、恶心、呕吐等治疗中有显著疗效。1998年,针灸成为最受美国医生欢迎的替代医学疗法。从20世纪70年代开始,与针灸相关的研究论文逐渐在SCI收录期刊发表。针灸已在160多个包括西方发达国家在内的国家和地区中应用,世界卫生组织也推荐针灸可用于43种疾病的治疗,是中国乃至世界的宝贵非物质文化遗产。

[参考文献]

[1]郭政,王国年.疼痛诊疗学[M].4版.北京:人民卫生出版社,2016.

[2]刘延青,崔健君.实用疼痛学[M].北京:人民卫生出版社,2013.

[3]艾登斌,谢平,许慧.简明疼痛学[M].北京:人民卫生出版社,2016.

[4]郑拥军,王晓雷,韩奇.疼痛科疾病漫谈[M].上海:复旦大学出版社,2019.